DR. MED. DETLEF PAPE/ANNA CAVELIUS
Die Fructose-Falle

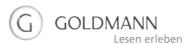

Dr. med. Detlef Pape/Anna Cavelius

Die Fructose-Falle

GOLDMANN

Die in diesem Buch vorgestellten Informationen und Empfehlungen sind nach bestem Wissen und Gewissen geprüft. Dennoch übernehmen die Autoren und der Verlag keinerlei Haftung für Schäden irgendwelcher Art, die sich direkt oder indirekt aus der Anwendung der hier beschriebenen Empfehlungen ergeben. Bitte nehmen Sie im Zweifelsfall bzw. bei ernsthaften Beschwerden immer professionelle Diagnose und Therapie durch ärztliche oder naturheilkundliche Hilfe in Anspruch.

Fragen Sie einen Ernährungsexperten, wenn Sie unsicher sind, in welchen Lebensmitteln überall Fruchtzucker enthalten ist. Anlaufstellen sind hier zum Beispiel die Deutsche Gesellschaft für Ernährung, der Verband der Diätassistenten und der Deutsche Allergie- und Asthmabund. Blogs von Betroffenen informieren zusätzlich über versteckten Fruchtzucker in Fertigprodukten.

Ein Hinweis zu den Rezepten: Diese wurden ausgewählt für Menschen mit Fructose-Intoleranz. Sie sind nicht geeignet zum Abnehmen mit der Insulintrennkost nach der von Dr. Pape bekannten »Schlank-im-Schlaf«-Methode.

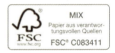

Verlagsgruppe Random House FSC® N001967
Das für dieses Buch verwendete FSC®-zertifizierte Papier
Lux Cream liefert Stora Enso, Finnland.

1. Auflage
Originalausgabe Januar 2016
© 2016 Wilhelm Goldmann Verlag
in der Verlagsgruppe Random House GmbH
Umschlaggestaltung: UNO Werbeagentur, München
Umschlagmotiv: GettyImages / Martin Poole
Lektorat: Ralf Lay, Mönchengladbach
SSt · Herstellung: cb
Satz: EDV-Fotosatz Huber/Verlagsservice G. Pfeifer, Germering
Druck: CPI books GmbH, Leck
Printed in Germany
ISBN: 978-3-442-22133-2

www.goldmann-verlag.de

Inhalt

Vorwort 9

Warum Fructose schadet 11
Es ist doch nur Fruchtzucker 11
Gefährliche Verwandte 14 · Die Erfolgsgeschichte eines überflüssigen Nahrungsmittels 15 · Süß = lecker 21 · Gefährliche Lust auf Süßes 23
Was den Unterschied macht........................ 28
Ohne Charme im Darm: Wie Fructose verwertet wird 32 · Fructose und der Zuckerstoffwechsel 39 · Zuckergeschwister als Doppel-Dickmacher 49 · Fructose ist nicht gleich Fructose 53 · Fett, fetter, Softdrinks 59 · Süße Gefahr: High-Fructose Corn Syrup (HCFS) 64
Fructose-Intoleranz 67
Formen der Fructose-Intoleranz und Fructose-Malabsorption 71 · Hereditäre Fructose-Intoleranz 84
Wenn Fructose krank macht 89
Der löchrige Darm (Leaky-Gut-Syndrom) 93 · Gicht und Nierensteine 97 · Krebs 100 · Übergewicht 102 · Metabolisches Syndrom 109 · Fettleber Typ 2 115 · Diabetes 118 · Neurodegenerative Erkrankungen 125 · Depression 127 · Zahnerkrankungen 129

Fructosearm leben, essen und genießen 133
Symptome natürlich lindern!............................. 133
Den Darm sanieren 135 · Die Säure-Basen-Kur 141
Die notwendigen Nährstoffe in einer gesunden Mischkost 146
Eiweiß (Protein) 147 · Fette 149 · Kohlenhydrate 152 · Vitamine 153 · Mineralstoffe und Spurenelemente 158 · Sekundäre Pflanzenstoffe 160
Lebensmittel – von allem das Beste 162
Fleisch, Fisch & mehr 162 · Süß- und Zuckeraustauschstoffe 166 · »Gute« Zucker 170

So wird Essen zum gesunden Vergnügen 173
Die Ernährungsumstellung in drei Phasen 175
Phase 1 (Karenzphase) 176 · Phase 2 180 · Phase 3 184
Die Rezepte 187
Rezepte für Phase 1 (Karenzphase) 187 · Rezepte für Phase 2 204 · Rezepte für Phase 3 225 · Desserts und süßes Gebäck 248 · Snacks und Sandwiches zum Mitnehmen 257 · Selbstgemachte Basics 261

Anhang
Rezeptverzeichnis....................................... 267
Fructose-Tabellen....................................... 270
Register.. 285

Hilfreiche Übersichten und Info-Kästen

Eine große Familie – aller Zucker	25
Lebensmitteldeklarationen, hinter denen sich auch Fructose verbirgt	61
Der Wasserstoff-(H_2-)Atemtest	78
Dos and Don'ts bei der hereditären Fructose-Intoleranz	87
Der Body-Mass-Index (BMI)	107
Blutzuckerwerte	121
Die wichtigsten Säure- und Basenbildner	145
Die besten Omega-3-Fettsäure-Quellen	151
Wie man Fructose aus dem Weg geht	167
Goldene Regeln	174
Zuckeraustauschstoffe meiden	177
Dolce Vita – empfohlene Süßungsmittel	179
Ein Ernährungstagebuch führen	181
Wichtige Ernährungstipps bei Fructose-Intoleranz	185

Vorwort

Es war einmal ein vergifteter Apfel, der eine junge Prinzessin zur Strecke bringen sollte. Spätestens seit wir zum ersten Mal das Märchen von Schneewittchen gelesen haben, wissen wir, dass einem Obst manchmal regelrecht im Hals stecken bleiben kann. Hätte die böse Königin aus dem Märchen dieses Buch gekannt, sie hätte sich das Gift sparen können. Und Schneewittchen mit ihrer Vorliebe für Äpfel und andere fructosereiche Früchte hätte sich selbst aus dem Weg geräumt. Zunächst hätte sie vielleicht nur um die Taille herum zugelegt, die Schuld auf das fettreiche Essen der Zwerge geschoben und mit einer Ananasdiät begonnen, gekürt von gesunden Frucht-Smoothies zum Frühstück. Dann wäre sie dick und dicker geworden, der Hausarzt hätte die Leberwerte angemahnt, auch der Blutdruck wäre bedenklich in die Höhe gestiegen, und Vorzeichen für einen Typ-2-Diabetes hätten sich abgezeichnet. Der Zahnarzt wiederum hätte einiges in Sachen Kariesbehandlung zu tun gehabt – und das wär's dann gewesen mit »der Schönsten im ganzen Land«. Am Ende hätte sie vielleicht ein Herzinfarkt dahingerafft – oder Krebs.

Wie schön, dass die Brüder Grimm ein anderes Ende für ihr Märchen gefunden haben, als wir es hier überzeichnet dargestellt haben: Unsere junge Prinzessin dürfte nach ihrer Rettung fürs Erste genug gehabt haben von Äpfeln & Co.

Er klingt so harmlos und gesund: Fructose, Fruchtzucker. Das ist der Zucker, der macht, dass Obst süß schmeckt. Und Früchte an und für sich sind gesund, wie wir alle gelernt haben. Vermeintlich gesund ist damit auch der Fruchtzucker. So wurde Diabetikern lange Zeit geraten, herkömmlichen Zucker durch Fruchtzucker zu ersetzen. Auch in diabetischen Lebensmitteln wird Fructose bevorzugt eingesetzt. Fakt ist jedoch, dass Fructose für diese Risikogruppe wie auch für gesunde Menschen keinerlei Vorteile aufweist und dass es sich dabei um eine Mär handelt, von der wir uns radikal verabschieden müssen.

Wie schaurig diese ist, dazu sprechen einige Fakten, denn anders als Traubenzucker stört Fruchtzucker die Fähigkeit des Körpers, den Blutzucker zu verarbeiten. Er schmeckt zweieinhalbmal so süß wie Glucose; das klingt gut – aber auf lange Sicht wirkt der Fructose-Konsum wie ein gewaltiger Störfaktor, der zum Stoffwechsel-Super-GAU führen kann. Das wiederum führt zu Insulinresistenz, dem Frühwarnsystem für drohenden Diabetes. Im Darm wird Fruchtzucker langsamer und schlechter resorbiert, vom Körper dafür sehr viel schneller in Körperfett umgewandelt. Fructose verursacht Entzündungsprozesse, belastet die Leber und macht sie krank.

Das klingt unglaublich. Es klingt nach einer Substanz, die wegen ihrer Gefährlichkeit auf den Index gehört. Auf den folgenden Seiten erfahren Sie alles über dieses weiße Gift, wie Sie es zukünftig behandeln und fructosebedingte Beschwerden begleitend selbst behandeln können.

Alles Gute wünschen Ihnen
Dr. med. Detlef Pape und Anna Cavelius

Warum Fructose schadet

Es ist doch nur Fruchtzucker ...

Zucker ist ein großartiges Stärkungselixier, wenn man gestresst, niedergeschlagen oder völlig ausgehungert ist und schnell Energie braucht. Allerdings gibt es in den wohlhabenden Industrieländern kaum jemanden, der verhungert oder aufgrund seiner beruflichen Belastungssituation dringend eine derartige Energie braucht. Auf unserem Planeten leben inzwischen 30 Prozent mehr Über- als Untergewichtige. Vor allem die Zahl der übergewichtigen Kinder ist in den letzten dreißig Jahren rasant angestiegen, und das selbst in den Ländern, in denen auch viele untergewichtige Heranwachsende leben. 2014 hat laut *Spiegel* Mexiko die USA als das Land mit den meisten Übergewichtigen abgelöst. Auch in Deutschland bringt jeder zweite Erwachsene zu viel auf die Waage. Die Deutsche Adipositas-Gesellschaft (DGA) warnte die WHO (Weltgesundheitsorganisation) in einem offenen Brief im November 2014 davor, das Problem der Fettleibigkeit (Adipositas) immer noch nicht ernst genug zu nehmen. Wissenschaftler fordern vehement neue Ernährungsrichtlinien und neue Marketingpraktiken der Unternehmen, die schamlos ungesunde Produkte bewerben. Doch sind Richtlinien und Regeln hinsichtlich der Standards etwa bei der Angabe von Nährwerten das eine, das andere ist die Sensibilisierung des Verbrauchers für – essenstechnisch gesehen – einen seiner größten Feinde. Die Zuckerschwemme, die uns in so vielen auch diesbezüglich harmlos anmutenden Nahrungsmitteln verfolgt, hat das Potenzial, dass ganze Generationen frühzeitig erkranken, schneller alt werden und sterben. Dabei steht nicht nur der gewöhnliche Haushaltszucker im Fokus – eine besonders tückische, weil auf den ersten Blick gesund anmutende Schwester der Zuckerfamilie ist vor allem in Form hochkonzentrierter industriell hergestellter Fructose Mitverursacher und Trigger zahlreicher sogenannter Zivilisationskrankheiten, die uns das Leben schwer machen und Gesundheitssysteme ins Wanken bringen.

Fructose oder Fruchtzucker, wie man den Zucker bei uns bezeichnet, klingt nach Natur, nach frischen, leckeren Früchten – nach »mindestens fünfmal am Tag empfehlenswert«. Außerdem schmeckt Fructose so schön süß, viel süßer als »normaler« Zucker. Insofern ist es auch kein Wunder, dass Fructose als Zucker seit Jahren einen Siegeszug sondergleichen in der Nahrungsmittelindustrie hinlegt. Was die gesamte Energiemenge anbelangt, die wir Tag für Tag zu uns nehmen, ist der Fructose-Anteil stark angestiegen. In den USA ist der Fructose-Verzehr (vor allem in Form von fructosehaltigem Maissirup, der häufig zum Süßen von Erfrischungsgetränken eingesetzt wird) in den letzten hundert Jahren insgesamt um das Fünffache gestiegen und hat sich in den letzten dreißig Jahren verdoppelt. Auch in Deutschland ist dieser Trend längst angekommen. Wir konsumieren Fructose in Form von Säften, Limonaden und isotonischen Getränken, in Joghurts, Soßen und Dips, Süßspeisen und herzhaften Gerichten. In den USA stieg der Konsum von 0,3 Kilogramm pro anno im Jahr 1985 auf 33 Kilogramm im Jahr 2005. Die Gründe dafür sind wieder mal Geld und Lobbyismus. Seit den siebziger Jahren produzieren amerikanische Bauern auf Regierungsgeheiß Massen an Mais (siehe hierzu auch Seite 64ff.), um aus Maisstärke Fructose zu gewinnen. Das ist weit billiger als Rohrzucker, machte Amerika unabhängig von Importen und half dabei, die Lebensmittelpreise niedrig zu halten.

Vom zunächst positiven Image sollte man sich also keinesfalls täuschen lassen, denn tatsächlich handelt es sich bei Fructose um einen Blender. Die bittersüße Wahrheit ist, dass unser Haushaltszucker zur Hälfte aus der vermeintlich gesunden Süße besteht. Wie wir noch sehen werden, ist Fructose auch nicht nur einfach ein Zucker, sondern ein Zucker der schlimmsten Sorte.

Einer Meldung der *Süddeutschen Zeitung* im Jahr 2012 zufolge sollen nach Meinung US-amerikanischer Experten nahezu 35 Millionen Todesfälle jährlich weltweit indirekt auf den süßen Killer zurückzuführen sein. Nicht nur Zucker generell, sondern vor allem Fructose steht unter dem dringenden Verdacht, eine der Hauptursachen für Beschwerden und Leiden wie Übergewicht, Fettstoffwechselstörungen, Bluthochdruck, Lebererkrankungen, Gicht, Diabetes, Herzinfarkte und sogar Krebs zu sein. Schuld ist dabei nicht die Fructose aus Früchten, auch wenn uns im Gegensatz zu unseren Vorfahren aus der Urzeit Obst das ganze Jahr über und nicht nur einige Monate zur Verfügung steht und dieses zum Teil auch noch genetisch so verändert wurde, dass es besonders süß schmeckt, wodurch auch hier schnell eine Schieflage entstehen kann. Die Hauptschuldigen in dem Schreckensszenario sind die vielen verarbeiteten Lebensmittel, denen Fructose zugesetzt ist, oft in Form des sogenannten High-Fructose Corn Syrup, kurz HFCS, und das manchmal, ohne dass der Verbraucher davon auch nur die leiseste Ahnung hätte. Problematisch in diesem Zusammenhang: die Lust auf (stark beworbene) Erfrischungsgetränke, angeblich gesunde Säfte und Smoothies. Vor allem Letztere sind, sofern sie industriell hergestellt oder mit sehr süßen Obstsorten zubereitet werden, wahre Fruchtzuckerbomben.

Gefährliche Verwandte

Wie alle anderen Zuckerarten gehört Fructose wie seine Geschwister Glucose oder Saccharose zur Gruppe der Kohlenhydrate (siehe auch Seite 152). Diese Nährstoffgruppe besteht aus den chemischen Elementen Kohlenstoff, Wasserstoff und Sauerstoff. Sie teilt sich in verdauliche und unverdauliche – das sind also solche, die vom Körper, besser vom Darm, absorbiert werden, und solche, die nahezu unverdaut ausgeschieden werden. Letztere nennt man auch »Ballaststoffe«. Diese pflanzlichen Fasern bestehen zum Großteil aus Zellulose. Und obwohl Zucker, Stärke und Zellulose zum Teil unterschiedliche Eigenschaften zeigen, haben sie eines gemeinsam: In den Molekülen aller Kohlenhydrate kommen Wasserstoff- und Sauerstoffatome im Verhältnis 2 zu 1 vor. Aus diesem Grund hielt man sie ursprünglich für Verbindungen von Kohlenstoff mit Wasser, also für sogenannte Hydrate von Kohlenstoff, wodurch sie auch zu ihrem Namen kamen.

Verdauliche Kohlenhydrate hingegen bestehen zum Großteil aus Zucker und Stärke (beispielsweise in Getreide, Mais oder Kartoffeln). Die kleinste Einheit dieser Kohlenhydrate sind die sogenannten Monosaccharide. Besteht ein Zucker aus zwei Zuckermolekülen, spricht man von Zweifachzuckern (Disacchariden), bei mehr als zwei Einheiten von Mehrfachzuckern (Polysacchariden).

Bereits der Begriff »Fructose« lässt darauf schließen, wo uns diese Zuckerart in natürlicher Form begegnet. Der lateinische Begriff *fructus* bedeutet »Obst« oder »Frucht«. Und Fructose ist der Stoff, der dieses Obst so schön süß macht. Ebenso wie Traubenzucker (Glucose) zählt Fruchtzucker zu den Einfachzuckern – den Monosacchariden – und ist in seiner Reinform ein weißer, kristalliner Feststoff wie Haushaltszucker auch.

Fructose kommt natürlicherweise in Obst und Gemüse in unterschiedlichen Mengen vor. Dabei tritt der Zucker in der Natur nie allein auf, sondern immer gebunden an Glucose, wenn auch in jeweils unterschiedlichen Anteilen – und immer in freier Form, nicht verbunden, etwa bei Saccharose, also handelsüblichem Kristallzucker.

Rüben- beziehungsweise Rohrzucker, sogenannte Zweifachzucker (Disaccharide), bestehen aus je einem Molekül Glucose und einem Molekül Fructose. Dieses Fructose-Molekül ist es im Übrigen, dem der Haushaltszucker seinen Siegeszug vom kostbaren Gewürz zum industriellen Massenprodukt verdankt. Denn Fructose schmeckt in etwa doppelt so süß wie Glucose. Das ist schließlich auch der entscheidende Faktor, der diesen Zucker so interessant für die Lebensmittelindustrie macht. Ebendeshalb wird Fruchtzucker mittlerweile inzwischen nicht nur in gebundener Form, also in Kombination mit Glucose, sondern auch in Reinform verwendet.

Die Erfolgsgeschichte eines überflüssigen Nahrungsmittels

Die Geschichte des Zuckers – und diese ist aus chemischer Sicht untrennbar mit Fructose verbunden – und seines Siegeszuges mutet an wie ein Krimi, bei dem der Mörder zwar entlarvt, aber nach wie vor auf freiem Fuß ist. Betrachtet man es besorgt oder zynisch, lässt sich die Entwicklung in etwa vergleichen mit der Erfolgsgeschichte der zerstörerischen Droge Crystal Meth. Dabei begann alles so harmlos ...

Süß schmeckende Lebensmittel sind in der Natur eher selten und unterlagen über Jahrtausende saisonalen Beschränkungen: Früchte sowie süßlich schmeckende Gemüse und Getreide gab es wetterbedingt nur zu bestimmten Jahreszeiten und in bestimmten Regionen, weshalb sie nicht oft auf dem Speiseplan des Urmenschen standen. Eine Ausnahme bildete das Volk der Melanesier, die schon vor 15 000 Jahren ihren besonderen kleinen Pausensnack kannten. Zuckerrohrstücke gehörten zum Proviant der Jäger und Fischer. Die kauten sie, wenn die Kräfte nachließen, und versorgten sich so mit schnell verfügbarer Energie für Muskeln und Gehirn – ein echtes Plus bei der mühsamen und anstrengenden Tätigkeit der Nahrungsbeschaffung. Von den Inseln im Pazifik aus kam das Zuckerrohr dann nach Neuguinea, auf die Philippinen und bis nach Persien und Indien. Mit Alexander dem Großen gelangte das Zuckerrohr schließlich in die westliche Welt. Das »indische Salz« oder »der Honig aus dem Rohr«, wie die alten Römer es nannten, verwendete man laut Plinius dem Älteren »nur als Arznei«. Tatsächlich galt Zucker bis ins 18. Jahrhundert als medizinisches Allheilmittel. Lediglich Zahnbeschwerden schien die süße Arznei noch zu verschlimmern …

Die Perser waren es, die um 600 eine bis heute übliche Zuckergewinnungsmethode entwickelten. Den mit Klärmitteln behandelten, heißen Zuckerrohrsaft goss man in ein kegelförmiges Gefäß mit einem kleinen Loch, wodurch der nicht zuckerhaltige Sirup ablief, während der Zucker im Kegel hängen blieb und auskristallisierte. Der so entstandene Zuckerhut konnte nicht mehr fermentieren, war haltbar und vor allem transportfähig. Die Geburtsstunde eines der machtvollsten und wichtigsten Handelsprodukte der Weltgeschichte hatte geschlagen. Die einzige Ressource, die in der Weltwirtschaftsgeschichte ein ähnliches Potenzial entfaltete, war das Erdöl.

Mit den arabischen Eroberungszügen gelangte der Rohrzucker im 8. Jahrhundert nach Südeuropa, wo die Sarazenen große Plantagen errichteten. Als dann im 11. Jahrhundert die Kreuzritter aus dem Nahen Osten in ihre nördlich gelegenen Herkunftsländer mit Zucker im Gepäck zurückkehrten, wurde dieser auch beim Adel Mittel- und Nordeuropas zum begehrten Luxusgut. Der Zuckerhandel begann zu erblühen und wurde sogar zum Gegenstand kriegerischer Auseinandersetzungen zwischen den Handelsmächten Venedig und Konstantinopel. Bis zur Mitte des 19. Jahrhunderts sorgte der kostspielige importierte Rohrzucker für einen elitären Charakter der Zuckerwaren. Das gemeine Volk süßte noch lange mit dem leichter verfügbaren Honig.

Als Christoph Kolumbus im Jahr 1493 seine zweite Amerikareise unternahm, hatte er Zuckerrohrsetzlinge von den Plantagen der aus Südspanien vertriebenen Sarazenen an Bord. In den Klimaregionen der Neuen Welt gedieh das Zuckerrohr ausgezeichnet. Riesige, von Sklaven bestellte Plantagen entstanden auf den Flächen gerodeter Wälder. Und der Appetit der adligen Europäer, die sich an das »Würzmittel« Zucker in Kaffee, Kakao und Tee sowie an süße Spezereien und Gebäck gewöhnt hatten, war groß. Im Gefolge des Zuckerhandels entstand der grausame Handel mit Menschen. Es entwickelte sich der transatlantische Dreieckshandel im Zeitalter des »blutig gefärbten Zuckers«, wie ihn der amerikanische Staatsmann Benjamin Franklin bezeichnete. Gigantische Gewinne wurden eingestrichen. Und das Kapital, das dabei gebildet wurde, sollte die Welt verändern. Geld, das mit den Waren Mensch und Zucker erwirtschaftet wurde, war der Nährboden, auf dem die industrielle Revolution in England gedieh. Ihr sollte die auf dem Kontinent rasch folgen. Die Nachfrage nach dem süßen Glücklichmacher wuchs stetig. Der Zuckerlobby gelang dies unter anderem, so behauptet der amerikanische Anthropologe Sydney W. Mintz in seinem Buch *Sweetness and Power*, indem im 18. Jahrhundert in britischen Armenhäusern auf Staatskosten Zucker verteilt wurde. Eine neue überaus zuckerhungrige Zielgruppe war gefunden.

Der Zucker versüßte den bitteren Alltag der Fabrikarbeiter und half Erschöpften wieder rasch auf die Beine. Das Opium für die Armen – wie Mintz ihn bezeichnete – war geboren. Allmählich verdrängte Zucker in Europa den Honig als Süßmittel. Sklavenaufstände in den Kolonien ließen die Zuckerpreise zunächst wieder steigen. So begann man in Europa nach anderen, regionalen pflanzlichen Zuckerlieferanten zu suchen. Der Chemiker und Apotheker Andreas Sigismund Marggraf entdeckte 1747, dass in der Runkelrübe der gleiche Zucker (Saccharose) steckte wie im Zuckerrohr. Seinem Nachfolger Franz Carl Achard als Direktor an der Akademie der Wissenschaften in

Berlin gelang die Zucht der ersten Zuckerrübe. 1801 errichtete er die erste Rübenzuckerfabrik der Welt.

Napoleon etablierte den Rübenanbau im großen Stil. Bereits Ende des 19. Jahrhunderts erzeugte die Rübenzuckerindustrie im Weltmaßstab ebenso viel Zucker wie die überseeische Rohrzuckerindustrie. Heute gilt der überhöhte Zuckerkonsum in den Industrieländern als Hauptursache für die grassierende Fettleibigkeit – am Pranger steht dabei (noch unsichtbar) die Fructose.

Doppeltes Versteckspiel

Wenn wir auf diesen Seiten von Zucker sprechen, ist in den meisten Fällen auch immer Fructose gemeint. Fruchtzucker kommt in natürlicher Weise in Honig oder im Obst vor. Außerdem steckt er im herkömmlichen Haushaltszucker, wobei er sich hier beispielsweise in Rübenzucker wiederfindet und demzufolge zu einem Zweifachzucker wird.

Wie sehen politische Lösungen für ein gravierendes gesellschaftliches Problem mit kollabierenden Gesundheitssystemen aus? Bis ins Jahr 1993 gab es noch die Zuckersteuer. Mit ihr besteuerte man den Import von Rohrzucker wie auch den heimischen Rübenzucker. Heute wird in Amerika überlegt, diese Steuer für bestimmte Süßwaren wieder einzuführen. In einem Fall ist es bereits gelungen (siehe Seite 19). Am Pranger stehen Zuckerbomben mit Fructose wie Süßwaren und Softdrinks.

Nicht nur in den USA soll eine Steuer – vergleichbar der für Nikotin und Alkohol – helfen, die an den Folgen des Zuckerkonsums leidenden Gesundheitssysteme zu entlasten und klamme Staatskassen zu füllen. Auch Großbritannien, das im Jahr 2013 von der Academy of Royal Colleges zum »fetten Mann Europas« erklärt wurde, diskutiert eine Zuckersteuer. Steuerbefürworter vergleichen dabei den Kampf gegen Zucker mit dem gegen Tabak, die Zuckerindustrie sieht das (verständlicherweise) nicht so. Dabei haben Wissenschaftler von der Universität in Oxford ein Rechenexempel aufgestellt, welches deutlich belegt, dass die Zahl der fettleibigen Engländer im Fall einer Steuer um 180 000 pro Jahr sinken würde. Bei den unter Dreißigjährigen wären es sogar noch mehr. Dänemark und Ungarn haben gute Erfahrungen mit der Steuer gemacht, in Mexiko und Frankreich ist sie auch in Kraft.

Und Deutschland? Neben Großbritannien sind wir das Land mit einer ähnlich hohen Zahl an Übergewichtigen. Doch auch wenn Diabetes- und Verbraucherschutzverbände hierzulande besorgt dafür plädieren, so lehnte beispielsweise die ehemalige Verbraucherschutzministerin Ilse Aigner (CSU) eine Zuckersteuer ab. Schließlich verdient eine Industrie an der Sucht nach Süßem Milliarden.

Ernährungswissenschaftler bezeichnen die Kalorien aus Zucker immer als »leere Kalorien« – wie im Übrigen auch die Kalorien aus Stärke (zum Beispiel aus Getreideprodukten wie Weizenbrot). Sonst hat Zucker nicht viel zu bieten, keine Vitalstoffe oder Enzyme, keine Mineralstoffe oder wertvolle Spurenelemente. Zucker besitzt so gesehen eine ganz eigene Sprengkraft: Wie wir bereits gesehen haben, besteht gewöhnlicher Haushaltszucker (Saccharose) zur einen Hälfte aus Glucose, zur anderen Hälfte aus Fructose. Die Fructose ist aber der eigentliche Bösewicht dieser Geschichte. Denn sie ist es, die den Zucker so süß macht, und ist damit letztlich das Molekül, von dem wir nicht genug bekommen können.

Das ist insofern problematisch, als Zucker geschmacklich und wirtschaftlich gesehen der bislang erfolgreichste Nahrungszusatz ist. Das an und für sich für den Organismus überflüssige Nahrungsmittel ist in fast jedem industriell hergestellten Produkt – sei es fest oder flüssig – enthalten. Sobald es zugesetzt ist, ist das Produkt beim Konsumenten umso erfolgreicher. Und weil Zucker so sensationell billig ist, taucht er in irgendeiner Form in nahezu jedem hochverarbeiteten Lebensmittel auf.

Dass dieses Gebaren der Industrie nicht schärfer kontrolliert wird, liegt der New Yorker Ernährungswissenschaftlerin Marion Nestle zufolge an der Macht der Zuckerlobby. Das spiegelt sich unter anderem darin wider, dass die WHO bereits im Jahr 2003 eine international gültige Empfehlung herausgeben wollte, die Obergrenze der täglichen Zuckerzufuhr auf 10 Prozent zu legen. Erschüttert vom darauf folgenden heftigen Gegenwind seitens der Lebensmittelindustrie rät die WHO den Verbrauchern bis heute etwas schmalbrüstig, den Zuckerkonsum zu reduzieren. Der Zuckerverbrauch steigt und steigt indessen. Im Jahr 2014 ergab eine Studie der Centers for Disease Control and Prevention (CDC), dass jeder zweite US-Amerikaner ein zucker-, sprich fructosehaltiges Getränk pro Tag zu sich nimmt. 5 Prozent trinken auch vier oder mehr. Dreizehn Millionen Kinder und Teenager sind auf diese Weise fettleibig geworden, das sind immerhin 17 Prozent in dieser Altersgruppe. Insgesamt bestehen 20 bis 25 Prozent der pro Tag aufgenommenen Kalorien aus einer Form von Zucker – das entspricht ganzen 22 Teelöffeln täglich. Bei manchen Erwachsenen sind es sogar 40 Prozent. Diabetes und Herz-Kreislauf-Beschwerden nehmen dramatisch zu, auf das Gesundheitswesen rollt ein Tsunami in Form von Milliardenkosten zu.

Der bekannteste Mahner ist Professor Robert H. Lustig, dessen im Jahr 2009 veröffentlichter Vortrag: »Zucker, die bittere Wahrheit« über fünf Millionen Mal angeklickt wurde. Besonders verteufelt Lustig den versteckten Zucker (zumeist Fruchtzucker) in Getränken und Fertigprodukten, Salatsoßen und Frühstücksmüslis. Dass die USA hier bisher einsame Spitzenreiter sind, sollte niemanden allzu schnell mit Häme erfüllen. Die anderen Industrienationen holen in Windeseile auf. Sind es in den USA pro Kopf und Jahr sagenhafte 58 Kilogramm Zucker, die der Durchschnittsbürger zu sich nimmt, so sind es in Deutschland immerhin rund 36 Kilogramm – doppelt so viel, wie die DGE empfiehlt. Insgesamt hat sich der weltweite Zuckerverbrauch in den letzten fünfzig Jahren verdreifacht. Das ist insofern beachtlich, als sich die Gesamtbevölkerung nur verdoppelt hat. Die von der American Heart Association empfohlene Obergrenze von 200 Kilokalorien (837 Kilojoule) pro Tag aus einer Zuckerquelle wird fast überall auf der Welt getoppt. Überlegt man, dass vor dreißig Jahren in den meisten Ländern Zucker in diesen Mengen noch gar nicht zur Verfügung stand, so bedeutet dies, dass wir mittlerweile vor einer gesamtgesellschaftlichen gesundheitlichen Katastrophe stehen.

Der Kampf gegen Übergewicht

Im November 2014 musste der Getränkekonzern »Big Soda« im kalifornischen Berkeley eine historische Niederlage hinnehmen. Die Wähler hatten die Universitätsstadt zur ersten Gemeinde in den USA mit einer Softdrinksteuer gemacht. Nun werden Getränke mit Zuckerzusätzen besteuert. Mit den geschätzten 1,5 Millionen Dollar Einnahmen pro Jahr sollen Gesundheitsprogramme für Kinder und Jugendliche ermöglicht werden.

Auch das Weiße Haus kämpft gegen die Pfunde. Die Bewegungsinitiative »Let's Move« von First Lady Michelle Obama soll fettleibigen Kindern helfen. Darüber hinaus sind gesüßte Getränke inzwischen an vielen Schulen verboten. Zuletzt haben sogar Branchenriesen wie Coca-Cola, Pepsi und Dr Pepper Snapple versprochen, sich bei einer Aktion gegen Fettleibigkeit zu engagieren (Quelle: *Handelsblatt*, 19.12.2014).

Süß = lecker

Woher kommt die fatale Neigung zu Gezuckertem? Schon Babys haben – auch als noch zahnlose Geschöpfe – einen »süßen Zahn«. Diese Eigenschaft ist dem Menschen angeboren und prägt sich mit den ersten Schlückchen Mutter- oder auch Mutterersatzmilch ein. Durch den enthaltenen Milchzucker (Lactose) ist die frühe Babynahrung leicht süßlich und schmeckt, alle anderen Geschmacksrichtungen wie sauer, salzig oder gar bitter lehnen Säuglinge entschieden ab. An diese Geschmäcker gewöhnen sich die Kleinen erst im Lauf ihrer Ernährungserziehung. Sprich: Am Anfang ist bei Kindernahrung eine milde Süße die Regel (nach der Muttermilch stehen als Beikost üblicherweise pürierte stärkereiche Wurzelgemüse auf dem Plan). Diese Süße ist immer auch ein Hinweis auf die Harmlosigkeit eines Lebensmittels. In der Natur schmecken Gifte oft bitter. Später sollten die Mahlzeiten in geschmacklicher Hinsicht differenzierter ausfallen, dies auch im Hinblick auf eine ausgewogene Nährstoffkombination beispielsweise mit Mineralstoffen (wie Salzen) oder bioaktiven Pflanzenstoffen (aus Kräutern und Gemüse).

Von Anfang an Süßes nicht nur schmecken zu können, sondern aufgrund dessen instinktiv zu wissen, dass es sich dabei um ein bekömmliches Nahrungsmittel handelt, steckt also tief in unseren Genen – ein fatales Erbe für uns moderne Menschen, die mittlerweile an jeder Ecke für wenig Geld an Süßkram kommen. In Urzeiten bereitete dieser »Überlebensgeschmack« hingegen keine Probleme, da eine Fettmast durch süßes Obst wie gesagt allein durch das saisonal bestimmte Angebot schon völlig unwahrscheinlich war. Allerdings bedeutete Süßes, wenn es denn in Form von Früchten und Beeren zur Verfügung stand oder aus der Rinde bestimmter Bäume (zum Beispiel Ahorn) gewonnen werden konnte, eine Extraportion Energie. Für Menschen, die den ganzen Tag mit nichts anderem als der kraftraubenden Suche nach Nahrung beschäftigt waren, war dies ein enormer, wenn auch kurzfristiger Zugewinn an Lebensqualität. Denn Zucker in Form von Glucose ist schnell verwertbares Futter für die Muskel- und Gehirnzellen bei gleichzeitig wenig Verdauungsballast. In Jahrtausenden mit einem grundsätzlich eher knappen Nahrungsangebot aus Pflanzen und tierischen Quellen waren reife Früchte oder auch Honig – ebenso im Übrigen wie Fette – heiß begehrt, weil sie im Zweifelsfall den entscheidenden Überlebensvorteil sichern konnten. Doch ist der menschliche Körper ebenso wie der anderer

Säugetier-Mischköstler in der Lage, auch aus Eiweiß (etwa Fleisch) Zucker herzustellen. Diese Fähigkeit machte es der Menschheit möglich, 200 000 Jahre bei einem extrem geringen Zuckerangebot aus der Natur zu überleben.

Erst mit der industriellen Herstellung von Nahrungsmitteln können Massen an essbaren Waren hergestellt werden, ohne auf das Angebot aus der Natur angewiesen zu sein. Der Lockstoff in ihnen schmeckt meistens süß, und diese Süße stammt sehr oft aus Fructose.

Gefährliche Lust auf Süßes

Dabei ist es gar nicht so einfach, das süße Laster einfach sein zu lassen. Woran das liegt? Wenn wir etwas essen, analysieren die Nervenzellen im Großhirn blitzschnell die dabei entstehenden Geschmacksreize, und wir empfinden den Bissen im Mund in unterschiedlichen Abstufungen von sehr köstlich bis ekelhaft. Vor allem die Kombination von süß und fett beurteilen unsere grauen Zellen als so wertvoll – was es aus energetischer Sicht ja auch ist –, dass man nicht genug davon bekommen kann. Also löst das Belohnungssystem im Gehirn die Ausschüttung von Dopamin aus, einem körpereigenen Opiat, das beruhigend wirkt und uns zufrieden und entspannt macht.

Dieser Mechanismus wirkt bei allen Menschen, wie Beobachtungen bei Urvölkern zeigten, denen kein Zucker in Reinform zur Verfügung stand. Besonders empfindlich und damit verführbar durch Süßes sind Europäer und weiße Amerikaner. Das stellten die US-amerikanischen Genforscher Alexey Fushan und Dennis Drayna vom National Institute on Deafness and Other Communication Disorders bei einer Untersuchung im Jahr 2008 fest (Quelle: *Current Biology*). Auch dies gehört zu unserem biologischen Erbe: Europäer benötigten den Wissenschaftlern zufolge in Urzeiten eine hohe Zuckersensibilität, um süße, energiereiche Nahrungspflanzen zu finden. Heute, bei einem überbordenden Angebot an süß schmeckenden Nahrungsmitteln, wird dieser Spürsinn zum Verhängnis, indem sich viele Europäer (und Amerikaner) zu zuckerreich ernähren.

Allgegenwärtige Süße

Fructose kommt außer in Obst (Spitzenreiter pro 100 Gramm essbaren Anteil sind Trauben mit 7,4 Gramm, knapp gefolgt von Birnen mit 6,8 Gramm und Äpfeln mit 5,8 Gramm) oder Honig in zahlreichen Getränken und Lebensmitteln vor. Absurde Mengen stecken zum Beispiel in Fruchtjoghurt: In einem Becher von 150 Gramm können locker sechs Stück Zucker Platz finden. Aber auch Fruchtsäfte, Trockenfrüchte, Marmeladen, Frühstückscerealien, Nüsse, Müsli, Haferflocken, Cornflakes, Essig, Wurst, Konserven, Alkohol, Gewürzmischungen, Limonaden, Schokoladenartikel, Kaugummi, Süßwaren und Produkte für Diabetiker sind sehr fructosereich. Fatal ist, dass sich Fruchtzucker in vielen Lebensmitteln befindet, die auf der Verpackung nicht als Fructose oder auch Sorbit (wandelt sich zu Fructose!) ausgewiesen sind. Tatsächlich ist es gar nicht so einfach, sich fruchtzuckerarm zu ernähren. Unsere Fructose-Tabellen im Anhang können aber Orientierung bieten.

Das Problem: Ähnlich wie Nikotin und Alkohol gilt Zucker unter Ernährungsmedizinern und Onkologen längst nicht mehr nur als Genussmittel für Schleckermäuler, sondern auch als gefährliche, weil gesundheitsgefährdende Substanz, die zur Abhängigkeit oder gar Sucht führt. Prof. Robert Lustig zeigte als einer der Ersten (siehe Seite 20), wie tief regelmäßiger Zuckerkonsum in die Gehirnfunktionen eingreift. Warum ist das so?

Wie schon angedeutet, regt Zucker über die Geschmacksnerven im Nucleus accumbens, dem sogenannten Belohnungszentrum im Gehirn, die Ausschüttung von Opioiden an. Zu diesen gehört auch

Dopamin. Dieser Botenstoff wird nach Erfahrungen ausgeschüttet, die unser Hirn als angenehm registriert, wie etwa ein Erfolgserlebnis oder Zärtlichkeiten, aber auch nach Drogen wie Cannabis oder Kokain. Auch die Ausschüttung eines weiteren Botenstoffs wird dabei stimuliert, nämlich die des Glückshormons Serotonin, das natürlicherweise unter dem Einfluss von Sonnenlicht produziert wird.

Nun spielt der Nucleus accumbens auch bei der Regulierung der Nahrungsaufnahme eine wichtige Rolle, weshalb regelmäßige zuckerreiche Mahlzeiten, Snacks und Getränke eine Abhängigkeit auslösen können. Jetzt wird der Zucker nicht mehr als dringend benötigter Energielieferant aufgenommen, sondern um sich besser zu fühlen. Nimmt die Spirale aus Wohlfühlhormon-Ausschüttung ihren Lauf, kann dies zu Neuverschaltungen im Gehirn führen. Zudem beschleunigt sich das Wachstum der Dopaminrezeptoren in den Nervenzellen des Belohnungszentrums. Dabei ist es auch gar nicht wichtig, um welche Art Zucker es sich handelt. Hauptsache, er schmeckt süß.

Im Tierversuch zeigte sich, dass auch der kalorienfreie Zuckeraustauschstoff Saccharin zu einem Abhängigkeitsverhalten führte. Dieser Aspekt ist vor dem Hintergrund wichtig, dass zu viel Zucker – und auch hier ist die Fructose einer der Protagonisten, oft im Gespann mit Glucose – nicht »nur« dick und krank macht, sondern auch die Gehirnchemie mit weitreichenden gesundheitlichen Konsequenzen stört.

 Eine große Familie – aller Zucker

Einfachzucker (Monosaccharide)
Sie bestehen aus einem Zuckermolekül und bilden die Bausteine für Zwei- und Mehrfachzucker. Einfachzucker sind Glucose und Fructose.

- *Glucose (Traubenzucker):* Glucose wird im Dünndarm über Transporter aktiv aufgenommen und landet nach dem Verzehr besonders schnell im Blut.

- *Fructose (Fruchtzucker):* Die Aufnahmekapazität für Fructose bei gesunden Menschen beträgt circa 20 bis 30 Gramm pro Stunde. Bei Unverträglichkeit (Malabsorption) meist weniger.
- *Mannose:* Der Verwandte der Glucose hat ein Drittel der Süßkraft von normalem Kristallzucker, wird in Form von D-Mannose aber eher als Arznei bei Beschwerden des Magen-Darm- sowie des Urogenitalbereichs verordnet.
- *Galactose (Schleimzucker):* Der Bestandteil des Milchzuckers wird im Dünndarm verwertet. Im Gegensatz zu Glucose lassen Fructose und Galactose (siehe auch Seite 29) den Blutzuckerspiegel kaum ansteigen.

Zweifachzucker (Disaccharide)

Die Zweifachzucker bestehen aus zwei Einfachzuckermolekülen. Zu ihnen gehören:

- *Saccharose (Haushaltszucker, Rohr- und Rübenzucker):* Der wohl bekannteste Zucker, der meist als Kristallzucker verwendet wird, besteht aus einem Molekül Fructose und aus einem Molekül Glucose. Er wird durch das Enzym Saccharase aufgespalten, sodass die beiden Einzelmoleküle im Stoffwechsel aufgenommen werden können.
- *Milchzucker (Lactose = ein Molekül Traubenzucker [Glucose] und ein Molekül Galactose):* Milchzucker ist für viele Menschen (vor allem Erwachsene) schwer verträglich, weil diese (im Gegensatz zum Säugling) nicht mehr das Enzym (genannt Lactase) zur Spaltung der Lactose bilden können.
- *Malzzucker (Maltose = Glucose und Glucose).*
- *Isomaltulose (ein Molekül Glucose + Fructose):* Isomaltulose ist ein Zucker, der in geringen Mengen in Honig und Zuckerrohrextrakt vorkommt. Der Blutzuckerspiegel steigt nach dem Verzehr nur langsam (siehe Seite 49).

Oligosaccharide

Oligosaccharide wie Stachyose und Verbascose bestehen aus drei bis neun Einfachzuckermolekülen. Sie stecken vor allem in Hülsenfrüchten wie Erbsen und Bohnen. In Kichererbsen kommt ein Dreifachzucker vor, der für den Menschen unverdaulich ist und probiotisch wirkt, also das Wachstum von erwünschten Bakterien im Darm fördert.

Vielfachzucker (Polysaccharide)

Vielfachzucker (Polysaccharide) bestehen aus mindestens zehn Einfachzuckermolekülen. Zu ihnen gehören:

- *Stärke* stammt aus pflanzlichen Lebensmitteln wie Weizen und Weizenprodukten (Gebäck, Brot, Nudeln) sowie Reis, Mais, Kartoffeln und anderem Knollen- sowie Wurzelgemüse (zum Beispiel Möhren). Sie besteht aus langen Zuckerketten oder baumartig verzweigten Gebilden wie etwa Traubenzucker. Unverzweigte Stärke (zum Beispiel aus Vollkorngetreide) lässt den Blutzucker nur langsam ansteigen, verzweigte Stärke (zum Beispiel aus Weißmehl) dagegen noch schneller als manche Einfach- oder Zweifachzucker.
- *Dextrine* entstehen bei der Spaltung von Stärke durch die Verdauung und gehören ebenfalls zu den Mehrfachzuckern.
- *Inulin* aus Topinambur, Artischocken, Schwarzwurzeln und Pastinaken ist ebenfalls ein Vielfachzucker, besteht aber nur aus Fructose-Molekülen. Der Zucker kann nicht verdaut werden und wird im Darm in wertvolle Fettmoleküle umgebaut.
- *Ballaststoffe* (zum Beispiel Pektin) gehören chemisch gesehen ebenfalls zu den Mehrfachzuckern und sind für den Menschen unverdaulich. Sie sind meist Teil der Außenzellwände beziehungsweise die Schalen pflanzlicher Nahrungsmittel. Vollkornprodukte enthalten viele Ballaststoffe, da ihre Zellwände nicht durch die Weiterverarbeitung nach der Ernte zerstört werden. Sie stecken vor allem in Getreide und Getreideprodukten wie Vollkornbrot, Vollkornnudeln und Naturreis.

Auch Kartoffeln, Obst, Gemüse und Hülsenfrüchte enthalten reichlich Ballaststoffe. Sie wirken verdauungsfördernd, binden schädliche Substanzen, die mit der Nahrung in den Darm gelangen, und fördern so deren Ausscheidung, machen schneller satt, regulieren Blutfett- und Blutzuckerwerte und bilden den Nährboden für eine gesunde Darmflora. Die wichtigsten Ballaststoffe sind Zellulose, Hemizellulose, Pektin und Lignin.

Was den Unterschied macht

Der große Unterschied in der Wirkweise der verschiedenen Zucker auf unseren Stoffwechsel und insbesondere der Fructose ist ihre Verdauung. Um Entgleisungen im Stoffwechsel und Beschwerden, die daraus folgen (siehe Seite 89ff.), besser verstehen zu können, lohnt sich daher ein Blick auf das Geschehen »hinter den Kulissen«.

Die Verstoffwechselung von allem, was wir essen oder trinken, beginnt bereits in der Mundhöhle. Hier, in der ersten Station unseres Verdauungssystems, übernehmen die Zähne das Zerkleinern der Nahrung. Die Zunge unterstützt diesen Prozess, indem sie die Nahrung immer wieder zwischen die Zähne schiebt, bis der Brei so flüssig ist, dass er geschluckt werden kann. Die unter der Zunge und in den Innenseiten der Wangen gelegenen Speicheldrüsen sondern dazu vermehrt Speichel ab. Dessen Funktion besteht darin, den Nahrungsbrei im Mund vorzuverdauen. Dazu dient das in ihm enthaltene Verdauungsenzym Ptyalin, eine Amylase. Es spaltet wie andere dieser Enzymgruppe auch (zum Beispiel die Amylase aus der Bauchspeicheldrüse) Mehrfachzucker (Poly- und Oligosaccharide sowie Maltose).

Auch die Zunge unterstützt die Vorverdauung. Die Papillen auf der Zunge, auch »Geschmacksknospen« genannt, leiten den Geschmack der unterschiedlichen Bestandteile des Nahrungsbreis an das Gehirn, das diese dann in süß, sauer, salzig, bitter, scharf oder »umami« (eiweißhaltig, wohlschmeckend) unterscheidet. Unterstützt wird die Zunge bei der Geschmacksprüfung – deren biologischer Sinn darin besteht, Frisches, Bekömmliches von Unbekömmlichem, Verdorbenem zu unterscheiden – von den Riechzellen unserer Nase. Diese lassen uns neben den Basisgeschmacksrichtungen auch unterschiedliche Aromen und Nuancen herausschmecken, eine Fähigkeit, die sich umso mehr herausbildet, je vielfältiger und natürlicher das Nahrungsangebot ist.

Portionsweise wird der Nahrungsbrei schließlich vom Zungenmuskel in die Speiseröhre befördert und von hier mittels reflexartiger Kontraktionen in den Magen. Je nach Fettgehalt verbleibt der Brei sechs Stunden hier und wird dabei gründlich mit saurem Magensaft durchmischt. Anschließend gelangen kleinere Mengen Speisebrei in den Dünndarm, wo etwa 90 Prozent der Nährstoffe und Flüssigkeit aufgenommen werden. Die Dünndarmröhre ist unterteilt in den Zwölffingerdarm (Duodenum), den Leerdarm (Jejunum) und Krummdarm (Ileum). Die Oberfläche des Dünndarms ist gefaltet, und hierauf liegen (bei einem gesunden Darm) wie ein Teppich die sogenannten Darmzotten. Sie filtern bestimmte Nahrungsbestandteile aus dem Brei und geben diese ins Blut ab.

Bauchspeicheldrüse und Leber arbeiten eng mit dem Dünndarm zusammen. Dabei dient die in der Leber produzierte Gallenflüssigkeit der Fettverdauung, während die Bauchspeicheldrüse Enzyme und alkalische Säfte ausschüttet, um den sauren Nahrungsbrei zu neutralisieren. Einfachzucker wandern direkt vom Dünndarm ins Blut, Disaccharide aus Haushaltszucker werden durch bestimmte Enzyme zerlegt in die Einfachzucker Glucose und Fructose sowie in Mannose und Galactose. Unverdauliche Ballaststoffe aus Pflanzenfasern und Getreide wandern als Nahrung für die Darmflora in den Dickdarm.

Ein spezielles Transportprotein nimmt die aufgespaltenen Zuckermoleküle in die Dünndarmzotten auf. Hier befinden sich feine Blutgefäße, durch welche die Moleküle in den Blutkreislauf wandern. Die dafür zuständigen Transportproteine, die mit »GLUT-1« bis »GLUT-14« benannt sind, sitzen in der Darmwand. Die Vergabe der Ziffern ist davon abhängig, in welcher Reihenfolge die Transporter entdeckt worden sind.

Das Blut aller Dünndarmgefäße wird zuerst in die Leber – die Entgiftungsstation des Körpers – geleitet. Zuckermoleküle werden hier weiter verstoffwechselt (siehe auch Seite 29 und 47). Liegt mehr Zucker aus der Nahrung vor, als im Moment von Muskeln oder Gehirn verbraucht werden kann, so lagert die Leber diesen in Form besonderer Energiespeicher ab. Dazu werden einzelne Zuckermoleküle wieder zu Zuckerverbindungen (Glykogen) umgebaut und als Energiereserve in der Leber selbst wie auch in den Muskeln gespeichert. Diesen aufbauenden Stoffwechsel bezeichnet man fachsprachlich als »Anabolismus«. Bei körperlicher Aktivität wird das Glykogen (sofern nicht weiterer Zucker anflutet) im sogenannten Katabolismus wieder zu Glucose umgewandelt (Glykogenolyse). Sind die Speicher jedoch gut gefüllt und kommen neue Mengen an Nahrungsenergie in der Leber an, so baut diese den Zucker zu Fett um und lagert es in den sehr stark dehnbaren Fettzellen (Adipozyten) ein. Diese Speicherfette bestehen zum Großteil aus sogenannten Triglyzeriden.

Nach diesen Um-, Auf- oder Abbauprozessen gelangt nährstoffreiches Blut in den Kreislauf. Von hier aus kommen die Nährstoffe in jede Körperzelle. Die Glucose dient dabei in Form von Blutzucker (Blut-Glucose) als Hauptenergielieferant für die verschiedenen Zelltypen. Mit dem ansteigenden Blut-Glucose-Spiegel kommt die Bauchspeicheldrüse wieder ins Spiel. Sie hat vorher bereits dem Dünndarm Verdauungsenzyme zur Verfügung gestellt und gibt nun das Hormon Insulin ab. Der Botenstoff funktioniert wie ein Schlüssel, indem er sich an bestimmte Strukturen (Rezeptoren) auf der Zelloberfläche (Membran) von Muskel-, Fett- und Leberzellen bindet.

Sobald das Insulin an diesen Schlüsselstellen angedockt hat, wird eine Signalkette ausgelöst. Im Zellkern wird die Bildung von Transportern veranlasst, die die Nährstoffe aus dem Blut in die Zelle einschleusen. Von den Zellkraftwerken (Mitochondrien) werden die Nährstoffmoleküle in der Regel mit Sauerstoff verbrannt (oxidiert). So entsteht neben Wärme, Wasser und Kohlendioxid auch Energie in Form von ATP (Adenosintriphosphat), die Energiewährung der Zelle. ATP ist der Energieträger für zahlreiche körperliche Prozesse wie Muskelarbeit, Zellteilung und Nervenleitung. Manchmal aber stellen unsere Zellen Energie auch anaerob her, also ohne Sauerstoff. Bei manchen Zellen wird ATP auch ohne Sauerstoff also durch Umwandlung von Glucose zu Milchsäure gewonnen. Werden die Mitochondrien jedoch durch ständige Zuckergaben geflutet, entstehen nicht nur ATP, sondern auch gefährliche Sauerstoffradikale, welche die Zelle schädigen.

Das Problem: Mitochondrien sind sehr anfällig für Schäden, gleichzeitig ist ihre Reparaturkapazität nur schwach ausgeprägt. Beschädigte Mitochondrien sind ein Verlust für jede Zellart. Die energieabhängigen Zellleistungen verringern sich irreparabel. Im Muskel verschlechtern sich Kraftleistung und Wärmeumsatz, der Fettabbau wird langsamer. Im Gehirn kommt es zu Abbauvorgängen mit Verschlechterung von Gedächtnis, Wortschatz und motorischen Impulsen. Weil der oxidative Stress durch eine insulinbedingte Zellüberernährung bei Diabetes mellitus besonders stark ist, wird er neuerdings als »Alzheimer-Diabetes Typ 3« bezeichnet.

Bleibt der übrige Speisebrei, der in den Dickdarm gelangt ist. Dieser ist zu Beginn noch sehr flüssig und besteht jetzt vor allem aus Ballaststoffen, Wasser und Bakterien. Die noch hinzukommenden Darmbakterien zersetzen dann letzte Nahrungsbestandteile. Übrige Flüssigkeit wird entzogen, und von den Darmbakterien werden – je nach Zusammensetzung der Nahrung – Mikronährstoffe wie Vitamin K, Biotin oder Folsäure sowie bestimmte Hormonvorstufen produziert. Wichtig ist dazu eine harmonische Zusammensetzung der Darmflora. Über den Enddarm, der untergliedert ist in Mastdarm

(Rektum) und Analkanal, werden dann die Bestandteile der ursprünglichen Mahlzeit ausgeschieden, die der Körper nicht weiterverwerten kann, wie etwa Bakterien, Cholesterin, Schadstoffe und unverdauliche Pflanzenfasern.

Ohne Charme im Darm: Wie Fructose verwertet wird

Nach diesem Idealverdauungsszenario wenden wir uns nun der Verstoffwechselung von Fructose zu. Die nimmt einen ganz anderen Weg, weshalb der Einfachzucker mit dem harmlos klingenden Namen verantwortlich für zahlreiche Stoffwechselprobleme, eine rapide Gewichtszunahme, Abhängigkeitssymptome, Hormonstörungen und zahlreiche Folgebeschwerden ist.

Eines der ersten körperlichen Probleme, die mit Fructose assoziiert werden, sind ganz allgemein »Verdauungsprobleme« – also Blähungen, Krämpfe oder diffuse Bauchschmerzen. Dieser Begriff wird immer dann herangezogen, wenn irgendetwas im Magen-Darm-Trakt »nicht stimmt«, was viele Menschen als zwar lästig, aber durchaus normal empfinden. Verdauungsprobleme gelten als Alltagssymptome und werden ignoriert, ohne dass man sich um die Ursachen kümmert. Außerdem haben wir (zumindest bis zum Erscheinen des Bestsellers *Darm mit Charme*) einen eher verklemmten Blick auf die Geschehnisse in unserem Körperinneren. Verdauung gilt ganz allgemein als etwas, was irgendwo tief im Inneren in den dunklen und meterlangen Windungen der Gedärme stattfindet und dem etwas zutiefst Unappetitliches anhaftet, obwohl das, womit die Verdauung beginnt, mit gutem Appetit einverleibt wurde.

Betrachtet man jedoch einmal den gesamten Prozess der Verstoffwechselung und sein fein ausbalanciertes System, das nichts anderem dient, als uns am Leben zu erhalten, so kommt man sicher zu dem Schluss, dass man hier auch Beschwerdesymptomen die gebührende

Aufmerksamkeit schenken sollte. Denn wie immer, »wenn etwas nicht stimmt«, meldet sich der Körper mit Schmerzen zu Wort und wehrt sich so gegen bestimmte Substanzen, die ihm nicht guttun. Und dass etwas nicht stimmt, hängt bei Verdauungsproblemen in der Regel damit zusammen, welche Stoffe man sich einverleibt hat – und dies oft über Jahre hinweg, schließlich entstehen Unverträglichkeiten nicht über Nacht (auch wenn es bei akuten Beschwerden so wirken mag).

Dabei wusste nicht nur der Urvater aller Ärzte, Hippokrates, dass alle Gesundheit »aus dem Darm« kommt. Diese Erkenntnis hatte er wahrscheinlich von der jahrtausendealten Erfahrungsmedizin aus dem asiatischen Raum übernommen. Der indische Ayurveda oder die Traditionelle Chinesische Medizin stellen die Darmgesundheit in ihren umfassenden Heilsystemen ganz vornean. Deshalb ist Ernährung traditionell eine wichtige Säule der Behandlung von Krankheiten, auch wenn diese vordergründig nicht mit dem Darm assoziiert sind wie etwa Kopfschmerzen oder Hautprobleme. Doch auch die klassische Schulmedizin ist diesbezüglich lernfähig, immer mehr Ärzte beziehen Ernährung in ihre therapeutischen Maßnahmen mit ein.

Mittlerweile ist der Darm bis auf Mikroebene erforscht, und auch Neurowissenschaftler beschäftigen sich mit den Eingeweiden und ihrem Eingebundensein in den größeren körperlichen Zusammenhang. Am spannendsten in diesem Zusammenhang war die Entdeckung, dass unser Magen-Darm-Trakt von einem eigenen Nervensystem umhüllt wird: Zelltypen und Schlüsselstellen an den Körperzellen des Magen-Darm-Trakts entsprechen genau denen des Gehirns. Sie kommunizieren auch miteinander über dieselben Botenstoffe wie Serotonin oder Dopamin (siehe Seite 23ff.). Dieses sogenannte enterische Nervensystem ist wie das Kopfgehirn hochkomplex, weshalb nicht wenige Forscher das Bauchgehirn wie eine Kopie des Originals im Kopf behandeln. Der deutsche Neurowissenschaftler und Gastroenterologe Emeran Mayer nennt es *little brain*, denn der direkte Draht zwischen Körpermitte und Kopfzentrale ist gewährleistet durch Nervenleitungen, die bis ins sogenannte limbische System reichen. Diese Gehirnregion beherbergt den Sitz unserer Triebe und Gefühle. Nur stellt sich das Gefühl von Flauheit oder Kribbeln zuerst im Bauch ein, bevor das Großhirn zu dieser Bewertung kommt.

Da die Leitung auch in umgekehrter Richtung verläuft, ist nachvollziehbar, dass sich negative Gefühlslagen wie Dauerstress ebenfalls im Bauchinneren manifestieren in Form von Symptomen, die einem »auf den Magen schlagen«. Während sich diese Rückkopplungsschleife auf der nichtstofflichen Ebene abspielt, ist auf der stofflichen Ebene mittlerweile gut nachweisbar, dass die meisten Schäden des Darms durch einen zu hohen Zucker- und hier insbesondere zu hohen Fructose-Konsum zustande kommen.

Es wird vermutet, dass 20 bis 40 Prozent der Reizdarmpatienten an einer Zuckerunverträglichkeit leiden. Das Reizdarmsyndrom *(irritable bowel syndrome)* ist eine der häufigsten Magen-Darm-Erkrankungen. Anders als die medizinische Bezeichnung »Colon irritabile« vermuten lässt, ist davon nicht zwangsläufig der Dickdarm (Colon) betroffen. Oft zeigen sich die Beschwerden im ganzen Magen-Darm-Trakt. Etwa die Hälfte aller Menschen mit Darmbeschwerden leidet unter einem Reizdarm. Frauen sind etwa doppelt so häufig betroffen wie Männer.

Als Verursacher stehen Fructose und Sorbit besonders im Fokus. Vor allem Fructose wird in Form von Maissirup (siehe Seite 64) sehr häufig in hochverarbeiteten industriell gefertigten Nahrungsmitteln sowie Getränken eingesetzt. Sorbit (E420, auch Sorbitol oder Glucitol) ist ein häufig verwendeter Zuckeraustauschstoff, der in der Natur in Vogelbeeren, Pflaumen, Birnen und Äpfeln vorkommt. Beide Zuckerarten werden ähnlich verstoffwechselt.

Doch wo im Körper zeigt sich diese Unverträglichkeit von Fruchtzucker als Erstes? Es beginnt bei der Passage des Zuckers durch die Dünndarmschleimhaut mittels spezieller Transportproteine, wobei die für die von Fructose zuständigen Transporter GLUT-5 heißen. Diese schleusen die Fruchtzuckermoleküle in die Dünndarmzotten. Transporter mit dem Namen GLUT-2 übernehmen hier normalerweise die Zuckermoleküle und entlassen sie in die Blutgefäße. Bei Menschen, die Fruchtzucker nicht vertragen, ist dieser Aufnahmeweg gestört (siehe Seite 32f.). Infolgedessen gelangt die Fructose in den Dickdarm, wo sie als Nahrungsgrundlage für bestimmte Darmbakterien dient, die für eine erhöhte Produktion von Gasen sorgen. Die Folge sind Blähungen und Durchfälle. Doch auch bei Menschen, die nicht unter einer Fruchtzuckerunverträglichkeit leiden – hier funktionieren bestimmte Enzyme nicht –, gelangt ein Teil der Fructose unverdaut in den Dickdarm. Das tut sie insbesondere, wenn es zu einem ernährungsbedingten Fructose-Überhang kommt.

Anders als bei den Einfachzuckern Glucose und Galactose, die im oberen Duodenum vollständig resorbiert werden – dies geschieht mittels eines sogenannten Co-Transports, indem sich die Zuckermoleküle an Natriumionen (Symporter SGLT1, SGLT2) hängen –, ist die Resorptionskapazität für Fructose begrenzt. Das hängt mit dem Durchmischungsprozess zusammen, den man »erleichterte Diffusion« nennt. Dieser Stofftransport verläuft entlang eines Konzentrationsgefälles zwischen dem Inneren und dem Äußeren des Darms: Ist eine bestimmte Sättigung im Blut erreicht, weil bereits eine bestimmte Menge an Fructose aufgenommen wurde, sind die Transportkapazitäten der GLUT-5-Transporter ausgeschöpft. Überschüssiger Fruchtzucker verbleibt im sogenannten Lumen, gelangt so in die tieferen Darmabschnitte des Dickdarms. Hier wird er bakteriell zu Wasserstoff (H_2), Kohlendioxid (CO_2), kurzkettigen Fettsäuren (Essig-, Propion-, Buttersäure) und Milchsäure abgebaut. Je nach Zusammensetzung der Darmflora werden auch Bernsteinsäure und das Gas Methan (CH_4) gebildet. In gleicher Weise werden Zuckeralkohole (Sorbit) und die im Dünndarm nicht zerlegbaren Fructooligo- und -polysaccharide abgebaut. Über die Atemluft werden H_2 und CH_4 abgesondert, ein Teil der

Säuren wird reabsorbiert. Allerdings kann CO_2 Völlegefühl und Blähungen verursachen. Darüber hinaus übrig gebliebene Säuren wirken abführend. Bei Kleinkindern zwischen einem und drei Jahren äußert sich dies in wässrigen, sauren Stühlen (Toddler-Diarrhea) und Blähungen, bei Erwachsenen zeigen sich unspezifische, auch kolikartige Bauchschmerzen, Darmgeräusche und Flatulenz, ähnlich wie beim Reizdarm.

Nach derzeitigem Wissensstand scheint die Zusammensetzung und Lokalisation der Darmflora dafür verantwortlich zu sein. Eine Fehlbesiedelung im Dünndarm mit potenziell krankheitserregenden Bakterien, Pilzen und Parasiten fördert die Beschwerden. Sie erzeugen ein giftiges Milieu, in dem sie selbst sich rasant vermehren und »gute« Bakterien wie Bifidobakterien und Lactobazillen verdrängen. Diese Entwicklung schwächt langfristig das Immunsystem, was zu vielfältigen Erkrankungen führen kann. Pilzinfektionen, chronische Entzündungsprozesse, Depressionen und sogar Krebserkrankungen können die Folge einer derart gestörten Darmflora sein.

Katastrophenduo Fructose und Sorbit

Was ein Zuviel an Fructose im Körper anrichten kann, lässt alle Alarmglocken schrillen. Doch es geht noch schlimmer. Stecken gleichzeitig mit der Fructose die Zuckeralkohole Sorbit oder Xylit in der Nahrung, spitzt sich das Horrorszenario im Darm noch schneller zu. Denn die GLUT-5-Transporter sind nicht nur für die Fructose zuständig, sondern auch für die beiden Letztgenannten. Der Zuckeralkohol Sorbit kommt als natürliches Abbauprodukt des Fruchtzuckers in unseren heimischen Früchten vor. Allerdings wird er auch künstlich hergestellt und industriell verarbeiteten Nahrungsmitteln als Süßungs- und Feuchthaltemittel zugesetzt. Auf der Zutatenliste erscheint er dann als Zusatzstoff E420.

Wer unter fructosebedingten Beschwerden leidet, sollte hier besonders aufpassen, denn Sorbit und Xylit blockieren den Fructose-Transport mit den bekannten Folgen: Durchfall, Blähungen und Bauchschmerzen. Sorbit wie auch Xylit finden sich auch in vielen zahnfreundlichen Kaugummis und Bonbons. In beachtlichen Mengen steckt Sorbit in Pflaumen, Süßkirschen, Birnen, Aprikosen und Pfirsichen. Auch Äpfel enthalten etwas Sorbit. Vorsicht ebenso bei folgenden Bezeichnungen, bei denen es sich immer um Zuckeralkohole handelt: Mannit (E421), Maltit (E965), Isomalt (E953), Lactit (E966) und Xylit (E967).

Doch fördert Fructose eine Krebserkrankung nicht nur über die Schädigung der Darmflora, sondern auch über die Kette »Fettleber – freie gesättigte Fettsäuren im Kreislauf – Muskelzellverfettung – Insulinresistenz – Hyperinsulinämie«. Fructose ist auch eine bevorzugte Nahrung von Tumorzellen.

Mittlerweile gibt es außerdem verschiedene Hinweise darauf, dass zu viel Fructose durch die begrenzte Kapazität des Enzyms Fructokinase (beziehungsweise Sorbit-Dehydrogenase) auch einen Anstieg der Blutfettwerte (Triglyzeride) bewirken und die Glucose-Toleranz negativ beeinflussen kann.

Wichtig in diesem Zusammenhang ist auch, dass die Aufnahmekapazität von Fructose grundsätzlich niedriger ist als die für Glucose und Saccharose, und sie liegt auch noch deutlich unterhalb der Werte, wie sie in älteren Lehrbüchern angegeben worden sind. Da die Aufnahmemenge mit der Größe der Darmoberfläche zusammenhängt, ist diese bei einem Baby naturgemäß noch gering und steigert sich mit dem Heranwachsen. In Belastungstests führen 25 Gramm Fructose pro Stunde bei Erwachsenen beziehungsweise 1 Gramm pro Kilogramm Körpergewicht beim Kind bei etwa der Hälfte der Probanden und 35 bis 50 Gramm bei Erwachsenen beziehungsweise 2 Gramm pro Kilogramm Körpergewicht beim Kind bei fast allen Teilnehmern zu einer gestörten beziehungsweise mangelhaften Fructose-Aufnahme (Malabsorption). Grundsätzlich schwankt die Resorptionskapazität für Fructose von etwa 5 bis 50 Gramm pro Mahlzeit. Ethnische Unterschiede wie bei einer Lactose-Intoleranz scheint es dabei nicht zu geben.

Allerdings erhöht sich die Resorptionsrate von Fructose, sofern im Nahrungsbrei auch Glucose steckt. Die Fruchtzuckermoleküle hängen sich dann an die Glucose-Moleküle und werden so in den Blutkreislauf geschleust. Glucose verstärkt dabei die Restkapazität des GLUT-5-Transporters. Das passiert bei Saccharose mit seinem Glucose-Fructose-Verhältnis von 1 zu 1, aber auch bei bestimmten Früchten wie Bananen, Erdbeeren oder Pflaumen (eine Liste mit Lebensmitteln, die ein besonders gutes Glucose-Fructose-Verhältnis aufweisen, finden Sie auf Seite 273). Aus diesem Grund vertragen Betroffene mit Fructose-Intoleranz beispielsweise Haushaltszucker (Saccharose) oft noch recht gut. Neben einem ausgeglichenen Glucose-Fructose-Anteil in der Nahrung spielt auch der Fett- und/oder Ballaststoffanteil eine Rolle bei der Fructose-Resorption. Sie verzögern die Magenentleerung und damit die Transitzeit der Zuckermoleküle, was zur besseren Verwertbarkeit beiträgt. Deshalb wirkt sich im Übrigen auch ein niedriger Fett- und/oder Eiweißgehalt der Nahrung (zum Beispiel bei einer Low-Fat-Ernährung oder unter Umständen auch bei veganer Ernährungsweise) negativ aus. Im oberen Verdauungstrakt kommt es zu einem beschleunigten Transport des Speisebreis, so erhöht sich eine eventuell anflutende Menge an Fructose, und die Fructose-Aufnahme verschlechtert sich mit den beschriebenen Folgen.

Ein Zuviel von Fructose in der Nahrung ist vor diesem Hintergrund unbedingt zu vermeiden. Doch warum ist Fructose-Intoleranz heute ein so weit verbreitetes Problem? Vor fünfzig Jahren gab es hochverarbeitete Lebensmittel mit Fructose in den heute handelsüblichen Massen nicht. Auch Limonaden und Softdrinks galten eher als etwas Besonderes, das man den Kindern ausnahmsweise mal gönnte. Vieles, was mittlerweile unter dem Begriff »Getränk« verkauft wird, war damals noch gar nicht erfunden. Ein Teil der heute üblichen hohen Fructose-Aufnahme kann bei ernährungsbewussten Menschen auch mit den Ernährungsempfehlungen der Fachgesellschaften zusammenhängen, die nicht mehr nur für den klassischen *an apple a day* plädieren, sondern mehrmals täglich Obst und Gemüse auf einem optimal zusammengestellten Speisezettel sehen – am liebsten fünfmal täglich. Dass dies stoffwechseltechnisch zu einem GAU oder gar Super-GAU führen kann, wird aus den vorangegangen Ausführungen klar. Auch sind die Mahlzeitenkombinationen aus (mindestens) dreimal täglich Obst, Fruchtsäften und/oder Süßigkeiten beziehungsweise Desserts aus medizinischer Sicht extrem ungünstig, da hier die körperlichen Grenzen einer Fructose-Aufnahme allzu leicht überschritten werden. Das heißt, es kommt zu einem ständigen Fructose-Überhang. Von einem zu hohen Fruchtzuckerkonsum von mehr als 50 Gramm sollte man aber nicht nur aufgrund möglicher Beschwerdesymptome absehen.

Fructose und der Zuckerstoffwechsel

Wir haben gesehen, welches Szenario sich im Verdauungssystem entfalten kann, wenn entweder zu viel Fructose anflutet oder eine Unverträglichkeit vorliegt. Dabei sind Blähungen und Verdauungsstörungen nur die *eine* Seite der Medaille. Auf einer noch tiefer liegenden Ebene – dem Zellstoffwechsel – zeigt die Fructose ihr anderes garstiges Gesicht.

Der Zucker- und Insulinstoffwechsel spielt eine zentrale Rolle für unsere Gesundheit. Dazu benötigt er bestimmte Nährstoffe wie Kohlenhydrate (die Familie aller Zucker), Fette, Eiweiß, Vitamine, Mineralstoffe und Spurenelemente. Besonders die Glucose ist ein wichtiger Energielieferant beziehungsweise eine der wichtigsten Substanzen zur Energiegewinnung in den Zellen. Vor allem das Gehirn, die roten

Blutkörperchen und die Nieren benötigen diesen Zucker. Allein unsere grauen Zellen verbrauchen mit 5 bis 6 Gramm Glucose pro Stunde etwa die Hälfte der gesamten Tagesdosis an Zucker, den der Körper zur Energiegewinnung benötigt. Glucose ist so gesehen der Supertreibstoff.

Trotzdem ist Zucker in der Nahrung keineswegs unbedingt erforderlich, da der Stoffwechsel in Zuckermangel- und Hungerzeiten – wie es in der Menschheitsgeschichte über Jahrtausende der Normalzustand war – auch aus Eiweiß und Glyzerin Glucose bilden kann. Innerhalb einer ausgewogenen, gesunden Ernährungsweise sollte aber nicht ganz auf Zucker verzichtet werden. Für Konzentration und körperliche Leistungsfähigkeit ist eine bestimmte Tagesdosis auch aus ernährungswissenschaftlicher Sicht durchaus empfehlenswert. Die Frage ist dabei, welcher Zucker am besten geeignet für die Körperbalance und ein stabiles Immunsystem ist. Dazu werfen wir einen Blick auf die unterschiedlichen Stoffwechselwege, die drei prominente Mitglieder der Kohlenhydrategruppe nehmen, und darauf, welche Folgen ihr (Dauer-) Konsum im gesamten Stoffwechselgeschehen nach sich zieht: Glucose, Fructose und Ethanol aus Alkohol.

Glucose

Glucose ist das Schlüsselmolekül im Stoffwechsel aller Pflanzen und Tiere (also auch in unserem) und als wichtigster Energieträger absolut notwendig für unser (Über-) Leben. Es ist so wichtig, dass der Körper diese Wundersubstanz in Not- oder Fastenzeiten sogar aus anderen Nährstoffen herstellen kann. Doch trotz ihrer offenkundigen Unverzichtbarkeit im Stoffwechsel ist Glucose keineswegs perfekt. Im Übermaß kann auch sie echte Killerqualitäten entwickeln. Sofern der Traubenzucker, wie Glucose landläufig heißt, natürlicherweise nicht zusammen mit Fructose, Lactose oder in Vielfachzuckern vorkommt, steckt er in Stärke (zum Beispiel in Brot, Pizza, Nudeln, Kartoffeln) und liefert in dieser Form jede Menge Verbrennungsenergie (die ist gut für

Muskelaktivitäten oder die Gehirnleistung) oder aber (weniger gut, außer man fastet regelmäßig) Speicherfutter für die Fettzellen.

80 Prozent von jeder Glucose- oder Stärkeration (zum Beispiel Brot, Kartoffeln oder Nudeln) werden vom Körper und den Organen insgesamt verstoffwechselt, 20 Prozent werden an die Leber weitergereicht. Die Verstoffwechselung geschieht, wie wir gesehen haben, insulinabhängig, wobei das Insulin nicht nur ein Schlüsselhormon für Muskel- und Leberzellen ist, in die es die Nährstoffe einlässt. Reguliert wird dieser Stoffwechsel dabei streng vom Energiezustand der Leberzellen. Der Großteil des Glucose-Anteils, der in der Leber landet, wird zu Glykogen umgewandelt, der Rest in den Mitochondrien der Leber zu Zellenergie umgesetzt.

Allerdings gilt Insulin auch als Dickmacherhormon, weil es außerdem die Fettzellen aufschließt und die Energiespeicherung hierin fördert, wenn sonst kein Platz mehr für Überschüsse aus der Nahrung ist.

Die Gluconeogenese

Bekommen wir durch unsere Nahrung nicht genug Glucose, wird sie in der sogenannten Gluconeogenese aus Abbauprodukten von Glucose, Aminosäuren, Glyzerin und Lactat selbst hergestellt. Dazu benötigen die Zellen bestimmte Mikronährstoffe wie Eisen, Vitamin B_{12} und Zink. Liegen diese in nicht ausreichender Dosis vor, funktioniert die Umwandlung nicht so gut. Aber auch die Anwesenheit von Fructose kann eine Gluconeogenese hemmen.

Bei einer sogenannten hereditären Fructose-Intoleranz besteht ein erblich bedingter Mangel am Enzym Aldolase B (siehe Seite 84). So kann Fructose zum einen nicht in die Glykolyse überführt werden, was zu einer Anhäufung von Fruchtzucker in den Leberzellen führt. Das wiederum kann den gesamten Zuckerstoffwechsel so weit beeinträchtigen, dass es unter Umständen zu einer lebensbedrohlichen Form der Unterzuckerung kommt.

Zusammengefasst lässt sich also sagen, dass Glucose nur schadet, wenn sie im Übermaß aufgenommen wird. Eine Gewichtszunahme insbesondere am Bauch lässt mit der Zeit Stoffwechsel- und Hormonkreisläufe entgleisen. Es kommt zum sogenannten metabolischen Syndrom, einer Kombination aus gestörtem Zuckerstoffwechsel (Insulinresistenz), Bluthochdruck und Dyslipidoproteinämie (einem gestörten Verhältnis von Lipoproteinen, insbesondere von LDL und HDL – also von »schlechtem« und »gutem« Cholesterin im Blutserum). Es gilt als Vorstufe eines Typ-2-Diabetes mit einer dauernden Erhöhung des Blut-Glucose-Gehalts, Herz-Kreislauf-Beschwerden, entzündlichen Prozessen im Körper, Gehirnerkrankungen und weiteren zum Teil chronisch verlaufenden Krankheiten. Aber: Vergleicht man die Auswirkungen der gleichen Menge an Kalorien aus Fructose oder später aus Ethanol, so wirken sich diese spontan wesentlich gravierender aus als Glucose.

Fructose

Fructose, die ja nur Hand in Hand mit ihrer Schwester Glucose auftritt, ist hier, um mal wieder ein Märchen zu zitieren, die Pechmarie oder der böse Bube. Beide Zucker sind chemisch identisch und trotzdem so unterschiedlich wie zweieiige Zwillinge, nur dass man dies erst auf den zweiten Blick erkennt. Ein interessanter Signifikator hierfür ist ein chemischer Prozess, die sogenannte Maillard-Reaktion. So nennt man zum einen die Bräunung, die wir erkennen können, wenn wir einen Apfel anschneiden und diesen eine Weile liegen lassen. Es gibt im Körper aber auch eine sogenannte nichtenzymatische Bräunung, dabei reagieren Zucker mit Aminosäuren, Peptiden und Proteinen, und es entstehen bestimmte Farben und Aromen. Kaffee oder Braten bekommen beispielsweise so ihre charakteristische Farbgebung und Milch ihren speziellen »Kochgeschmack«, wenn sie erwärmt wurde. In der gleichen Reaktion wird der Blutfarbstoff in den roten Blutkörperchen, das Hämoglobin, in Hämoglobin A1c (Hba1c) umgewandelt. Das ist der Laborwert im Blut, anhand dessen ein Arzt ablesen kann, wie hoch der Langzeit-Blutzucker ist. Das Produkt aus dieser Reaktion ist auch braun. Glucose treibt die Maillard-Reaktion naturgemäß an. Noch schneller tut das Fructose, nämlich siebenmal. Das mag auf den ersten Blick gar nicht so sonderlich bedeutsam scheinen, weil ja auch die Fructose im Körper verwertet wird. Nur sorgt diese Beschleunigung für enormen Zellstress (oxidativen Stress) und damit auch für eine raschere Zellalterung, was sich wiederum negativ auf das Immunsystem und den Gesamtzustand eines Menschen auswirkt.

Freie Radikale

Zu viel Glucose und Fructose verursachen oxidativen Stress. Dabei entstehen aggressive ROS (*radical oxygen species*, reaktive Sauerstoffverbindungen, freie Radikale). Diese schädigen alle Zellen und Organsysteme extrem schnell. Sind zu viele von ihnen vorhanden, so beeinträchtigen sie die Mitochondrien. Die Zellen haben nun weniger Energie als sonst, um alle Stoffwechselvorgänge am Laufen zu halten. Oxidativer Stress schädigt vor allem die Bauchspeicheldrüse und damit die Produzentin von Insulin, das Gehirn und die Blutgefäße.

Als Schutzsysteme gegen die ROS wirken unter anderem Hämoglobin sowie das Schlafhormon Melatonin. Diese werden im Kampf gegen die freien Radikale schnell aufgebraucht. Wenn sich dann in der Folge Eisen-, Ferritin- und Hämoglobinwerte verschlechtern, was sich in Form von Blutarmut (Anämie), Eisenmangel ohne eindeutige Ursachen und Schlafstörungen zeigen kann, sind diese auf eine Überfrachtung durch die Zuckergeschwister Glucose und Fructose zurückzuführen.

Mittlerweile gibt es auch zahlreiche Studien, die belegen, dass nicht die Glucose, sondern die Fructose eine der Hauptverantwortlichen bei der so epidemisch verbreiteten Entwicklung eines metabolischen Syndroms ist. Warum dies so ist? Fructose wird in vielerlei Hinsicht ganz ähnlich wie Ethanol verstoffwechselt.

Ethanol aus alkoholischen Getränken

Ethanol (aus alkoholischen Getränken wie Bier oder Wein oder als Nebenprodukt des Zuckerstoffwechsels) wird zu kleinen Teilen im Magen-Darm-Trakt sowie vom Gehirn und anderen Organen verwertet. Der Großteil jedoch wandert in die Leber, und zwar in viermal höherer Konzentration als Glucose. Je höher die Ethanoldosen, zu desto mehr oxidativem Zellstress und Schädigungen der Mitochondrien kommt es in der Entgiftungszentrale des Körpers. Was die Leber nicht verarbeiten kann, wird dann wie üblich zu Fett umgewandelt. Dieser Fettaufbau kann zu Entzündungen und Insulinresistenzen der Leber wie auch des Gesamtorganismus führen. Bei einem gleichen Energiewert ist Ethanol also noch mehr daran beteiligt, chronische Krankheiten auszulösen.

Das geht aber auch anders: Stellen Sie sich einfach vor, Sie trinken ein Glas Orangensaft à 120 Kilokalorien (502 Kilojoule). Die 60 Kilokalorien an Glucose wandern verteilt im Verhältnis 80 zu 20 in den Zellstoffwechsel beziehungsweise in die Leber und werden hier verarbeitet. Bei Fructose läuft es anders: Ihre 60 Kilokalorien gehen ungebremst in die Leber über (gelegentlich bei einem Überschuss helfen auch die Nieren aus, kleinere Mengen an Fructose zu verwerten) – das sind dreimal mehr als bei reiner Glucose. Diese Art des Stoffwechselwegs kann jedes Symptom auslösen, das zum metabolischen Syndrom gehört.

Die Leber muss sich jetzt dreimal mehr anstrengen, um das Fructose-Glucose-Gemisch zu verwerten, als es bei reiner Glucose der Fall wäre. Sie muss dazu dreimal mehr Zellenergie in Form von ATP aufwenden und zehrt damit eben mal die gesamte Energiewährung für alle weiteren lebenswichtigen Stoffwechselarbeiten der Zelle auf, um mit einem Glas Orangensaft fertigzuwerden.

Wie geht das vonstatten? Dazu steigen wir etwas tiefer ein. Fructose wird immer über zweierlei Wege im Körper abgebaut: Ein Stoffwechselvorgang ist die sogenannte Hexokinase-Reaktion. Hexokinasen sind Enzyme, die Einfachzucker wie Glucose und Fructose phosphorylieren. Dazu hängen sie an die Einfachzucker eine Phosphatgruppe an. Dieses »Anhängsel« sorgt dafür, dass Glucose und Fructose in einer Zelle bleiben und nicht ins Blut zurückkönnen. Das dafür benötigte Phosphat stammt vom Molekül ATP. In der Hexokinase-Reaktion wird nun also aus Fruchtzucker ein Fructose-6-Phosphat. In dieser Form wird der Fruchtzucker in den Energiestoffwechsel überführt: die Glykolyse. Damit bezeichnet man den schrittweisen Abbau von Einfachzuckern in den Zellen, dem auch die Glucose in ähnlicher Form unterliegt. Auch sie bekommt vom ATP eine Phosphatgruppe angehängt. Von diesem Zeitpunkt an verläuft der weitere Abbau von Glucose und Fructose identisch (zumindest mit dem Teil der Fructose, der über Hexokinase-Reaktion verstoffwechselt wird).

Unter Verbrauch von ATP wird Fructose-6-Phosphat dann noch einmal phosphoryliert. Es entsteht Fructose-1,6-Biphosphat, das durch das Einwirken weiterer Enzyme, unter anderem Aldolyse A, weiter aufgespalten wird. Hierbei entstehen Zwischenprodukte (Dihydroxyacetonphosphat und Glycerinaldehyd-3-Phosphat). Nach ihrer weiteren Aufspaltung bleiben zwei Pyruvat-Moleküle. Dabei entsteht etwas Energie, die unter anderem für die roten Blutkörperchen verwendet wird, die keine eigenen Energiekraftwerke (Mitochondrien) besitzen und auf eine entsprechende Zufuhr angewiesen sind. Pyruvat spielt unter anderem eine wichtige Rolle als Ausgangsprodukt der Gluconeogenese. Bei gesunden Menschen gelangt es in die Mitochondrien der Zellen und wird dort durch das Enzym PHD (Pyruvat-Dehydrogenase) zu Acetyl-CoA umgewandelt.

Das Acetyl-CoA geht bei der weiteren Verarbeitung in den Mitochondrien in den sogenannten Citratzyklus ein. Das heißt, es wird zu Kohlendioxid abgebaut, das wir beim Ausatmen ausscheiden.

Die Energie in Acetyl-CoA wird auf andere Stoffe übertragen, unter anderem auf NAD (Vitamin B_3 beziehungsweise Coenzym 1) und FAD (Vitamin B_2). NAD wird so zu NADH (H steht für »Hydrid«), FAD zu FADH; diese beiden Stoffe sind sehr energiehaltig. NADH ist außerdem ein wichtiges Antioxidans, was bedeutet, dass es oxidativem Stress in den Zellen entgegenwirkt. Im nächsten Schritt werden durch Enzyme in den Mitochondrien in einem Stoffwechselvorgang, den man »Atmungskette« nennt, die Hydridionen (Wasserstoff) wieder von FADH und NADH abgetrennt, wobei wieder NAD und FAD entstehen. Durch das Einwirken weiterer Enzyme und von Sauerstoff wird im nächsten Schritt aus den abgetrennten Wasserstoffionen Wasser und die Energiewährung der Zelle, ATP.

So weit (möglicherweise etwas verwirrend) und so gut: Der weitaus größere Anteil der mit der Nahrung oder mit dem Trinken aufgenommenen Fructose allerdings wird in der Leber über das Enzym Ketohexokinase (auch Fructokinase) unter Verbrauch von ATP phosphoryliert. Hierbei entsteht durch Anhängen einer Phosphatgruppe zunächst Fructose-1-Phosphat, ein Isomer des Fructose-6-Phosphats. Anschließend wird es unter anderem durch Einwirkung des Enzyms Aldolase B in Dihydroxyacetonphosphat und Glyzerinaldehyd gespalten. Der Hauptunterschied zur Aufspaltung von Fructose-6-Phosphat durch Aldolase A besteht jetzt darin, dass dabei neben Dihydroxyacetonphosphat (das bei beiden Reaktionen herauskommt) auch Glyzerinaldehyd-3-Phosphat entsteht, wohingegen das zweite Zwischenprodukt beim Fructose-Abbau ein unphosphoryliertes Glyzerinaldehyd ist. Damit die Fructose aber in die Glykolyse überführt werden kann, müssen das unphosphorylierte Glyzerinaldehyd sowie das Dihydroxyacetonphosphat ebenfalls zu Glyzerinaldehyd-3-Phosphat umgebaut werden. Dies geschieht unter anderem durch Verbrauch von ATP.

Verzuckertes Bindegewebe

Jedes Zuviel an Zucker belastet den Zellstoffwechsel und schädigt mit sogenannten *advanced glycation end-products* (AGEs) Nervenzellen, die Andockstellen für Nervenbotenstoffe, die Zellaußenhäute, die Blutgefäße, das Gehirn und alle anderen Organe. Die AGEs entstehen durch Glykation, einen Prozess, bei dem Zucker mit Proteinen und anderen Molekülen reagiert und dabei sperrige Gewebenetze bildet. Die Faser der Bindegewebe verzuckern dabei regelrecht und altern schneller.

Wird ein Glucose-Überschuss in der Leber in Form von Glykogen gespeichert, so ist diese Möglichkeit bei Fructose nicht gegeben. Hier wird jeder Überschuss verwertet. So können die Fructose-Zwischenprodukte Glyzerinaldehyd und Dihydroxyacetonphosphat auch in die sogenannte Triglyzerid-Synthese, also die Bildung von Triglyzeriden oder Depotfett, einfließen, was durch die Veresterung von Glycerinaldehyd-3-Phosphat mit drei Fettsäuren geschieht. Die Fettsäuren können dabei entweder aus der Nahrung stammen (ein Grund dafür, warum die gleichzeitige Aufnahme von Zucker und Fett so ungünstig ist) oder aus einem Zuviel an Acetyl-CoA gebildet werden, das wiederum durch einen Fructose- (und Glucose-) Überschuss in den Leberzellen gebildet wird. Schlimmstenfalls kann dieser Kreislauf zu einer nicht alkoholbedingten Fettleber führen (siehe Seite 115).

Nichts für Männer

Im Rahmen einer amerikanischen Studie an der Universität in Minneapolis erhielten männliche Teilnehmer im Jahr 2006 fünf Wochen lang eine fructosereiche Ernährung. Innerhalb kurzer Zeit schnellten ihre Cholesterin- und Triglyzeridwerte in die Höhe. Der Wert lag um 32 Prozent über dem der Vergleichsgruppe der Normalesser und sank auch eine Woche nach Ende der Studie nicht ab. Dabei spielte es keine Rolle, ob die Probanden gesund oder zuckerkrank waren.

Bei Frauen hingegen waren die Blutfettwerte höchstens leicht erhöht, weshalb Studienleiter John Bantle folgerte, dass eine fructosereiche Ernährung vor allem für Männer nicht empfehlenswert sei beziehungsweise dass Männer unter Umständen empfindlicher auf eine fructosereiche Ernährung reagierten.

Bestätigt wurden die Ergebnisse von der Pharmakologin Annette Schürmann vom Deutschen Institut für Ernährungsforschung in Potsdam, die diese geschlechtsspezifischen Unterschiede auch in Tierversuchen beobachtet hatte: Fructose werde im Körper in Fett umgewandelt, dabei verhinderten die weiblichen Geschlechtshormone, dass Fructose im Übermaß zu Fett umgewandelt werde. Männern fehlt diese Stellschraube.

Außerdem regt die Fructose ein Enzym namens PEDF in der Leber an, das Entzündungsreaktionen in Gang setzt und die Leberzellen insulinunempfindlich macht. So kommt ein Teufelskreis in Gang: Sobald die Leberzellen insulinresistent sind, wird auch keine Glucose mehr eingeschleust mit der Folge, dass der Blut-Glucose-Spiegel steigt. Gleichzeitig schüttet die Bauchspeicheldrüse vermehrt Insulin aus, was dazu führt, dass überschüssige Blut-Glucose in den Fettzellen gespeichert wird, was zu einer schleichenden Gewichtszunahme führt. Besonders gefährlich sind in diesem Zusammenhang die Fettspeicher im Bauch (viszerales Fett), da das in den Eingeweiden liegende Fett wie eine Hormonfabrik wirkt, die völlig aus dem Ruder läuft. Entzündungsfaktoren begünstigen unter anderem das Risiko, an Krebs zu erkranken.

Noch schlimmer wird die Situation dadurch, dass Insulin die erhöhte Fettmasse zu überhöhten Leptinspiegeln stimuliert. Leptin ist eigentlich ein Sättigungssignal im Esszentrum (Hypothalamus) bei genug Fett im Körper. Bei der chronischen Überstimulation von Insulin und Leptin verschlechtert sich die Rezeptorfunktion *(down regula-*

tion) für beide. Die Folge ist ein stark verspätetes Sättigungsgefühl. Es kommt zu Dauerappetit, der gerne mit Süßem und Fettem gestillt wird, da dies so schnell satt und zufrieden macht – allerdings mit der Folge, dass man immer weiter essen und trinken muss.

Nicht zuletzt beschädigt ein Zuviel an Fructose (und das ist schnell erreicht) die Barriere im Dünndarm. Diese dient normalerweise dazu, Bakterien daran zu hindern, in die Blutbahnen einzudringen. Fruchtzucker macht die Darmwand brüchig. Es kommt zum sogenannten Leaky-Gut-Syndrom (siehe auch Seite 93). Hierbei erhöht sich die Entzündungsanfälligkeit, es entsteht starker oxidativer Zellstress, eine bestehende Insulinresistenz kann sich noch weiter verschlechtern.

Zuckergeschwister als Doppel-Dickmacher

Dass zu viel Energie in der Nahrung, die nicht verbraucht wird, dick macht, ist eine Binsenweisheit. Wie man an Gewicht zulegt (und dieses anschließend auch gar nicht mehr so leicht loswird), ist dabei nie nur ein einfaches Rechenbeispiel aus Plus und Minus. Auch hier liegt das Geheimnis in der Funktionsweise unseres (Zucker-) Stoffwechsels verborgen. Vereinfacht gesagt wandert Zucker aus einem Glas Cola oder Apfelsaft oder einem Schokoriegel schnell ins Blut und regt über einen hohen Blut-Glucose-Spiegel die Insulinausschüttung an. In dieser Zeit findet keine Fettverbrennung statt, da erst einmal der Zucker aus der Nahrung verwertet wird. Stattdessen werden Überschüsse in den Fettreserven gespeichert.

Doch das Insulin ist nicht nur der Türöffner an den Muskel- oder Leberzellen. Es wirkt auch im Gehirn, wo es die Aufnahmefähigkeit des Gehirns für Tryptophan fördert. Dieses Eiweißpeptid ist die Vorstufe, aus der das Wohlfühlhormon Serotonin gebaut wird, das wiederum die Grundlage für das Schlafhormon Melatonin ist. Zucker und Insulin wirken also über die Leber-Gehirn-Achse.

Fructose und Glucose im Gehirn

Forscher der Yale University School of Medicine haben in einer Studie im Jahr 2013 die unterschiedlichen Wirkungen von Fructose und Glucose auf das Gehirn untersucht. Man stellte fest, dass es beim Verzehr von Glucose zu einer geringeren Durchblutung und damit Aktivität im Hypothalamus kam, nicht jedoch beim Fructose-Verzehr. Glucose stellt den Hypothalamus damit quasi ruhig, auch das Sättigungshormon Leptin wird in normaler Dosis ausgeschüttet. Bei Fructose hingegen erfolgt diese Ruhigstellung viel langsamer, und der Hypothalamus meldet weiterhin, dass er Hunger hat. Auch die ausgeschüttete Leptinmenge ist geringer.

Daraus lässt sich schließen, dass durch Fructose-Konsum möglicherweise die Gesamtnahrungsmenge, die aufgenommen wird, erhöht wird. Das Verlangen nach Nahrung bleibt bestehen, ein Sättigungsgefühl tritt später ein.

Das Insulinsystem ist ein fein ausbalanciertes System der Energieversorgung von Tier und Mensch, und das seit Millionen von Jahren. Sind Nährstoffzufuhr und körperliche Aktivität im Lot, ist alles in Ordnung: Das Körpergewicht bewegt sich in einem normalen Rahmen, die Gehirnfunktionen sind gut. Bei einer zu zuckerreichen Ernährung (und hier sind immer die Zuckergeschwister Glucose und Fructose gemeint) über einen längeren Zeitraum landen jedoch immer mehr der Nährstoffüberschüsse in den Depots. Auf der Zellstoffwechselebene kommt es dabei zu krassen Entgleisungen.

Insulin- und Leptinresistenz

Typ-2-Diabetes, Herz-Kreislauf- und Lebererkrankungen (Fettleber) sowie Entgleisungen des hormonellen Gleichgewichts betrachten Ärzte und Gehirnforscher heute zunehmend als Folgen eines gestörten Insulinsystems. Das von der Steuerzentrale im Kopf gelenkte Hormonsystem ist die Schaltstelle für die Entstehung zahlreicher Beschwerden. Dazu gehören neben Fettleibigkeit (Adipositas) auch Bluthochdruck, Dyslipidämie mit erhöhtem Cholesterinspiegel und Triglyzeriden, Gicht, Niereninsuffizienz, Muskelschwäche, hormonell bedingte sowie Tumorerkrankungen und nach neueren Erkenntnissen auch Alzheimer, da der Insulinstoffwechsel an allen Funktionen des zentralen Nervensystems beteiligt ist. Außerdem spielen der Zuckerstoffwechsel wie auch eine Insulinresistenz eine entscheidende Rolle bei Depressionen oder Burn-out.

Übergewicht durch Resistenzen

Mitte der neunziger Jahre befasste sich Robert Lustig als Neuroendokrinologe am St. Jude Children's Research Hospital in Memphis, Tennessee, mit einem medizinischen Rätsel. Er betreute schwer fettleibige Kinder, die einen Hirntumor überlebt hatten und zuvor normalgewichtig waren. Nun legten sie jedes Jahr 15 bis 25 Kilogramm zu. Dabei seien die Kinder ständig hungrig und erschöpft. Lustig fand heraus, dass bei diesen Kindern die Schädigung des Hypothalamus das Sättigungshormon Leptin außer Kraft gesetzt hatte. Ihr Körper reagierte, als würde er verhungern. Zugleich regte der Vagusnerv eine verstärkte Ausschüttung von Insulin an, was für eine ständig gesenkten Blutzuckerspiegel sorgte. Ein Medikament, das die Insulinausschüttung unterdrückte, brachte den Kindern Hilfe. Lustig verabreichte das Medikament auch Übergewichtigen ohne Hirnverletzung. Interessanter fand er jedoch die Patienten, bei denen das Medikament nicht wirkt. Diese litten unter einer Insulinresistenz.

Hier begann sich Lustig, für die Wirkung von Zucker zu interessieren, insbesondere die von Fruchtzucker, der fast nur in der Leber abgebaut wird. Bestätigt wird dies vom Direktor des Instituts für Ernährungsmedizin der Universität Hohenheim, Stephan Bischoff. Hohe Fructose-Mengen wirken sich bei allen Menschen ungünstig auf den Stoffwechsel aus, weil Fruchtzucker im Vergleich zu Zucker schneller und in größeren Mengen für die Produktion von Fettsäuren zur Verfügung steht, weshalb auch Diabetikerprodukte mit Fructose schnellstmöglich vom Markt verschwinden sollten. Eine Studie der Uniklinik Zürich aus dem Jahr 2013 zeigte, dass bei einer täglichen Fructose-Aufnahme von 80 Gramm innerhalb von nur drei Wochen das schädlichere LDL- und Gesamtcholesterin im Blut erheblich anstieg. Außerdem nahm bei den Studienteilnehmern die Insulinsensitivität ab.

Wie entsteht eine Insulinresistenz, und warum löst sie so viele Dysbalancen im Körper aus? Auslöser ist ein ständiger Nährstoff- und Insulinüberschuss, der zu einer Überhitzung der Energiekraftwerke in den Muskelzellen (Mitochondrien) und zu oxidativem Stress führt.

Um sich vor diesen autodestruktiven Prozessen und einer weiteren Überzuckerung zu schützen, machen die Muskelzellen gegenüber Insulin dicht. Das Schlüsselhormon wirkt nicht mehr an den Andockstellen an der Zellaußenhaut (Rezeptoren). Die Körperzellen werden unempfindlich beziehungsweise resistent gegen das Insulin, und die Transportkette ins Zellinnere ist blockiert. Nährstoffüberschüsse fluten weiter im Blut. Um Zucker, Eiweiß und Fette irgendwie in die Zellen zu pressen, produziert die Bauchspeicheldrüse immer mehr Insulin. Das Fettgewebe wächst und wächst. Grundsätzlich hat auch dieses biologisch einen Sinn, denn in Urzeiten mit regelmäßigen Hungerperioden konnten Mensch und Tier dank dieser Speicherfähigkeit überleben.

Und wie fördert speziell die Fructose die Insulinresistenz? Fructose aktiviert ein Enzym der Leber, das die Brücke zwischen dem Leberstoffwechsel und Entzündungsreaktionen bildet. Es setzt einen Schlüsselbotenstoff bei der Insulinausschüttung außer Kraft, was die Leber unempfänglich gegenüber Insulin macht. Der Mangel an Insulin in der Leber bedeutet, dass auch die Glucose nicht niedrig gehalten werden kann, sodass der Blut-Glucose-Gehalt steigt, was als Langzeitfolge Diabetes nach sich ziehen kann.

Die Insulin-Unempfindlichkeit der Leber führt dazu, dass die Bauchspeicheldrüse vermehrt Insulin ausschütten muss, was dazu führen kann, dass überschüssige Energie in den Fettzellen eingelagert wird, was seinerseits dick macht. Und die Fettzellen, die sich am meisten füllen, befinden sich im viszeralen (Bauch-) Fett, das mit der Entstehung des metabolischen Syndroms assoziiert ist (mehr hierzu ab Seite 109).

Eine weitere Folge: Der erhöhte Insulinspiegel blockiert das Signal des Sättigungshormons Leptin (siehe Seite 48), was fälschlicherweise dem Hypothalamus signalisiert, weiter hungrig zu sein – und man isst mehr.

Fructose ist nicht gleich Fructose

Für den menschlichen Körper macht es wie gesagt einen gewichtigen Unterschied, ob der Fruchtzucker in Form von einem Apfel im Körper landet oder als Zutat eines Schokoriegels oder einer Pizza Salami, saurer Gürkchen oder eines Fruchtjoghurts. Wenn also von Fructose die Rede ist, geht es nicht um den Fruchtzucker in der sogenannten freien Form in Apfel, Birne oder Pflaume, sondern sehr viel häufiger um den in Haushaltszucker oder – eine besonders perfide Erfindung der Lebensmittelindustrie – um den hochkonzentrierten und industriell hergestellten Fruchtzucker beziehungsweise Fruchtzuckersirup (Fructose-Sirup) in Fertigprodukten oder Getränken.

Fructose aus frischem Obst und Gemüse

Alles in der Natur hat ursprünglich den Sinn, die Vielfalt der Arten zu erhalten. Auch die Süße in Pflanzen: Durch ihren milden Geschmack locken Früchte und Gemüse vermehrt Tiere an, die sich von ihnen ernähren und über ihre Ausscheidungen die unverdaulichen Samen aus den Pflanzen weiträumig verbreiten. Daher steckt in fast allen

Obst- und Gemüsesorten in bestimmten Konzentrationen Fructose. Dabei enthalten Früchte von naturbelassenen Pflanzen (zum Beispiel von Streuobstwiesen oder Sträuchern) deutlich weniger Zucker und Fructose als gezüchtete Obstsorten. Da die meisten Menschen heute aber an den Geschmack besonders süßer Früchte gewöhnt sind (die durch den hohen Zuckergehalt auch schnell Hunger auf mehr machen), werden viele Obst- wie auch Gemüsesorten mit immer höherem Zuckergehalt gezüchtet, um möglichst hohe Absatzzahlen zu gewährleisten. Äpfel, Birnen, Bananen, Ananas »extra sweet«, Erdbeeren, extramild schmeckende Möhren – die Liste der Süßigkeiten aus der Obstauslage ist lang.

Trotzdem sind auch diese pflanzlichen Lebensmittel, solange sie frisch und von Schadstoffen unbelastet sind, aus ernährungswissenschaftlicher Sicht die beste Zuckerquelle. In den Pflanzen stecken wertvolle Vitalstoffe in Kombinationen, die sie besonders gut im Körper verwertbar machen. Nicht zu vergessen die Pflanzenfasern (Ballaststoffe), die für eine gesunde Darmflora und -peristaltik unverzichtbar sind. Wirklich empfehlenswert sind allerdings eher alte Sorten, die nicht nur vielfältigere geschmackliche Spektren zu bieten haben (zum Beispiel Bitterstoffe, die leberstärkend wirken), sondern auch reicher an Vitaminen, Mineralstoffen, Spurenelementen und immunschützenden sekundären Pflanzenstoffen sind. Fragen Sie Ihren Obsthändler gezielt danach. Teilweise findet man solche Sorten in Bioläden, vor allem jedoch in darauf spezialisierten Gärtnereien (zum Beispiel Demeter-Höfen).

Wie kommt der Zucker in die Pflanzen? Mithilfe des Sonnenlichts verwandeln sie Kohlendioxid und Wasser in Einfachzucker (Monosaccharide) – ihre natürliche Energiereserve. Diese werden dann in weitere Einfachzucker umgebaut, um daraus komplexere in Mehrfachzucker herzustellen (Oligo- und Polysaccharide). Bemerkenswert dabei ist, dass die Anzahl und Komplexität von Zuckern in Pflanzen so groß ist, dass man sich bis heute kein genaues Bild davon machen kann. Wir kennen verschiedene Pektinsubstanzen, Hemizellulose, Zellulose, Harze und Schleime, die den Pflanzenzellen Struktur verleihen und ihren Festanteil ausmachen. Allein mehr als 250 Arten Hemizellulose findet man in den Membranen von pflanzlichen Zellen. Diese enthalten freie pflanzliche Einfachzucker wie Glucose, Fructose sowie Galactose, Mannose, Galacturonsäure und Xylose. Diese Zucker gehören zu den wichtigsten Bausteinen der Urnahrung unserer steinzeitlichen Ahnen. Viele Angehörige von Naturvölkern ernähren sich heute noch auf dieser Grundlage.

Fructose aus Früchten verursacht in der Regel auch keine signifikanten gesundheitlichen Probleme, weil sie ausgeglichen wird durch die Fasern. Verzehrt man beides miteinander, wie es von der Natur vorgesehen ist, so verlangsamt sich der Fructose-Zufluss zur Leber, und die meisten negativen Effekte des Fruchtzuckers verringern sich. Diese Ausgewogenheit zwischen Zucker und löslichen wie unlöslichen Ballaststoffen ist bei den meisten nicht zu süßen Früchten und Gemüsesorten gegeben. Pflanzenfasern haben verschiedene günstige Eigenschaften; eine der besten von ihnen ist, dass sie den Insulinspiegel nach einer Mahlzeit mit pflanzlichen Zutaten (sprich Gemüse, Kräutern und Früchten) langsamer ansteigen lassen, so landet nicht zu viel Energie direkt in der Leber.

Sobald Pflanzenfasern aufgenommen werden, bilden sie eine geleeartige Barriere zwischen dem Speisebrei und der Darmwand. Das macht die Aufnahme von Glucose, Fructose und Fetten langsamer. Durch die gedrosselte Glucose-Aufnahme ist der Anstieg des Blutzuckerspiegels abgeschwächt, was den Glucose-Peak mildert. Andersherum begrenzt die Bauchspeicheldrüse (Pankreas), die den langsameren und niedrigeren Anstieg der Glucose im Blut registriert, ihre Insulinantwort und setzt weniger von dem Schlüsselhormon frei. Sobald weniger freies Insulin im Blut flutet, heißt dies auch gleichzeitig, dass weniger überschüssige Energie in Fett umgewandelt wird.

Dasselbe passiert bei der Absorption von Fructose. Die Pflanzenfasern reduzieren nicht nur die Menge, sondern auch die Geschwindigkeit des Fructose-Zustroms in die Leber. Diese hat so die Chance, zur »Aufarbeitung« aufzuholen, und kann die Fructose-Moleküle in der gleichen Geschwindigkeit zu Acetyl-CoA umwandeln, in der neue nachkommen. So können diese in den mitochondrialen Citratzyklen verbrannt werden, anstatt die Energiekraftwerke in den Zellen zu überschwemmen, sodass sie ausgelagert und in Fett umgewandelt werden müssen inklusive nachfolgender Insulinresistenz der Zellen. Wie gesagt: Der Verzehr von Früchten ist vom Stoffwechselgeschehen her betrachtet nicht das eigentliche Problem.

Der menschliche Körper besteht grob geschätzt aus fünfzig bis siebzig Billionen Zellen. In unserem Darm leben rund hundert Billionen Bakterien. Diese machen einen großen Teil unseres Energiestoffwechsels aus. Die meisten dieser Bakterien leben im Dickdarm und sind anaerob, was bedeutet, dass sie ohne Sauerstoff metabolisieren und dadurch mehr Energie verbrauchen als ihre aeroben Genossen. Wenn nun aber alle Nährstoffe aus einer Mahlzeit inklusive Fetten, Glucose und Fructose im Dünndarm absorbiert werden, was bleibt dann für die Bakterien im Dickdarm als Futter übrig? Alles, was wir nicht aufnehmen können, und das sind besagte (lösliche) Fasern. Von den Hunderten Arten von Darmbakterien liegt der Fokus der Wissenschaft auf dreien mit den Namen »Bacteroides«, »Firmicutes« und »Archaea«. Als ziemlich gesichert gilt die These, dass die Bakterienzusammensetzung des Darms einer der wesentlichen Faktoren ist, der bei manchen Menschen zur Gewichtszunahme führt. Wiederum ist die Kombination der Fasern bei der Ernährung einer der Faktoren, die die Zusammensetzung der Darmflora bestimmen, weil die Fasern mehr Nährstoffe im Dickdarm bereitstellen, wo die Bakterien diese zur Energiegewinnung nutzen. Ändert man also die Fasermenge bei seiner Ernährung, kann sich auch die bakterielle Zusammensetzung im Darm ändern. Nützliche Bakterien können sich vermehren und Verdauungsprozesse anschieben, die Anzahl dick machender Bakterien wird limitiert. Natürlich können Ballaststoffe allein die negativen Effekte von (Frucht-) Zucker in der Nahrung nicht aufwiegen, aber sie sind ein hervorragender Helfer.

Übrigens: Dass heute so viel Fructose weltweit verzehrt wird wie nie zuvor, liegt nicht daran, dass die Zahl der vegetarisch oder vegan lebenden Menschen explosionsartig zugenommen hätte. Obst und Gemüse sind tatsächlich sehr gesunde Lebensmittel. Aus diesem Grund sollten auch nur Menschen mit einer Fructose-Intoleranz (mehr dazu auf Seite 67) den Verzehr stark einschränken oder je nach persönlicher Sensibilität ganz darauf verzichten.

Andere Fructose-Quellen

Fructose steckt bekanntlich in fast jedem industriell hergestellten Lebensmittel sowie in allen kalorienhaltigen Süßungsmitteln, also weißem, Rohr-, Rüben-, Frucht-, Tafel-, braunem Zucker und in ihrem billigen Verwandten High-Fructose Corn Syrup (HFCS) – in diesem Fructose-Glucose-Sirup finden sich sogar gewaltige 90 Prozent Fruchtzucker. Nicht zu vergessen sind Honig, Ahornsirup, Agaven-, Birnen- oder Apfeldicksaft sowie Rübenkraut und Trockenfrüchte. Doch egal, worin die Fructose steckt, was zählt, ist ihr zerstörerisches Potenzial.

Wie wir bereits gesehen haben, ist das relativ hohe Verhältnis von Glucose zu Fructose (1 zu 1) zumindest für die Resorption im Darm insofern günstig, als Glucose die Fructose-Aufnahme positiv beeinflusst (siehe Seite 38ff. – versteckte Zucker). Schlimmer noch als Lebensmittel, die mit Haushaltszucker gesüßt sind, sind hinsichtlich der Resorptionskapazität im Darm dann genau solche Nahrungsmittel und Getränke, die einen höheren Fructose- als Glucose-Anteil aufweisen.

In diesen Nahrungsmitteln ist Haushaltszucker durchschnittlich in hohen Anteilen enthalten:

- Bonbons: 96 Prozent
- Gesüßter Kakao: 79 Prozent
- Lakritz: 78 Prozent
- Kaugummi: 78 Prozent
- Gummibärchen: 77 Prozent
- Konfitüre: 60 Prozent
- Marmelade: 55 bis 65 Prozent
- Schokolade: bis 56 Prozent
- Nuss-Nougat-Creme: bis 58 Prozent
- Frühstücksflocken: 40 bis 50 Prozent
- Tomatenketchup: 30 bis 50 Prozent
- Fruchteis: bis 32 Prozent
- Likör: 30 Prozent
- Fertigmüsli: 20 bis 30 Prozent
- Dosenananas 20 Prozent
- Apfelmus, Fabrikware: 20 Prozent
- Fruchtnektare: bis 20 Prozent
- Senf: 18 Prozent
- Milchspeiseeis: 15 Prozent
- Limonade: 12 Prozent
- Cola: 11 Prozent

Vergleicht man diese Liste mit dem Zuckergehalt von süßem Obst wie Bananen (12 Prozent), Äpfeln (10 Prozent) und Weintrauben (15 Prozent), so liegt dieser im Durchschnitt erheblich niedriger. Trockenfrüchte dagegen sind wahre Zuckerbomben, zum Beispiel Apfelringe (42 Prozent), Sultaninen (62 Prozent) und getrocknete Feigen (52 Prozent).

Sehr vielen Lebensmitteln wird Glucose-Fructose- oder Fructose-Sirup zugesetzt. Neben Cola- und Limonadengetränken gehören dazu Ketchup (siehe oben), Fertigsoßen und -Salatdressings, Fruchtjoghurt, Eiscreme, Schokoriegel, Pralinen, gesüßte Müslis, Fertigpizza oder Tiefkühlgerichte (siehe auch die Fructose-Tabellen im Anhang). Häufig findet sich zugesetzte Fructose auch bei Backwaren. Da lohnt es sich, beim Bäcker nachzufragen. Oder Sie wählen Produkte aus der Bio-Bäckerei – dort wird meist kein zusätzlicher Fruchtzucker zugesetzt (aber auch hier gilt: Nachfragen lohnt sich, um auf Nummer sicher zu gehen). Studieren Sie bei Fertiggebäck und anderen Lebensmitteln aus dem Supermarkt stets die Zutatenlisten.

Fett, fetter, Softdrinks

Ernährungswissenschaftler mahnen schon seit Längerem. Im Fokus: fructosegesüßte Getränke und Säfte, die nicht für den täglichen Speiseplan geeignet sind. Warum machen gerade sie so schnell so dick? Ganz einfach: Zucker in der Flüssigkeit sättigt nicht gut, und man konsumiert diese Energie neben dem normalen Bedarf. Kalorien, die nicht gebraucht werden, wandern – wie immer – in die Fettdepots. Laut einer Studie der Organisation für wirtschaftliche Zusammenarbeit und Entwicklung (OECD) aus dem Jahr 2011 waren damals bereits die Hälfte der Bürger in den Mitgliedsstaaten fettleibig. Und: Jedes dritte Kind in den 33 OECD-Ländern ist zu dick. Das sind nicht unbedingt die wohlhabenden Kids, sondern eher die armen. Denn Süßgetränke sind billig zu haben, und sie sind auch die Hauptschuldigen bei der Adipositas-Epidemie unter Kindern und Jugendlichen. Eine Studie an der Harvard School of Public Health zeigte, dass selbst Kinder mit einer ererbten Adipositas-Anlage nicht so schnell übergewichtig werden, wenn sie nur selten Softdrinks zu sich nehmen. Doch Softdrinks und Fertiggerichte mit High-Fructose Corn Syrup machen nicht nur dick. Eine Forschergruppe um Miriam B. Vos aus Atlanta hat in einer großen Bevölkerungsstudie untersucht, welche Auswirkungen der Konsum von entsprechend gesüßten Lebensmitteln auf das Profil der Blutfette hat. In der Gruppe, in der der Kalorienanteil der

Zuckerzusätze weniger als 5 Prozent betrug, lagen das gute HDL-Cholesterin im Mittel bei 58,7 Milligramm pro Deziliter (mg/dl) und die Triglyzeride bei 105 mg/dl. In der Gruppe mit dem höchsten Anteil (über 25 Prozent) der Nahrungssüßungsmittel an der Kalorienmenge betrugen die Werte dagegen 47,7 mg/dl (HDL-Cholesterin) und 114 mg/dl (Triglyzeride). Bei Frauen, nicht aber bei Männern, wurde zudem ein Trend zu ungünstigeren LDL-Cholesterinwerten beobachtet. Aufgrund der Verschlechterung des Lipidprofils lässt sich auf ein höheres Risiko für Herz-Kreislauf-Beschwerden schließen, der weltweiten Todesursache Nummer eins.

Honig und Dicksäfte – sind die wirklich besser?

Auch Honig ist im Grunde nur Zucker in Form von Fructose, Glucose und anderen Zuckerarten. In besonders hoher Konzentration (etwa 40 Gramm pro 100 Gramm) kommt Fructose darin vor. Wie fast alle Naturprodukte enthält Honig eine Vielzahl an Inhaltsstoffen. Allerdings ist aufgrund der geringen Konzentrationen keine gesundheitlich relevante Wirkung zu erwarten. Die übersättigte Zuckerlösung trägt auch zur täglichen Vitamin- und Mineralstoffversorgung nichts bei. Sein guter Ruf in Sachen Gesundheit beruht auf seinem Gehalt an Enzymen. Ansonsten ist Honig wie Zucker ein Genuss- und kein Nahrungsmittel. Theoretisch könnte auch Agavendicksaft ein gesundes Süßungsmittel sein. Der Saft enthält viel Inulin, welches das Wachstum gesunder Darmbakterien fördert. Aber: Agavendicksaft enthält aufgrund der hohen Temperaturen bei seiner Herstellung kein Inulin mehr, dafür neben etwas Glucose sehr viel Fructose. Neben den negativen Wirkungen der Fructose können bei der Herstellung auch sogenannte Keto-Aldehyde entstehen, welche die Darmflora noch zusätzlich beeinträchtigen können.

Doch wie ist es mit Saft? Den würden Gesundheitsbewusste ja zweifelsohne jedem Softdrink vorziehen. 100 Prozent davon – so steht es auf den Flaschen und Tetrapaks – sind hier natürlichen Ursprungs, zudem enthalten Orangen- sowie Apfelsaft & Co. viele Vitamine und keine künstlichen Süßstoffe. Saft ist also gesund. Nun, das ist leider völlig falsch. Während eine Orange oder ein ganzer Apfel aufgrund ihrer Zusammensetzung gut für die Gesundheit sind, ist etwa ein hundertprozentig reiner Orangensaft schlimmer als Limo und enthält tatsächlich noch etwas mehr Fructose als diese. Tatsächlich stecken in Säften noch viele der Vitamine und Mineralstoffe aus der Frucht, doch fehlt ohne die Faserstoffe das Wichtigste von ihr.

Kritisch beäugen kann man in diesem Zusammenhang auch den Modedrink Fruchtsmoothie. Hier wird zwar die ganze Frucht verarbeitet, nur werden durch den Zerkleinerungsvorgang im Mixer die unlöslichen Pflanzenfasern zerstört und in winzige Stückchen zerfetzt. So sind zwar in diesen – je nach Betrachtung – Getränken oder flüssigen Obstmahlzeiten noch lösliche Pflanzenfasern vorhanden, die den Nahrungsbrei schnell durch den Darm befördern. Doch ohne die unlösbaren Fasern, die mit ihrem Gitterwerk und den Quellstoffen die Darmbarriere bilden, wird der Zucker aus dem Smoothie genauso rasend schnell verarbeitet, als wären gar keine Fasern darin. Viele Fruchtsmoothies enthalten über 100 Gramm Zucker je Liter. Ein oft berichteter Abnehmeffekt beruht bei einem Ersatz einer normalen Mahlzeit auf einer erheblichen Kalorieneinsparung, aber fehlenden Nährstoffen wie Protein und Fetten.

💡 Lebensmitteldeklarationen, hinter denen sich auch Fructose verbirgt

Neben der klaren begrifflichen Nennung von »Saccharose« (also Haushaltszucker) oder »Fructose-Glucose-Sirup« verbirgt sich Fructose auch hinter folgenden Lebensmitteldeklarationen:

- *Basterdzucker:* inverthaltiger Zucker zur Herstellung von Backwaren.
- *Brauner Zucker:* grob auskristallisiertes Zwischenprodukt mit Sirup, der den Zucker färbt.
- *Dekorierzucker:* aus Puderzucker und Reisstärke. Schmilzt nicht, wenn er erwärmt wird.
- *Farin:* mehliger Zucker, durch Sirup braun gefärbter Zucker.
- *Flüssigzucker:* konzentrierte Zuckerlösung.
- *Fructose-Glucose-Sirup:* High-Fructose Corn Syrup (HFCS) aus Maisstärke, geschmacklich fast wie Zuckerrohr oder Zuckerrüben. 1984 entschied der Konzern Coca-Cola, auf HFCS als Getränkezutat umzusteigen, da dieses angeblich gesünder als Saccharose sei.
- *Gelierzucker:* zum Einmachen von Obst und für Marmeladen, aus Raffinade mit Pektin, Zitronen- oder Weinsäure.
- *Haushaltszucker:* Raffinade.
- *Hybridzucker:* Ananas, Bananen, Orangen und vor allem kernlose Trauben oder Rosinen (Sultanas) gibt es heute mit extrem hohem Zuckergehalt, Möhren oder Rote Bete ebenfalls. Diese kernlosen Sorten können sich nicht selbstständig aussäen. Man nennt diese Züchtungen »hybrid« und den Zucker darin »Hybridzucker«.
- *Instantzucker:* schnell lösliche Raffinade mit doppeltem Volumen bei gleicher Süßkraft.
- *Inulin:* Mehrfachzucker, vor allem aus Fructose.
- *Invertzucker:* aufgelöste Saccharose (Inversion) – Fructose und Glucose (1 zu 1).
- *Isoglucose:* für Getränke und Obstkonserven, verwandt mit Invertzucker. Aus Maisstärke (andere Bezeichnungen: Glucose-Sirup, Corn Syrup, Maissirup oder Maiszucker). Obwohl es der Name erst einmal nicht vermuten lässt: Auch hier versteckt sich Fructose, allerdings meist in einem geringeren Verhältnis zur Glucose als in Saccharose und in einem deutlich geringeren als in Glucose-Fructose-Sirup.
- *Kandiszucker:* unterschiedlich große und gefärbte Kristalle, gleiche Süßkraft wie Raffinade.

- *Kristallzucker:* Saccharose.
- *Laevulose:* Fruchtzucker.
- *Maissirup:* siehe Isoglucose.
- *Melasse:* Rest bei der Zuckerherstellung, wird für Viehfutter verwendet.
- *Puderzucker:* sehr fein gemahlene Raffinade zur Herstellung von Zuckerglasuren und für Gebäck.
- *Raffinade:* der häufigste Haushaltszucker, besteht zu 99,9 Prozent aus Saccharose. Muss bestimmten Reinheitsanforderungen entsprechen.
- *Raffinose:* Zucker in vielen Pflanzen, schmeckt nicht süß – aus Glucose, Fructose und Galactose.
- *Rohrzucker:* weißer Zucker aus Zuckerrohr oder Zuckerrüben.
- *Rübenzucker:* Saccharose.
- *Saccharose:* Haushaltszucker oder Raffinade aus Zuckerrohr oder Zuckerrüben.
- *Sirup:* Ahornsirup, Rübensirup, Birnendicksaft. Mehrmals gekochter Saft mit hohem Zuckeranteil (Ahornsirup 65 Prozent, Rübensirup 62 Prozent, Birnendicksaft 78 Prozent).
- *Sorbit:* Zuckeralkohol (Zuckeraustauschstoff), wird zu Fructose verstoffwechselt).
- *Stärkezucker:* alle Zuckerarten aus Stärke (zum Beispiel aus Maisstärke), also Isoglucose, Stärke-, Glucose- und Fructose-Sirup sowie Maltodextrin. Industriezucker, häufig Alternative zu Raffinade.
- *Vanillezucker:* weißer Zucker mit Vanillemark.
- *Vanillinzucker:* weißer Zucker mit Vanillinaroma.
- *Weißzucker (Grundsorte):* Vorform von Raffinade.
- *Würfelzucker:* zu Würfeln gepresste Raffinade.

Süße Gefahr: High-Fructose Corn Syrup (HCFS)

Vermutlich nirgendwo auf der Welt stellt HCFS ein so großes Problem dar wie in den Vereinigten Staaten und im Nachbarland Mexiko. Vormals war die Zuckerbeschaffung komplizierter, da sich Glucose – die sich zur Verwendung in der Lebensmittelindustrie eignete – nur aus Stärke (zum Beispiel aus Reis, Kartoffeln oder Getreide) gewinnen ließ. Mittlerweile kann man eine süße Glucose-Fructose-Mischung durch ein in Japan entwickeltes Verfahren erhalten. Japan war, wie die USA, vor der Einführung von HFCS ein Land, das auf Zuckerimporte angewiesen war. Bei der Produktion von HCFS wird ein Enzym namens Glucose-Isomerase eingesetzt, das Glucose in Fructose verwandelt.

Dabei kann man den Anteil der enthaltenen Fructose nach Belieben aussteuern. So entsteht beispielsweise Invertzucker (siehe Seite 62) mit gleichem Glucose-Fructose-Anteil oder eine Mischung mit einem 90-prozentigen Anteil an Fructose. Das Endprodukt ist dann nicht kristallin wie in Haushaltszucker, sondern flüssiger Glucose-Fructose-Sirup. So können Lebensmittelunternehmen auf schwankende Zucker- und Stärkepreise auf dem Markt reagieren und nach Belieben die aus biochemischer Sicht gleichwertige Saccharose gegen Glucose-Fructose-Sirup austauschen. Allerdings sind die Kosten für die Herstellung von HFCS nur etwa halb so hoch wie die zur Herstellung von Saccharose. Seit Einführung der HCFS als fester Bestandteil der Ernährung der Industrieländer sind die Zuckerpreise in den USA stabil. Hier ist das Ausgangsprodukt für den süßen, billigen Sirup Mais.

Doch die Geschichte von HCFS ist nicht nur die einer biochemischen Umwandlung, sie ist auch eine politische mit weitreichenden gravierenden Folgen für die Weltgesundheit. Um während des Vietnamkriegs die Preise für Lebensmittel zu stabilisieren und sich damit die Unterstützung der Agrarlobby zu sichern, machte der ehemalige US-Präsident Richard Nixon angesichts der anstehenden Neuwahlen das Thema »Ernährung« zu einem Politikum. Sein Landwirtschaftsminister Earl Butz sollte Möglichkeiten ausloten, um Nahrungsmittel möglichst erschwinglich zu machen. Das Produkt HFCS passte dazu perfekt in dieses Konzept. Der Maisanbau wurde massiv subventioniert, aus kleinen Höfen wurden industrielle Großbetriebe nach dem Motto »Get big or get out« (»Werde groß [fett], oder du fliegst raus«). Die Rechnung ging auf: Die Lebensmittelpreise sanken, und die Lebensmittelindustrie setzte den massenhaft vorhandenen Maiszucker ein, in Ölen, Frühstücksflocken, Backwaren und Getränken. Mit den bekannten und weithin sichtbaren Folgen.

In den späten siebziger Jahren sollte dann durch eine besondere Strategie des Landwirtschaftsministeriums, dem Edikt der McGovern-Kommission, der Gehalt an »ungesundem« Fett in der Nahrung gesenkt werden. Damit die Low-Fat-Produkte schmecken, setzte man Zucker zu in Form von billigem HFCS. Die bis heute andauernde Phase der hochverarbeiteten Lebensmittel mit enormen Gewinnmargen setzte ein. Als auch Coca-Cola im Zuge der durch den Hurrikan Allen im Jahr 1980 vernichteten Rohrzuckerernte auf Kuba auf HCFS umstieg, folgte die übrige Nahrungsmittelindustrie dem Vorbild. Der billige Sirup flutete im wahrsten Sinn des Wortes den Kontinent – es waren auf einen Schlag für jeden Amerikaner doppelt so viel schnellstverwertbare Kalorien verfügbar, wie er eigentlich benötigte – und schwappte kurze Zeit später auch nach Europa.

Um das Ende der Geschichte richtig böse zu machen, kommt auch die Wall Street ins Spiel. Anstatt anhand von Blue-Chip-Aktien stabile langfristige Gewinne auszuloten, werden Unternehmen danach bewertet, wie hoch ihr Wachstum in jeweils neunzig Tagen ausfällt. Damit geriet die Lebensmittelindustrie in Zugzwang. Die Menschen hatten nun schon mehr Energie in der Nahrung als zuvor. Wie brachte man sie dazu, darüber hinaus Nahrungsmittel zu konsumieren? Ganz einfach: indem man die Portionen vergrößerte und ein aggressives Marketing für hochkalorienhaltige Ess- und Trinkwaren einsetzte, die man jederzeit und überall futtern konnte. Damit änderten sich schleichend Kulturtugenden wie etwa die gemeinsame Einnahme von regelmäßigen Mahlzeiten auch als familiäres Ritual in ständiges (einsames) Snacken – am Schreibtisch, im Auto, im Bus ... einfach stets und überall.

HFCS ist trotz seiner synthetischen Natur keineswegs schädlicher als andere Formen von Fructose. Diese belasten – höher dosiert – den Stoffwechsel genauso. Durch das Engagement von Verbraucherverbänden gegen den Dickmacher HCFS ging der Umsatz seit dem Jahr 2007 weltweit etwas zurück. Trotzdem werden immer mehr Menschen übergewichtig, auch in Europa, wo HCFS im Vergleich zu den USA und Kanada längere Zeit noch eher sparsam eingesetzt wurde. Die biologische Wirkung unterscheidet sich einzig darin, dass HCFS etwas schneller als Saccharose negative Folgen im Stoffwechsel zeitigt.

Zusammengefasst heißt das: Für die Lebensmittelindustrie gibt es zahlreiche gute Gründe für die Verwendung von HCFS. Neben seiner kostengünstigen Herstellung und der Tatsache, dass bereits geringe Mengen große Effekte zeitigen, süßt Fructose am besten und intensiviert den Geschmack von fruchtigen wie auch pikant-würzigen Speisen. Mit Zucker schmeckt auch weniger Schmackhaftes leckerer. Außerdem sorgt Fructose dafür, dass Gebäck fluffiger und voluminöser und die Kruste bräunlicher wird. Bei Tiefkühlkost verhindert HCFS den schädlichen Gefrierbrand (Eiskristallbildung), er ist sehr gut löslich und kristallisiert nicht aus.

Weniger süß ...
Dass Lebensmittel mit Fructose gesüßt sind, kann man folgenden Verpackungsaufschriften entnehmen: »weniger süß«, »weniger Zucker«, »mit Fruchtsüße«, »light« oder »Diät-...«.

Die gesundheitlichen Nachteile für den einzelnen Konsumenten (was die Lebensmittelindustrie nicht zwingend zu interessieren scheint) sind: Im Gegensatz zur für die Energiegewinnung in den Zellen unverzichtbare Glucose ist der Körper auf die Zufuhr von Fructose nicht angewiesen. Wie bereits gezeigt, wird Fructose insulinunabhängig verstoffwechselt, was unglücklicherweise dazu führte, dass sie Diabetikern lange Zeit als Süßungsmittel empfohlen wurde. Heute weiß man, was Fructose neben Leberverfettung und Insulinresistenz in der Leber noch so alles anrichten kann.

Fructose-Intoleranz

Probleme mit der Verdauung kennen viele. Sie sind nicht schön, aber irgendwie doch normal und werden im wahrsten Sinne des Wortes verdrängt. Bauchschmerzen, Blähungen, Verstopfung oder Durchfall sind allenfalls Symptome, die man mehr oder weniger verschämt seinem Hausarzt berichtet, spätestens dann, wenn sie chronisch geworden sind. Oder sie gehören zu dem sogenannten Reizdarmsyndrom, das sich innerhalb der letzten beiden Jahrzehnte zur Volkskrankheit entwickelt hat. Die häufigste Ursache: Das Verdauungssystem wehrt sich gegen bestimmte Stoffe aus der Nahrung, die es aus dem Gleichgewicht bringen. Dabei sind die Botschaften aus dem Darm unbedingt ernst zu nehmen. Wie gesagt stellen altbewährte Heilsysteme wie der indische Ayurveda und die Traditionelle Chinesische Medizin die Verdauung ins Zentrum ihrer Therapieansätze, auch für Beschwerden, die auf den ersten Blick gar nichts mit dem Geschehen im Bauch zu tun haben.

Dass die meisten Unverträglichkeiten, die dem Darm auf Dauer zusetzen und ihn schädigen, infolge eines ständig erhöhten Zuckerkonsums geschehen, scheinen viele Ärzte noch immer zu unterschätzen. Es ist anzunehmen, dass zwischen 20 und 40 Prozent der Reizdarmpatienten an einer Zuckerunverträglichkeit leiden; und hier kommen wieder Fructose und Sorbit ins Spiel. Wer gern zu Fertiggerichten, Snacks und süßen Getränken greift, flutet seinen Körper mit HCFS oder dem ebenfalls häufig zugesetzten Zuckeraustauschstoff Sorbit. Doch auch Lactose (Milchzucker) kann den Darm extrem belasten. Gut ein Fünftel der Deutschen – zumeist Erwachsene – leiden unter einer Milchzuckerunverträglichkeit. Sie können Lactose im Stoffwechsel nicht aufspalten, weil das dafür zuständige Enzym (Lactase) zu wenig oder gar nicht gebildet wird. Unverdaute Lactose führt so zu kolikartigen Bauchschmerzen, Blähungen und Durchfall. Doch es sind nicht nur die Symptome, die den Betroffenen zu schaffen machen. Solange die Symptomatik unklar ist und man nicht beispielsweise durch eine Ernährungsumstellung gegensteuert, ziehen sich Menschen mit Intoleranzen häufig zurück, vermeiden es, das Haus zu verlassen, und legen ungern längere Strecken zurück, da sie sich ohne Toilette in sicherer Nähe verständlicherweise sehr hilflos fühlen.

Was genau verbirgt sich nun hinter dem Begriff »Fructose-Intoleranz« beziehungsweise »-Unverträglichkeit«? Hierbei handelt es sich um verschiedene Störungen, die entweder mit der Aufnahme von Fructose aus der Nahrung oder ihrem Abbau zu tun haben: Bei einer Störung bei der Aufnahme von Fructose spricht man von einer *intestinalen Fructose-Intoleranz* oder *Fructose-Malabsorption*, kurz FM (vom lateinischen *intestinus* für »der innere, innerlich« beziehungsweise *intestina* für »Gedärme, Eingeweide«). Diese ist durch eine fructosereiche Ernährungsweise erworben und tritt meist im Teenager- oder Erwachsenenalter auf. Bei einer Störung beim Abbau von Fructose handelt es sich um eine *hereditäre Fructose-Intoleranz* (vom lateinischen *hereditarius* für »erblich, ererbt«), die bereits bei der Geburt eines Säuglings vorhanden ist, um eine benigne Fructosurie oder Fructosämie. Die hereditäre Fructose-Intoleranz ist sehr selten. Man geht davon aus, dass ungefähr 0,1 Prozent der Bevölkerung hierzulande an dieser sehr gefährlichen Fructose-Intoleranz leiden.

> **Fructosurie und Fructosämie**
>
> Eine benigne Fructosurie (essenzielle Fructosurie im Urin) und Fructosämie (im Blut) entstehen, wenn das Leberenzym Fructokinase nicht richtig funktioniert. Dadurch kann der in der Nahrung enthaltene Fruchtzucker nicht abgebaut werden. Als Folge sammelt sich Fructose im Blut an – Ärzte sprechen hierbei von einer benignen, also »gutartigen« Fructosämie – und wird vermehrt mit dem Urin ausgeschieden. Fructosurie und Fructosämie treten eher selten auf, verursachen in der Regel keine Beschwerden und sind meist ein Zufallsbefund. Normalerweise haben sie keinen »Krankheitswert« und erfordern keine Behandlung.

Sehr viele Menschen vertragen nur kleine Mengen Fruchtzucker. Wissenschaftler gehen davon aus, dass hierzulande bis zu 30 Prozent der Erwachsenen betroffen sind. Eine Lactose-Intoleranz, die einen wesentlich höheren Bekanntheitsgrad genießt, kommt dagegen bei etwa 15 Prozent der Mitteleuropäer vor. Allerdings sind die Angaben zur Fruchtzuckerunverträglichkeit weniger verlässlich. Bei vielen Fructose-Intoleranten wird zunächst auf Reizdarmsyndrom getippt.

Da eine Fructose-Intoleranz immer mehr Menschen betrifft und sie häufig nicht in die Diagnosefindung mit einbezogen wird, obwohl die Betroffenen oft viele Jahre lang an unangenehmen, belastenden Verdauungsbeschwerden leiden, die ihren Alltag teilweise stark beeinträchtigen, sind es immer mehr auch die Patienten selbst, die ihren Arzt um einen Test zur Feststellung einer Fructose-Intoleranz bitten. Das Problem ist nämlich, dass es, je länger eine Fructose-Intoleranz unerkannt bleibt und je länger auch bestimmte Ernährungsgewohnheiten beibehalten werden, desto schwieriger wird, die Darmgesundheit wieder auszubalancieren.

Noch gibt es keine genauen Daten zu dieser Stoffwechselstörung. Es wird geschätzt, dass bei 5 bis 10 Prozent der Bevölkerung bei 25 Gramm Fructose pro Mahlzeit die kritische Grenze erreicht ist. Die

Münchner Ökotrophologin und Ernährungstherapeutin Imke Reese ging in einem *Spiegel*-Gespräch aus dem Jahr 2013 sogar von etwa 30 Prozent Betroffenen aus. Bei einer Mahlzeit mit 50 Gramm Fruchtzucker würden demnach auch die meisten gesunden Menschen Beschwerden bekommen. Da die Symptome denen eines Reizdarms ähneln, kann es zu Verwechslungen kommen.

Jeder Vierte klagt über unverträgliche Lebensmittel

Fast jedem vierten Deutschen macht laut einer repräsentativen Umfrage bei über zweitausend 18- bis 65-Jährigen eine Unverträglichkeit für bestimmte Stoffe in Nahrungsmitteln zu schaffen. 23 Prozent der Befragten gaben in einer Studie des Marktforschungsinstituts Ears and Eyes im Auftrag von *Spiegel Online* an, dass sie einige Lebensmittel gar nicht oder nur selten essen, weil sie diese nicht vertragen.

So schränken 16 Prozent wegen Lactose-Unverträglichkeit den Konsum von Milch und Milchprodukten ein. 11 Prozent meiden histaminreiche Lebensmittel, die Allergien auslösen (dazu gehören Rotwein, Käse und zahlreiche Fisch- und Fleischprodukte). 10 Prozent der Befragten vertragen keine Fructose. 9 Prozent meiden zum Teil oder ganz das Klebereiweiß Gluten aus Weizen. 13 Prozent gaben an, andere Inhaltsstoffe oder Lebensmittel, wie beispielsweise Erdnüsse, nur eingeschränkt oder gar nicht zu verzehren.

Nichtbetroffene hingegen haben nur bedingt Verständnis für die lactose-, fructose-, gluten- oder histaminfreie Ernährung. 43 Prozent halten das Gehabe darum für übertrieben, wie die Umfrage ergab. 55 Prozent gehen davon aus, dass viele Menschen auf Lebensmittel verzichten, obwohl sie das gesundheitlich gar nicht müssten. (Quelle: Spiegel Online, 16. Juni 2014)

Formen der Fructose-Intoleranz und Fructose-Malabsorption

Wie gesagt sorgen Transporteiweiße im Darm dafür, dass die Nährstoffe aus dem Speisebrei ins Blut gelangen. Über einen bestimmten Transportertyp (GLUT-5) wird – neben Glucose – auch Fruchtzucker ins Körperinnere geschleust. GLUT-5 entzieht dabei dem Nahrungsbrei im Dünndarm die enthaltene Fructose. Die Menge an Fructose, die der Transporter befördern kann, ist natürlicherweise begrenzt. Das bedeutet, dass jeder Mensch nur ein bestimmtes Maß an Fruchtzucker verträgt. Und wenn der Transporter darüber hinaus nicht richtig funktioniert, was auch vorkommen kann, so ist er nicht in der Lage, dieselbe Menge an Fructose zu verarbeiten wie bei einem gesunden Menschen. Bei manchen Betroffenen ist dieser GLUT-5-Defekt angeboren, andere erwerben ihn erst im Laufe ihres Lebens. Teilweise tritt er nur vorübergehend auf, kann aber auch dauerhaft bleiben.

Hinzu kommt, dass Fructose – anders als Glucose, die vollständig über SGLT1-Transporter ins Darmepithel aufgenommen wird – nur entlang des Konzentrationsgefälles eingeschleust wird (erleichterte Diffusion). Fruchtzucker wird also grundsätzlich nicht – auch bei Gesunden – vollständig aufgenommen. Um eine Fructose-Malabsorption, also eine eingeschränkte Fruchtzuckeraufnahme, handelt es sich aber in erster Linie, wenn der GLUT-5-Transporter, der bevorzugt Fructose aus dem Nahrungsbrei im Darminneren in die Dünndarmzellen transportiert, von wo aus der Fruchtzucker später in den Blutkreislauf gelangt, defekt ist. Dann kann Fructose nicht mehr oder nur noch in geringen Mengen aus der Nahrung aufgenommen werden. Doch kann es sich dabei auch um ein weiter gefasstes Ursachengeflecht handeln (siehe unten). Der Begriff »Fruchtzuckerunverträglichkeit« oder »Fructose-Intoleranz« ist auf jeden Fall eher umgangssprachlich und bedeutet, dass ein Mensch Fruchtzucker nicht gut verträgt oder mit Symptomen auf ihn reagiert.

> **Keine Allergie!**
> Nicht zu verwechseln ist das Beschwerdebild mit einer Nahrungsmittelallergie. Bei dieser stuft das körpereigene Immunsystem bestimmte Bestandteile von Lebensmitteln als »gefährlich« ein und ruft infolgedessen eine allergische Reaktion hervor in Form von Hautreaktionen oder auch Atembeschwerden und sogar Kreislaufinstabilität bis zur Ohnmacht. Das ist bei Fruchtzucker nicht der Fall.

Warum es genau zu einer Fructose-Intoleranz kommt, ist noch nicht zur Gänze erforscht. Eingebürgert hat sich die Meinung, dass die Funktion des GLUT-5-Darmtransporters im Laufe des Lebens nachlässt.

Eine andere Überlegung in der Ursachensuche geht in Richtung Darmflora: Bei einer Malabsorption gelangt ein beträchtlicher Teil der Fructose, der nicht im Dünndarm absorbiert wurde, in den Dickdarm und wird dort fermentativ verarbeitet und chemisch umgewandelt. Der Zucker wird dann von Dickdarmbakterien zu Methan, Kohlendioxid (CO_2), kurzkettigen Fettsäuren und Wasserstoff (H_2) verarbeitet. Methan (CH_4) und Kohlendioxid führen bekanntlich sehr rasch zu heftigen Blähungen und Bauchschmerzen. Diese Gase gelangen durch die Darmwand auch in die Blutbahn, werden über die Lunge abgeatmet und können dann in der Atemluft festgestellt werden (siehe auch den Wasserstoff-[H_2-]Atemtest auf Seite 78). Da Fructose außerdem einen wasserbindenden Effekt hat und Wasser aus den Darmzellen zieht, wird dieses nicht wie üblich im Dickdarm aus dem verdauten Nahrungsbrei entfernt, sondern bleibt im Stuhl, was zu einer wässrigen Konsistenz, zu weichem Stuhl mit hohem Volumen und Durchfall führt. Die kurzkettigen Fettsäuren erhöhen zudem die Darmbewegung (Peristaltik) und regen den Verdauungsvorgang zusätzlich an. Bei 50 bis 70 Prozent der Fructose-Intoleranz-Patienten kommt es zu dieser Form der durchfallartigen Störungen.

Bei einem Teil der von Fructose-Intoleranz-Betroffenen löst die bereits erwähnte Dünndarmfehlbesiedelung – eine weitere im Darm verankerte Ursache – keine Symptome aus, was offenbar mit der Zusammensetzung der Dickdarmflora zusammenhängt. Aufgrund dieser Tatsache lässt sich anzweifeln, dass allein die eingeschränkt funktionsfähigen GLUT-5-Transporter das eigentliche Problem sind. Ein weiterer Faktor könnten fehlerhafte Fermentationsprozesse sein, die wiederum auf eine ungünstige Zusammensetzung der Darmflora schließen lassen. Steht permanent ausreichend Fructose zur Verfügung, vermehren sich die schädlichen Darmbakterien immer weiter und machen die Beschwerden zunehmend unerträglich.

Irgendwann dehnt sich der geblähte Darm so stark aus, dass die Schleimhautfalte zwischen Dünn- und Dickdarm (Ileozökalklappe) nicht mehr richtig schließt. Diese ist normalerweise nur in Richtung Dickdarm durchgängig, damit kein Rückfluss erfolgen kann. Fließt aber aufgrund der undichten Klappe der Inhalt des Dickdarms mit seinen Bakterienkulturen in den höher gelegenen Dünndarm, so besiedeln sie diese Abschnitte. Geht man bei einer gesunden Dünndarmflora von etwa hundert Bakterien pro Milliliter Darminhalt aus, explodiert diese nun regelrecht. Bei der Fehlbesiedelung kommt es zu einer bis zu zehnfachen Vermehrung. Jetzt finden bereits im Dünndarm Umwandlungsprozesse durch die Bakterien statt, die als noch unangenehmer empfunden werden als die im Dickdarm.

Gar nicht so selten kann sich der Werdegang einer Fructose-Intoleranz auch folgendermaßen gestalten: Durch eine Infektion (zum Beispiel eine Blasen- oder Magenschleimhautentzündung oder Ähnliches) bekommt man vom Arzt ein Antibiotikum. Die Entzündungssymptome verschwinden, doch kann der Betroffene nun kein Obst mehr essen, ohne danach Durchfall, Blähungen und Bauchschmerzen zu bekommen. Auch Antibiotika können die Darmschleimhaut und somit die GLUT-5-Transporter beeinträchtigen oder die Darmflora so angreifen, dass diese die Fructose nicht mehr störungsfrei abbauen kann. Ähnlich können auch andere Medikamente wirken. Hier steht im Beipackzettel dann der Hinweis auf ungünstige Nebenwirkungen auf die Verdauung. Dazu kommt es insbesondere dann, wenn man Medikamente über längere Zeit nehmen soll.

Auch Infektionen mit dem Pilz Candida albicans gelten als Risiko für die Entwicklung von Intoleranzen, da auch Candida (bei geschwächtem Immunsystem) die Darmschleimhaut schädigen und ein bereits bestehendes Ungleichgewicht der Darmflora noch verstärken kann.

Weitere mögliche Ursachen für die Entstehung einer Fructose-Intoleranz sind chronische Belastungen aller Art. Dazu gehören eine ungünstige, nicht stoffwechselgerechte Ernährungsweise über Jahre, ebenso Dauerstress. Beides kann zu einer Dysbiose und zu Schäden der Darmschleimhaut führen.

Natürlich liegt nicht immer gleich eine Unverträglichkeit vor, sobald die Verdauung rebelliert. Wenn man jedoch die Beobachtung macht, dass man schon auf ein bisschen Obst empfindlich reagiert und ständig unter Durchfall, Blähungen und Völlegefühl leidet, kann tatsächlich eine Intoleranz dahinterstecken. Dabei sind die Symptome keineswegs einheitlich, sondern meist individuell unterschiedlich. Während der eine sich nach einer fructosehaltigen Mahlzeit aufgebläht fühlt, hat der andere Sodbrennen. Wie stark sich die Symptome bemerkbar machen, hängt ebenfalls von verschiedenen Faktoren ab. Da ist zum einen die aufgenommene Fructose-Menge, zum anderen der Zustand der Darmflora. Je mehr fructoseverzehrende Bakterien im Dickdarm aktiv sind, desto schlimmer die Beschwerden. Mit jedem überdurchschnittlich verzehrten Gramm Fructose steigt das Risiko an für Sodbrennen, Blähungen, Verstopfung, Völlegefühl, Bauchschmerzen, Durchfall oder weichen Stuhl sowie Übelkeit.

Für die Betroffenen setzt sich häufig neben den unangenehmen körperlichen Symptomen, gegen die sie scheinbar hilflos sind, ein Teufelskreis in Gang, der auch das Seelenleben beeinträchtigt: Gereiztheit, Antriebslosigkeit oder gar Depressionen sind die Folge.

Letztere entstehen aufgrund eines unausgeglichenen Serotoninhaushalts durch einen Mangel an der Vorstufe Tryptophan (eine Aminosäure), ohne die das Wohlfühlhormon nicht gebildet werden kann. Dies ist insofern problematisch, da Serotonin neben der positiven Wirkung auf die Stimmung und als Vorstufe des Schlafhormons Melatonin für einen guten Schlaf appetitzügelnd wirkt. Eine Fructose-Intoleranz unterdrückt aber die Aufnahme von Tryptophan in den Blutkreislauf, im Darm kommt es zu einer sogenannten Komplexbildung zwischen der Aminosäure und Fructose. Charakteristisch für Fructose-Intoleranz-bedingte Depressionen sind Heißhunger auf Süßes (und noch mehr Fructose).

Langfristig kommen sekundäre Symptome zu den Beschwerdebildern hinzu, die oft nicht mit einer Fructose-Intoleranz assoziiert werden. Dazu gehören Abgeschlagenheit und Müdigkeit, Kopfschmerzen, Schwindel, Wetterfühligkeit, eine erhöhte Infektionsanfälligkeit sowie ein Mangel an Mikronährstoffen (insbesondere Folsäure und Zink).

Verwechslung mit Reizdarmsyndrom?
Hier liegen verschiedene Verdauungsstörungen vor, wie abwechselnde Durchfälle und Verstopfungen, Blähungen, krampfartige Bauchschmerzen, die sich oft mit Stuhlgang bessern, das Gefühl der nicht vollständigen Entleerung bei Stuhlgang – ohne organische Ursache. Die Gefahr ist eine vorschnelle Diagnose des Reizdarmsyndroms, ohne ausreichende Abklärung organischer Ursachen.

Diagnose

Oft suchen Betroffene mit den beschriebenen Beschwerden im Lauf der Jahre zahlreiche Ärzte auf. Da die Symptome so unspezifisch sind, können sich dahinter verschiedenste Ursachen verbergen, es kann eine Lactose-Unverträglichkeit vorliegen, Reizdarm oder entzündliche Darmkrankheiten. Manchmal ist auch die Liebe zu Rohkost, Hülsenfrüchten, Kohl oder vielen Vollkornprodukten in der Nahrung schuld. Diese verträgt jeder Mensch unterschiedlich gut.

Normalerweise sollte beim Arzt oder Gastroenterologen ein ausführliches Anamnesegespräch stattfinden. Wichtig sind dabei folgende Faktoren:

- wie lange man bereits unter den Symptomen leidet, um welche es sich dabei handelt;
- auf welche Nahrungsmittel man besonders stark reagiert und wie lange es dauert, bis sich diese bemerkbar machen;
- Begleitumstände wie chronischer Stress, depressive Verstimmungen, Suchtproblematiken;
- weitere Erkrankungen, Unverträglichkeiten oder Allergien;
- Medikamente, die regelmäßig oder akut eingenommen werden und wurden (zum Beispiel Antibiotika);
- familiäre Fälle von Intoleranzen.

Der Arzt wird nach der körperlichen Untersuchung Lebensmittelallergien mit sogenannten IGE-Antikörpern im Blut ausschließen, ein Blutbild erstellen und andere Beschwerdeursachen ebenfalls auszuschließen versuchen (zum Beispiel chronisch entzündliche Darmerkrankungen wie Colitis ulcerosa, Morbus Crohn oder ein Reizdarmsyndrom). Eine Darmspiegelung kann hierbei hilfreich sein. Der Wasserstoff-(H_2-)Atemtest (siehe Seite 78) kann diese gegebenenfalls ersparen. Wichtig ist der Ausschluss folgender Beschwerden:

- *Gallen- und Bauchspeicheldrüsenprobleme:* Diese bereiten allerdings im Gegensatz zu einer Fructose-Intoleranz bevorzugt nach fettreichen Mahlzeiten Probleme. Die Differenzialdiagnose erfolgt durch eine Stuhluntersuchung und einem Bluttest auf Lipase und Amylase.

- *Eine Sorbit-Intoleranz* besteht in einer besonderen Empfindlichkeit gegenüber dem Zuckeraustauschstoff Sorbit, der in zuckerfreien Kaugummis und Pastillen, Light-Produkten, Zahncremes, aber auch in einigen Früchten steckt (zum Beispiel Birnen, Pfirsichen, Aprikosen, Äpfeln, Pflaumen und Trockenfrüchten). Bei einem Sorbitüberschuss (zum Beispiel durch ständiges Kaugummikauen) reagiert auch ein gesunder Mensch mit Blähungen und Durchfall. Sorbit-Intolerante sprechen allerdings schon bei winzigen Mengen darauf an. Wie eine Fructose-Intoleranz kann auch eine Sorbit-Intoleranz über den Wasserstoff-(H_2-)Atemtest nachgewiesen werden.
- Andere Intoleranzen wie *Lactose-, Histamin-* und *Gluten-Intoleranz* können relativ leicht von einer Fructose-Intoleranz abgegrenzt werden, da sie so gut wie nie infolge eines Obstverzehrs auftreten. Ausnahme: Sorbit-Intoleranz. Für eine Differenzialdiagnose ist das Führen eines Ernährungstagebuchs (siehe Seite 181) hilfreich: Wichtig: Symptome treten nicht immer sofort nach dem Genuss bestimmter Speisen auf, sondern oft einige Stunden später oder auch erst am nächsten Tag. Bei mehreren bestehenden Intoleranzen, wie es immer häufiger vorkommt, sind eindeutige Rückschlüsse schwieriger, aber durch ein sorgfältig geführtes Tagebuch durchaus möglich. Fructose-Intoleranz wird oft von einer Lactose- oder auch einer Sorbit-Intoleranz begleitet. Auch eine Lactose-Intoleranz mit ähnlichem Beschwerdebild wie eine Fructose-Intoleranz kann – wie diese – über den H_2-Atemtest nachgewiesen werden.
- Die *Histamin-Intoleranz (HIT)* kann neben Kopfschmerzen, Fließschnupfen, Juckreiz, Herzrasen und Atemnot auch zu Blähungen und weichem Stuhl führen, jedoch meist nach dem Verzehr von alkoholischen Getränken wie Wein, Sekt oder Bier, aber auch bestimmten Käsesorten, Rohwurst, Schokolade, Sauerkraut und Tomaten. Doch auch bestimmte Obstsorten

können zu den genannten Symptomen führen, wie etwa Erdbeeren, Ananas, Zitrusfrüchte und Kiwi. Diese sind zwar histaminfrei, können im Körper jedoch die Freisetzung von Histamin anregen. Dann liegt ein Mangel des Enzyms Diaminoxidase in den Dünndarmzellen vor. Werden Histamine hier nicht abgebaut, gelangen sie ins Blut. Mittels eines Blutbefunds und anderer Laborbefunde sowie einer Eliminationsdiät, bei der gezielt bestimmte Nahrungsmittel weggelassen werden, kann eine Histamin-Intoleranz diagnostiziert werden, ebenso mit einem Hautpflaster wie sonst bei einem Allergietest.

- Bei einer *Gluten-Intoleranz (Zöliakie)* vertragen die Betroffenen das Klebereiweiß aus Getreide nicht. Hier sind die Dünndarmzotten, die für die Aufnahme der Nährstoffe wichtig sind, durch eine Immunreaktion der Darmwand auf das Gluten in Form einer aktivierten chronischen Entzündung beschädigt worden. Das macht sich durch Beschwerdeanzeichen wie Durchfall, Blähungen, Völlegefühl, gelegentlich Erbrechen und Appetitlosigkeit bemerkbar. Allerdings können die beschädigten Dünndarmzotten auch zu einer Lactose- oder Fructose-Intoleranz führen. Diagnostiziert wird eine Gluten-Intoleranz über Stuhl- und Bluttests sowie in manchen Fällen durch eine Dünndarmbiopsie. Der Dünndarm erholt sich durch eine glutenfreie Ernährung. Im Zuge dessen verschwinden meist auch andere Unverträglichkeiten.

Der Wasserstoff-(H_2-)Atemtest

Bei Darmproblemen ist nicht immer eine Magen- oder Darmspiegelung nötig. Oft gibt ein Atemtest bei einem Gastroenterologen oder Allergologen Aufschluss über die Ursache von Verdauungsbeschwerden.

Im Vorfeld der Untersuchung sollte in den letzten vier Wochen weder eine Darmspiegelung noch eine Colon-Hydro-Therapie durchgeführt, noch sollten Antibiotika eingenommen worden sein. In diesen Fällen könnten die wasserstoffproduzierenden Darmbakterien abgetötet oder extrem reduziert worden sein, sodass sich in der Atemluft kein Wasserstoff nachweisen lässt, obwohl möglicherweise eine Fructose-Intoleranz vorliegt.

Mindestens zwölf Stunden vor der Untersuchung sollte man nichts mehr zu sich nehmen und nur Wasser trinken. Die letzte Mahlzeit am Abend vorher sollte leicht verdaulich sein, und am Vortag sollte man auf Zwiebeln und Knoblauch verzichten. Am Morgen der Untersuchung sollte man nicht die Zähne putzen, nicht rauchen und kein Kaugummi kauen. Um den Nüchternwert festzustellen, pustet man in ein elektrochemisches Testgerät, das den Wasserstoffgehalt im Atem misst.

Danach trinkt man eine Fructose-Lösung (etwa 25 bis 30 Gramm in Wasser gelösten Fruchtzucker) und pustet anschließend in bestimmten Zeitabständen in das Gerät. Wird Fructose zu Wasserstoff und anderen Gasen vergärt, sollte das Gerät anschlagen. Je stärker die Fructose-Intoleranz ausgeprägt ist, desto höher ist auch der Wasserstoffanteil im Atem. Übersteigt dieser einen bestimmten Wert, spricht das für eine Fruchtzuckerunverträglichkeit.

Eine Besonderheit unter den Fructose-Intoleranz-Betroffenen sind sogenannte Non-Responder, die zwar Symptome bekommen, aber keinen Wasserstoff abatmen. In diesen Fällen ist der Befund fälschlicherweise negativ. Möglicherweise befinden sich dabei in der Darmflora keine wasserstoffproduzierenden Bakterien (»Non-Producer-Status«). Bei anderen wird der gesamte Wasserstoff durch bestimmte Bakterienstämme auch nur zu Methan verstoffwechselt. Deshalb sollte man bei einem negativen Befund und gleichzeitig bestehenden Beschwerdesymptomen auch den Methananteil im Atem testen.

Ergibt der Wasserstoff-(H_2-)Atemtest, dass man an einer Fructose-Unverträglichkeit leidet, muss man vorübergehend auf Fruchtzucker verzichten. Danach wird die Menge an Fructose in der Nahrung langsam erhöht. Auf diese Weise lässt sich herausfinden, wo die individuelle Schwelle für

Fructose liegt (siehe auch das Ernährungsprogramm im Kapitel »So wird Essen zum gesunden Vergnügen«).

Neben dem Atemtest kann man auch über eine Ernährungsumstellung feststellen, ob die Verdauungsbeschwerden vom Fructose-Verzehr herrühren. Hierzu lässt man anfangs alle fructosehaltigen Lebensmittel weg. Nach und nach kommen diese dann wieder auf den Speiseplan. Am besten führt man in der Zeit ein Ernährungstagebuch, um zu beobachten, ob, nach welchem Lebensmittel und wann Beschwerden auftreten. Auf diese Weise lässt sich auch feststellen, wie viel Fructose man beschwerdefrei verträgt. Denn oft toleriert der Körper wenigstens gewisse Mengen Fruchtzucker.

Eine weitere Diagnosemöglichkeit besteht in der Messung des Serotoninvorläufers Tryptophan im Blut. Liegt eine Fructose-Intoleranz vor, dann bleibt neben der Fructose auch die Aminosäure Tryptophan im Darm. Auch ein Mangel der Mikronährstoffe Zink und Folsäure kann zu Beschwerden führen. Abweichungen bei Tryptophan, Zink und Folsäure sind allerdings auch bei vielen anderen Krankheiten gegeben, weshalb dieser Diagnoseweg eher die Ausnahme ist.

Auch eine Messung des Blutzuckerspiegels kann einen Fructose-Intoleranz-Befund unterstützen: Nach Fructose-Verzehr steigt bei Gesunden der Blutzuckerspiegel an, bei Fructose-Intoleranz-Betroffenen jedoch in abgeschwächter Form. Sinnvoller wäre hingegen die Messung des Fructose-Spiegels im Blut. Dies ist aufgrund des hohen Aufwands keine standardisierte Diagnoseform.

Maßnahmen

Bislang gibt es keine Therapie, die eine Fructose-Intoleranz ursächlich behebt. Mithilfe einer Ernährungsumstellung und der Auswahl geeigneter Lebensmittel lässt sich jedoch die Zufuhr von Fructose verringern. Sobald die Diagnose feststeht, kann man sich an einen

Ernährungsexperten wenden. Er hilft, individuelle Essgewohnheiten zu überprüfen und kurz- beziehungsweise langfristige Speisepläne zusammenzustellen.

Die Therapie beginnt in der Regel mit einer zwei- bis vierwöchigen Karenzphase, in der weitestgehend auf Fructose verzichtet wird. Im Gegensatz zu früher, als Fructose-Intoleranz-Patienten auf radikalen Fructose-Entzug gesetzt wurden, geht man heute sanfter vor. Jetzt stehen kleine, fructosearme und leicht verdauliche, frisch zubereitete Mahlzeiten mit geringem Ballaststoffanteil auf dem Speiseplan. Honig als Süßungsmittel ist nun tabu. Da »problematische« Zucker wie Lactose und Fructose wie gesagt in fast allen industriell verarbeiteten Nahrungsmitteln (auch Süßgetränke!) zu finden sind, gilt es jetzt, sich wieder auf die eigenen Kochkünste zu besinnen. So behält man auch den genauen Überblick darüber, was wirklich in einer Mahlzeit steckt.

Unproblematisch in Hinblick auf die Fructose-Intoleranz ist der Verzehr von Fleisch, vielen Getreideprodukten sowie wenig süßen Gemüsesorten wie Spinat, grünem Spargel, Erbsen, Sauerkraut, Weißkohl, Chicorée, Mais, Salat und Pilzen. In einem Ernährungstagebuch dokumentiert man, was man gegessen hat und wie man sich danach fühlt. In dieser Zeit wird die Verdauung entlastet, und die Beschwerden verbessern sich meist. Anschließend folgt eine Testphase, in der man nach und nach fructosehaltige Nahrungsmittel zu sich nimmt. Der Arzt ermittelt hier begleitend, wie viel Fructose man genau essen kann, ohne Unverträglichkeitssymptome zu zeigen. Um die individuelle Toleranzschwelle auszuloten, hilft das Tagebuch.

Diese Phase kann sechs bis acht Wochen dauern und mündet in eine ausgewogene Langzeiternährung, die im Verhältnis mehr Gemüse als Obst enthält. Neben weiteren Gemüsesorten wie Möhren, Tomaten, Paprika, Gurke und Kürbis kann man dann auch nach und nach wieder Obst in die Ernährung integrieren, am besten in kleinen Portionen tagsüber. Empfehlenswert sind Lebensmittel mit einem ausgewogenen Fructose-Glucose-Gehalt (50 zu 50). Obstsorten mit einem sehr hohen Fructose- oder Sorbitgehalt (zum Beispiel Kirschen, Rosinen oder süße Äpfel) sollten in Maßen genossen oder ganz gemieden werden.

Obst – meist besser nach der Mahlzeit bekömmlich

Fructosereiche Früchte vertragen wir nach einer reichhaltigen Mahlzeit oft besser. Auch der gleichzeitige Verzehr von Milch- oder Milchprodukten und Traubenzucker (Glucose) macht die Fructose bekömmlicher. Das ist der Grund dafür, dass Bananen den Patienten mit Fructose-Malabsorption kaum Probleme bereiten: Das Verhältnis Fructose zu Glucose in Äpfeln liegt bei etwa 3 zu 1, bei Bananen ist es fast ausgeglichen. Die unterschiedliche Verträglichkeit von Äpfeln und Bananen kann übrigens auch ein erster Hinweis auf eine Lactose-Malabsorption sein. Fructose- oder sorbithaltiges Gemüse vertragen viele Betroffene außerdem besser, wenn es gegart ist.

Das Ernährungsprogramm im Kapitel »So wird Essen zum gesunden Vergnügen« ist so zusammengestellt, dass eine ausreichende Nährstoffversorgung mit Vitaminen und Spurenelementen gesichert ist. In Eigenregie Verbotslisten zu erstellen und selbst herumzuexperimentieren ist oft eher kontraproduktiv und führt zu Verunsicherung.

Bestehen die Symptome trotz der Ernährungsumstellung weiter, dann sollte, falls nicht bereits bei der Erstuntersuchung geschehen, auf weitere Unverträglichkeiten untersucht werden, wie eine Sorbit-Unverträglichkeit, eine Lactose- oder Histamin-Intoleranz. Weitere Intoleranzen können auch Folge einer bereits bestehenden Fructose-Intoleranz sein.

Medikamente gegen die Fructose-Intoleranz

Es gibt auch medikamentöse Hilfen bei einer erworbenen Fructose-Intoleranz. Das Enzym Xylose Isomerase (XI) wandelt Fructose im Dünndarm in Glucose um, aber auch Glucose zu Fructose. Das Enzym hat die Eigenschaft, immer ein Gleichgewicht zwischen beiden Zuckern herzustellen, so wird die Fructose-Menge reduziert, die anschließend im Dickdarm landet. Allerdings wird es ab 60 °C deaktiviert, man sollte es also nicht in heiße Speisen geben oder in sonstiger Form starker Hitze aussetzen. Um eine Beschwerdefreiheit zu erzielen, sind größere Mengen des Enzyms erforderlich, da sein Aktivität im Stoffwechsel relativ beschränkt ist. Das Enzym XI ist unter dem Markennamen »Fructosin« rezeptfrei in Deutschland und Österreich in Apotheken oder im Onlineversand erhältlich (in Kapselform; die Kosten werden von den Krankenkassen nicht erstattet).

Eine ärztlich verordnete Antibiotikatherapie wird nur bei besonders hartnäckigen Fällen empfohlen. Über die Wirksamkeit liegen bislang noch keine Studien vor, außerdem beeinträchtigt jede Behandlung mit Antibiotika die Darmflora, die es aber zu erhalten und auszubalancieren gilt. Falls ein Wasserstoff-(H_2-)Atemtest positiv ausfällt, kann der Arzt aber Antibiotika empfehlen, sofern er eine Dünndarmfehlbesiedelung (DDFB) vermutet. Es gibt Hinweise darauf, dass Menschen mit Fructose-Intoleranz und einer schwächer entwickelten Darmflora weniger Symptome zeigen als Fructose-Intoleranz-Patienten mit dicht besiedelter Darmflora. Eine Studie aus dem Jahr 2005 (von G. Nucera et al. in *Alimentary Pharmacology and Therapeutics*) zeigte, dass eine einwöchige Antibiotikagabe die Beschwerdesymptome verringerte und zugleich weitere Intoleranzen zum Verschwinden brachte. Eine Fehlbesiedelung des Dünndarms kann also einerseits Fructose-Intoleranz-Anzeichen vortäuschen, andererseits schädigt sie die Darmschleimhaut so, dass es zu einer echten Fructose-Intoleranz kommt. Bedenklich ist, dass eine Behandlung mit Antibiotika eine Fructose-Intoleranz auch erst auslösen kann. Außerdem gibt es keine weiteren Belege außer der genannten Studie über einen langfristigen Erfolg der Therapie.

Wichtig im Anschluss ist auf jeden Fall der Aufbau einer gesunden Darmflora durch entsprechende Präparate. In den USA ist es bereits üblich, parallel zum Antibiotikum eine Kulturhefe in Kapselform zu geben: Saccaromyces boulardii (zum Beispiel Perenterol-Kapseln 2-mal 2 Stück).

Neben einer Ernährungsumstellung, der Verwendung von Xylose Isomerase und einer möglichen, wenn auch nicht ungefährlichen Antibiose gibt es weitere begleitende Maßnahmen, die bei einer Fructose-Intoleranz sinnvoll sind. Diese finden Sie ab Seite 133.

Hereditäre Fructose-Intoleranz

Ein anderes Problem ist bei der hereditären Form der Fructose-Intoleranz gegeben. Dabei handelt es sich wie gesagt um eine angeborene Stoffwechselstörung. Fructose kann dann zwar im Dünndarm resorbiert, im weiteren Stoffwechselgeschehen aber nicht abgebaut werden. Grund dafür ist ein Mangel an einem Enzym (Aldolase B, siehe unten), das Fructose-1-Phosphat aufspalten und in die Glykolyse überführen kann – mit teilweise lebensgefährlichen Folgen für die Betroffenen. Die Anhäufung von Fructose-1-Phosphat in den Leberzellen, der Darmwand und den Nieren beeinträchtigt den Glykogenstoffwechsel dann so weit, dass eine lebensbedrohliche Form der Unterzuckerung die Folge ist. Außerdem greift Fructose-1-Phosphat in andere Kohlenhydratstoffwechsel ein und beeinträchtigt erheblich die Funktion dieser Organe.

Das Enzym Aldolase B kann vollständig oder teilweise fehlen. Fehlt es vollständig, muss in der Ernährung komplett auf Fructose sowie auf alle Zuckerarten mit Fructose-Molekülen (zum Beispiel Sorbit, Saccharose, Inulin, Honig, Invertzucker) verzichtet werden. Fehlt es nur zum Teil, können sehr geringe Mengen Fructose vertragen werden. Die Stoffwechselkrankheit trifft wie gesagt etwa 0,1 Prozent der Bevölkerung – das heißt etwa 80 000 Menschen hierzulande. Sie wird bei einem von 20 000 Säuglingen diagnostiziert. Die betroffenen Neugeborenen reagieren schon beim ersten Kontakt nach dem Abstillen auf Fructose. Der Enzymdefekt macht sich bemerkbar, sobald das Baby Beikost erhält. Enthält die Nahrung (zum Beispiel Früchte- oder Gemüsebrei) Fructose, Sorbit oder Saccharose oder bekommt der Säugling verdünnte Fruchtsäfte, sind verschiedene, teils lebensbedrohliche Symptome möglich, wie zum Beispiel Erbrechen, Durchfall, Bauchschmerzen, Schweißausbruch, Unterzuckerung (Hypoglykämie): Hierbei sinken die Blutzuckerwerte auf circa 60 Milligramm pro 100 Milliliter Blut und darunter, woraufhin das Gehirn mit der Produktion von Stresshormonen wie Adrenalin und Cortisol reagiert, Krämpfe, Bewusstseinsverlust und Schock sind mögliche Folgen.

Wird die hereditäre Fructose-Intoleranz beim Neugeborenen mittels eines Bluttests nicht erkannt, kann es unbehandelt langfristig zu Leberfunktionsstörungen (zum Beispiel vergrößerte Leber/Hepatomegalie, Leberzirrhose/Leberinsuffizienz) kommen sowie zu Nierenfunktionsstörungen und Knochenerweichung (Osteomalazie).

Oft lehnen die Kinder instinktiv Süßes, Gläschennahrung und Obst ab. Typisch für ältere Kinder mit einer hereditären Fructose-Intoleranz ist ein völlig kariesfreies Gebiss. Heute lassen sich durch eine frühe Diagnose und eine entsprechend streng fructosefreie Diät schwerwiegende Schäden meist vermeiden.

Bei einer hereditären Fructose-Intoleranz sollte auf einen Wasserstoff-(H_2-)Atemtest (siehe oben) verzichtet werden, da hier viel Fructose aufgenommen werden muss, was zu einer gravierenden, echten Unterzuckerung führen kann. Der Arzt kann anhand eines Blutbilds feststellen, ob die Werte für Transaminasen (Leber) und Bilirubin (Galle) erhöht sind. Außerdem kann anhand einer Urinuntersuchung der Gehalt an Protein, Fructose, Aminoazid und Tyrosyl untersucht werden, was ebenfalls Aufschlüsse gibt über eine mögliche Erkrankung. Zusätzlich kann man anhand eines Gentests oder einer Gewebeprobe (aus Leber, Dünndarm oder Nieren) zeigen, ob beim Betroffenen möglicherweise eine hereditäre Fructose-Intoleranz vorliegt.

Warnzeichen bei Säuglingen

Treten bei Babys mit dem Beginn von Beikost – vor allem mit Obstgläschen – Hypoglykämie-Erscheinungen wie Unruhe, Schwitzen, Zittern, Erbrechen sowie Nahrungsverweigerung, Apathie und mitunter auch Krampfanfälle auf, sollte auch an eine hereditäre Fructose-Intoleranz als mögliche Ursache gedacht werden. Immerhin ein Kind pro 20 000 Geburten ist von dieser Stoffwechselanomalie betroffen.

Wird nach der Diagnose eine strenge Diät eingehalten, so können sich die Kinder gesund entwickeln. Auch ihre Lebenserwartung ist normal hoch. Grundsätzlich ist ein völliger Fructose-Verzicht empfehlenswert, wobei auch die Auffassung vertreten wird, dass bei manchen Betroffenen sehr geringe Mengen (circa 1 Gramm pro Tag) in Ordnung sind. Anfangs sollten die Blutwerte regelmäßig kontrolliert werden. Auf jeden Fall darf dies nur unter strenger ärztlicher Überwachung im individuellen Fall herausgefunden werden und keinesfalls in Eigenregie – so kann auch nur der Arzt feststellen, ob Aldolase B ganz oder nur teilweise fehlt.

Säuglinge mit hereditärer Fructose-Intoleranz haben in der Regel keine Probleme, solange sie noch voll gestillt werden (Muttermilch enthält keine Fructose). Die Beikost sollte dann entsprechend angepasst werden: Im ersten Lebensjahr sollte das Kind kein Obst oder

Gemüse verzehren. Um einen Vitaminmangel zu vermeiden, erhält das Baby vom Arzt entsprechende Nahrungsergänzungsmittel. Auf Fertigbreie sollte man verzichten, da diese Fructose enthalten können. Wie auch für gesunde Menschen sind frische, selbst zubereitete Mahlzeiten aus Zutaten, die man persönlich auswählt und besorgt, wesentlich gesünder und verträglicher, das gilt insbesondere für Babys in der Anpassungsphase an »normale« Nahrung.

Nach dem ersten Lebensjahr gelten häufig folgende Obst- und Gemüsesorten auch bei hereditärer Fructose-Intoleranz noch als verträglich. Man kann aber nicht oft genug wiederholen, dass ein Einsatz in der Küche nur in Absprache mit dem behandelnden Arzt erfolgen sollte:

- Blumenkohl,
- Brokkoli,
- Chicorée,
- Erbsen,
- Feldsalat,
- grüne Bohnen,
- Gurken,
- Kopfsalat,
- Löwenzahn,
- Pilze,
- Radieschen,
- Rettich,
- Rhabarber,
- Spargel,
- Spinat,
- Tomaten,
- Weißkohl,
- Zitronen.

 Dos and Don'ts bei der hereditären Fructose-Intoleranz

Erlaubte Zucker

Bei der hereditären Fructose-Intoleranz sind unter anderem erlaubt:

- Glucose (Traubenzucker),
- Lactose (Milchzucker) und Maltose (Malzzucker) sowie
- die Zuckeraustauschstoffe Xylit (E967) und Mannit (E421).

Tabus unter den Lebensmitteln

Folgende Lebensmittel müssen bei der hereditären Fructose-Intoleranz tunlichst gemieden werden:

- Süßigkeiten (zum Beispiel Gebäck, Pudding, Eis, Schokolade);
- gesüßte Lebensmittel mit sogenannten »versteckten« Zuckern (zum Beispiel Milch- und Getreideerzeugnisse, Wurstwaren, Dosenobst, -gemüse, Marmelade, Konfitüre);
- Fruchtsäfte;
- Weißbrot, Vollkornbrot, Pumpernickel (sind nur eingeschränkt erlaubt);
- Haushalts-, Diabetiker-, Invertzucker, Honig;
- Mayonnaise, Ketchup, Fertigsoßen;
- alle inulinhaltigen Lebensmittel (zum Beispiel Topinambur oder Artischocken);
- alle Obst- und Gemüsesorten, die nicht ausdrücklich erlaubt sind;
- alle Lebensmittel, die Sorbit natürlicherweise oder als Zusatzstoff (E420) enthalten.

Keine Medikamente mit Sorbit!

Auch manche Tabletten enthalten Sorbit. Bei einer hereditären Fructose-Intoleranz sollte deshalb bei Medikamenten wie bei Nahrungsergänzungsmitteln der Beipackzettel genau daraufhin geprüft werden, woraus sich die Tabletten zusammensetzen. Verschriebene Medikamente dürfen dabei nicht eigenmächtig, sondern nur in Rücksprache mit dem Arzt abgesetzt werden. Dieser kann auch bei der Suche nach geeigneten Alternativen helfen.

Wenn Fructose krank macht

Wer an einer Fructose-Intoleranz leidet und dennoch in hoher, unverträglicher Menge fructosehaltige Getränke und Nahrungsmittel zu sich nimmt, setzt sich erheblichen Gesundheitsrisiken aus:

- *Weitere Intoleranzen:* Wenn ein fructoseintolerantes Verdauungssystem über einen langen Zeitraum mit großen Mengen Fructose belastet wird, schädigt dies die Darmschleimhaut. Hier befinden sich jedoch auch Zellen, die das für den Milchzuckerabbau nötige Enzym Lactase bilden, sowie solche, die das für den Histaminabbau – zu dem es bei allergischen Reaktionen kommt – nötige Enzym Diaminoxidase produzieren. Ist die Darmschleimhaut defekt, werden im Zuge dessen automatisch auch diese beiden Zellarten beschädigt, es kann zu einer Lactose- und/oder Histamin-Intoleranz kommen. Häufige Durchfallerkrankungen können langfristig auch Spuren in einer gesunden Darmschleimhaut hinterlassen. Infolgedessen werden Milchprodukte oder histaminreiche Lebensmittel wie Käse oder Sauerkraut schlechter vertragen.
- *Dysbiose:* Eine gestörte Darmflora (Dysbiose) gilt als eine der Hauptursachen der Fructose-Intoleranz, doch kann sich dieses Ungleichgewicht noch verstärken. So wandern beispielsweise Dickdarmbakterien in den Dünndarm – das passiert bei einem gesunden Menschen nicht. Auf diese Weise kommt es zu unangenehmen blähenden Fermentationsprozessen nach dem Verzehr von Fructose schon im Dünndarm. Diese Dünndarmfehlbesiedelung kann auf lange Sicht auch ohne vorherigen Fructose-Verzehr zu Beschwerden führen, eine eindeutige Diagnose wird dadurch erschwert. Außerdem kann es auch unabhängig von einer Fructose-Intoleranz zu dieser Fehlbesiedelung kommen. Fatalerweise lässt eine bestehende Dünndarm-

fehlbesiedelung (mit oder ohne Fructose-Intoleranz) den Fructose-Intoleranz-Nachweistest negativ ausfallen. In diesen Fällen ist eine Untersuchung des Stuhls beim Gastroenterologen empfehlenswert, wo das Verhältnis von Bakterien und Pilzen und das Vorliegen von bestimmten beschwerdeauslösenden Keimen analysiert wird. So sind etwa Candida-Pilze im Stuhl bis zu einem gewissen Grad noch tolerierbar (bis zu 10^3 Pilze pro Gramm Stuhl). Schwieriger wird es bei mäßigeren (10^4 bis 10^6 pro Gramm Stuhl) und hohen Belastungen (größer als 10^6 pro Gramm Stuhl). So kann es zu Verdauungsstörungen kommen und einem geschwächten Immunsystem. Auch der pH-Wert des Stuhls ist aufschlussreich: Werte unter 6 (sauer) können ein Hinweis auf Gärungsprozesse sein, Werte über 7 (basisch) auf Fäulnisprozesse.

- *Die Schwächung des Immunsystems:* Da sich ein Großteil des Immunsystems in Form von Abwehrzellen im Darm befindet, schwächt eine starke Dysbiose die körpereigene Abwehrkraft merklich. Da normalerweise auch Immunglobulin A (IgA) in der Darmschleimhaut produziert wird, das sie vor Infektionen (Fremdkörpern) schützt, wirkt eine Dysbiose hier zerstörerisch. Insbesondere ein Übermaß an Pilzen und Parasiten kann giftige Stoffe absondern und diese in die Blutbahn übertragen. Daraus ergeben sich unter Umständen vielfältige weitere Folgeerkrankungen und Beschwerden, insbesondere Allergien und Hautkrankheiten.

- *Folsäure- und Zinkmangel:* Zudem kann eine Dysbiose bei einer Fructose-Intoleranz aufgrund des regelmäßigen Auftretens von nicht resorbierter Fructose im unteren Darm einen Folsäure- und Zinkmangel verursachen oder verstärken. Eine gesunde Darmflora produziert unter anderem B-Vitamine, die für die Blut- und Schleimhautbildung sowie für den Schutz von Herz und Kreislauf eine wichtige Rolle spielen. Das hat weitreichende Folgen: So kann ein Folsäuremangel Depressionen, Konzentrationsstörungen und Reizbarkeit fördern, Zinkmangel hingegen führt zu verringerter Fruchtbarkeit, Haarausfall und erhöhter Infektanfälligkeit. Da der Serotoninhaushalt bei Fructose-Intoleranten ohnehin nicht im Gleichgewicht ist, verstärkt sich die Symptomatik und kann das Seelenleben enorm belasten. Auch können die Blutgerinnung und die Wundheilung infolge des Folsäuremangels beeinträchtigt sein. Mit einher geht ein erhöhtes Risiko für Herz-Kreislauf-Erkrankungen, insbesondere Herzinfarkt. Ein Folsäuremangel kann mittels eines Blutbilds diagnostiziert werden. Zink benötigen wir zur Aktivierung zahlreicher Enzymsysteme, weshalb das Spurenelement im Stoffwechsel und für die Immunabwehr eine zentrale Rolle spielt. Zinkmangel scheint typisch für Fructose-Intoleranz-Betroffene zu sein. Leider lässt er sich nicht so ohne weiteres über ein Blutbild feststellen, da Zink zum Großteil in den Zellen gespeichert wird. Ein vordergründig »normaler« Zinkspiegel kann also einen Mangel verdecken. Aufschluss gibt eine Messung des Enzyms alkalische Phosphatase sowie eine Haaranalyse. Ideal ist in jedem Fall eine zinkreiche Ernährung, da Zink nicht lange im Körper verweilt. Reich an dem Spurenelement sind tierische Lebensmittel wie Fleisch, Fisch und Eier, Hülsenfrüchte, Sprossen und Vollkornprodukte, grüner Tee und Käse. Zinkmangel macht sich zusammenfassend bemerkbar in einer erhöhten Infektanfälligkeit, Hautentzündungen, verzögerter Wundheilung und Haarausfall sowie verringerter Fruchtbarkeit.

- *Der Reizdarm:* Vor allem bei Patienten mit dem bereits erwähnten Reizdarm führt eine regelmäßige Zufuhr von Fructose ebenso wie die von Fructanen, Lactose, Galactose oder der Zuckeraustauschstoffe Xylit, Sorbit und Maltit (sogenannten FODMAPs: fermentierbare Oligo-, Di- und Monosaccharide und

Polyole) offenbar häufig zu Blähungen, Schmerzen und Motilitätsstörungen. Australische Wissenschaftler haben eine stark kohlenhydratreduzierte Diät an dreißig Patienten mit Reizdarmsymptomen getestet – mit Erfolg: Gegenüber einer Vergleichsintervention konnte die Symptomstärke um die Hälfte reduziert werden (*Gastroenterology* 146/2014). Die Autoren um Emma P. Halmos von der Monash University in Melbourne sprechen von einer durchweg »guten Symptomkontrolle«. Sie betonen, dass Patienten mit verschiedenen Reizdarmformen (diarrhöbetont, verstopfungsbetont oder beides) von der Diät profitieren. Dabei hatte auch das Vorliegen einer Fructose-Malabsorption keinen Einfluss auf den Therapieerfolg. Die Autoren plädieren nun dafür, die FODMAP-reduzierte Diät als Haupttherapie beim Reizdarmsyndrom einzusetzen. Dazu muss man allerdings auf viel verzichten: FODMAPS sind unter anderem enthalten in Brokkoli, Kohl, Roter Bete, Knoblauch, Zwiebeln (Fructane), Äpfeln, Birnen, Kirschen (Fructose/Polyole), Blumenkohl, Pilzen, Süßkartoffeln, Pfirsichen (Polyole), Weintrauben, Mango, Fruchtsaft und Mais.

Doch auch eine Reihe anderer Beschwerden geht direkt oder indirekt auf das Konto der Fructose. Außerdem kann ein andauerndes Übermaß an Fructose wie gesagt zu Übergewicht und Fettstoffwechselstörungen führen, daneben zu Bluthochdruck, Diabetes sowie zu Lebererkrankungen, Gicht, Herzinfarkten und nicht zuletzt sogar zu Krebs.

Viele der schädigenden Wirkungen von schlechten Zuckern laufen verdeckt ab. Und nur ein Blick auf den (über einen gewissen Zeitraum normal erscheinenden) Blutzucker kann dem Arzt weder hinsichtlich einer korrekten Diagnose noch bei der passenden Behandlung helfen. Dabei zeigen sich gestörte Zuckerstoffwechsel auch an Symptomen wie niedrigen Eisen- und/oder Ferritinwerten, Schilddrüsenproblemen, Schlafstörungen oder auch erhöhten Leberwerten und Schmerzsyndromen, werden aber primär nicht mit der Fructose-Intoleranz assoziiert.

Im Folgenden führen wir weitere Erkrankungen und Leiden auf, die am häufigsten durch Fructose verursacht werden, sowie mögliche Folgeschäden, bedingt durch eine Fructose-Intoleranz. Einige davon haben wir schon angesprochen.

Der löchrige Darm (Leaky-Gut-Syndrom)

Ähnlich wie unsere Haut die Körperoberfläche vor schädlicher Strahlung und Substanzen aus der Umwelt schützt, so bildet der Darm eine innere Barriere, für die insbesondere seine Schleimschicht verantwortlich ist. Diese besteht zum Großteil aus dem Fett Lecithin, weshalb wasserlösliche Schadstoffe kein Durchkommen finden. Nährstoffe dringen hingegen durch sie und die darunter liegenden Zellschichten oder über bestimmte Verbindungsbrücken (Tight Junctions [»dichte Verbindungen«], Funktionseiweiße) hindurch. Insgesamt handelt es sich dabei um ein fein austariertes System, über das diese Transportprozesse stattfinden.

Vor allem im Dünndarm liegen hinter der Schleimhaut vielschichtige Strukturen und wichtige Elemente des körpereigenen Abwehrsystems. Dieses größte Immunorgan im Körper wird dann empfindlich gestört, wenn die Darmflora durcheinandergebracht wird, zum Beispiel infolge von Fehlernährung oder durch einen massiven Fructose-Konsum: Die Darmbarriere bekommt Löcher und wird durchlässig. Beim »löchrigen« *(leaky)* Darm *(gut)* brechen dann die Nahtstellen zwischen den Zellen, an den Zotten und Windungen des Dünndarms auf. Jetzt können Schadstoffe, die eigentlich auf dem Weg nach draußen sein sollten, ebenso wie schädigende Pilze und Bakterien eindringen.

Die Abwehrzellen im Darm lösen daraufhin eine Entzündungsreaktion aus mit der Konsequenz, dass immer mehr Löcher entstehen. Infolgedessen wird das Stoffwechselgleichgewicht nachhaltig gestört, und der Körper baut schneller Fettdepots am Bauch auf. Im Blutbild von Betroffenen zeigen sich dann erhöhte Entzündungsmarker.

Schwedische Wissenschaftler vermuten, dass die Gewichtszunahme am Bauch dem Körper dabei helfen soll, widerstandskräftiger zu werden. Dabei ist aber das Gegenteil der Fall, da so ein Teufelskreis in Gang gesetzt wird, beginnend mit dem metabolischen Syndrom (siehe auch Seite 109). Zudem feuern die Fettzellen die Entzündungsprozesse an und lassen hormonelle Regelkreise entgleisen.

Dem Teufelskreis kann man durch eine Gewichtsreduktion entkommen, auch entzündungshemmende Lebensmittel wie Omega-3-reiche Pflanzenöle oder fetter Seefisch ebenso Gewürze wie Ingwer oder Kurkuma können heilsam sein und den Darm aufbauen. Positiv auf die Darmflora wirken Probiotika.

Ob die natürliche Darmbarriere gestört ist, lässt sich durch den Test der Konzentration von Alpha-1-Antitrypsin im Stuhl feststellen.

Das Leaky-Gut-Syndrom wird oft mit chronisch entzündlichen Darmerkrankungen (zum Beispiel Colitis ulcerosa oder Morbus Crohn) in Verbindung gebracht. Aber auch vermeintlich Gesunde können eine geschwächte Darmbarriere haben: Müdigkeit, Störungen der Darmtätigkeit wie Durchfall oder Verstopfung, Blähungen und übermäßiger Süßhunger sind Anzeichen dafür.

Ist die Darmschleimhaut erst einmal undicht geworden, entwickeln sich im Bereich des Dünndarms chronische Immunreaktionen auf bestimmte Lebensmittel. Diese schädigen die Schleimhaut immer weiter. Es kommt zu folgenden Problemen:

- chronische Bauchbeschwerden (Durchfall, Verstopfung, Blähungen, Bauchkrämpfe, Völlegefühl, Magensäureprobleme, Reflux, chronische Magenschleimhautentzündung);

- Schwäche und Fehlregulationen des Immunsystems (unter anderem die Entwicklung von Autoimmunkrankheiten);
- Entstehung chronisch entzündlicher Darmerkrankungen;
- erhöhtes Darmkrebsrisiko;
- verringerte Nährstoffaufnahme und Entwicklung von Mangelerscheinungen;
- vermehrte Aufnahme von Schadstoffen;
- Gewichtszunahme und Arteriosklerose;
- Belastung der Leber.

Und bei der Freisetzung von Histamin im Rahmen von Nahrungsmittelallergien kommt es zu:

- Juckreiz,
- Migräne,
- Atemwegsbeschwerden,
- Ödemen,
- Herzrhythmusstörungen,
- überhöhtem oder zu niedrigem Blutdruck,
- psychischen Beeinträchtigungen (Veränderungen des Serotoninstoffwechsels über die Darm-Gehirn-Verbindungsachse, Depression, ADHS, Burn-out) und
- zur Erhöhung des allgemeinen Entzündungsniveaus.

Als Therapie empfiehlt sich eine Darmsanierung in Form einer Ernährungsumstellung, angepasst an eventuell bestehende Unverträglichkeiten und Allergien, die Gabe von Probiotika für Dünn- und Dickdarm, L-Glutamin und Lecithin beziehungsweise Phosphatidylcholin zur Abdichtung der Schleimhäute und die Behebung von Nährstoffdefiziten durch entsprechende Ergänzungen. Auch der Vorläuferstoff von Serotonin (5-HTP, 5-Hydroxytryptophan), dem wichtigsten Überträgerstoff im Nervensystem des Darms, hat positive Effekte sowohl auf den Darm als auch das Gehirn.

Eine Antibiotikagabe sollte möglichst vermieden werden. Falls sie dennoch nötig ist, empfiehlt sich zum Schutz der Darmschleimhäute eine Behandlung mit Probiotika oder der Kulturhefe Saccharomyces boulardii.

»Leaky Gut« als Folge einer Typ-III-Allergie?

Der (hoch) positive Nachweis von IgG (Immunglobulin G, also Antikörpern) gegen bestimmte Nahrungsmittel wird von einigen Forschern mit einer Allergie vom Typ III (Immunkomplexreaktion) in Verbindung gebracht: Bestimmte Nahrungsmittel bilden dann mit den gegen sie gerichteten Antikörpern Immunkomplexe aus, die sich in der Darmschleimhaut anreichern und hier Entzündungen auslösen. Auf diese Weise verliert die Darmschleimhaut ihre schützende Barrierefunktion gegenüber Bakterien sowie nicht ausreichend verdauten Nährstoffen. Diese können so nicht mehr in den Stoffwechsel gelangen, lagern sich in entfernten Geweben ab und bilden dort ebenfalls mit IgG Immunkomplexe. Auf diese Weise werden beim Leaky-Gut-Syndrom mehrere Organe gleichzeitig von entzündlichen Veränderungen betroffen. Aktuelle wissenschaftliche Studien gehen davon aus, dass der »löchrige Darm« eine überaus wichtige Rolle in der Pathogenese intestinaler und extraintestinaler Erkrankungen spielt. Hierzu gehören:

- Reizdarmsyndrom, Morbus Crohn und Colitis ulcerosa,
- Adipositas, metabolisches Syndrom mit Insulinresistenz,
- Autoimmunkrankheiten (Typ-1-Diabetes), Zöliakie,
- rheumatoide Arthritis, multiple Sklerose, Spondylitis ankylosans,
- benigne und maligne Tumoren,
- Allergien,
- Asthma bronchiale,

- nichtalkoholische Steatohepatitis (NASH) sowie
- IgA-Nephropathie.

Die Beziehungen zwischen Leaky Gut und den hier aufgezählten Krankheiten werden intensiv erforscht. So geht der löchrige Darm laut aktueller Studienlage den gastrointestinalen Symptomen von Typ-1-Diabetikern voraus (bei Typ-2-Diabetikern ist das nicht der Fall).

Ein weiteres Beispiel ist der Zusammenhang zwischen Adipositas, Dysbiose und Leaky Gut. Während in der Darmflora von Normalgewichtigen »gute« Bakterien (zum Beispiel Bacteroides oder Prevotella) überwiegen, verschiebt sich das Gleichgewicht bei Adipösen in Richtung einer anderen Darmbakteriengruppe (zum Beispiel Clostridien, Lactobazillen). Diese sogenannten Firmicutes können unverdauliche Kohlenhydrate (zum Beispiel Zellulose) in resorbierbare Moleküle (zum Beispiel kurzkettige Fettsäuren Butyrat, Acetat, Propionat) aufspalten. Das hat zur Folge, dass Adipöse aus derselben Nahrung bis zu 10 Prozent mehr Energie aufnehmen als Schlanke.

Ein weiterer Zusammenhang besteht zwischen Leaky Gut und der nichtalkoholischen Steatohepatitis (Non Alcoholic Steatosis Hepatitis [NASH]). Aufgrund des Leaky Gut weisen NASH-Patienten erhöhte Spiegel giftiger Bakterien auf (bakterielle Endotoxine), die aus dem Darm stammen. Dies gilt auch für Patienten mit alkoholbedingten Fettlebererkrankungen. Ebenso ist die Insulinsensitivität herabgesetzt.

Gicht und Nierensteine

Fructose ist ein erheblicher Risikofaktor für Gicht und Nierensteine: Beim Fructose-Abbau in der Leber entstehen große Mengen an Harnsäure. Vielen Studien zufolge ist das bei keinem anderen Zucker nachweisbar. Wissenschaftler erklären dieses Phänomen durch eine sofortige Steigerung der Purinherstellung, die durch den Fructose-Verzehr ausgelöst wird. Die Purine werden dann weiter zu Harnsäure abgebaut. Bei bereits erhöhten Harnsäurespiegeln ist der Effekt besonders drastisch. Und ein erhöhter Harnsäurespiegel kann zu Gicht oder auch zu Nieren-(Harnsäure-)Steinen führen.

Gicht zeigt sich überwiegend an den Gelenken und löst dort zunächst schmerzhafte Schwellungen aus. Die dem zugrunde liegenden chronischen Entzündungen können im Lauf der Zeit die Gelenke vollkommen versteifen lassen. Die Entzündungsprozesse werden durch überschüssige Harnsäure verursacht, die sich in den Gelenken in Form von winzigen scharfkantige Kristallen (Uraten) ansammelt. Sie reizen die empfindliche Gelenkhaut und führen zu schmerzhaften Entzündungen und Schwellungen.

Harnsäure wird hauptsächlich durch zwei biochemische Prozesse gebildet: im Purin- sowie im Fructose-Stoffwechsel. Purine werden am häufigsten als Gichtursache diskutiert. Sie kommen vor allem in tierischen Lebensmitteln wie Fleisch, Fisch und Meeresfrüchten sowie in Sojaprodukten und Hülsenfrüchten vor.

Aktuelle Forschungen bringen heute die Entstehung von Gicht auch mit einer erhöhten Fructose-Aufnahme in Verbindung. Fructose beschleunigt den Abbau von Purinen, stimuliert direkt deren Synthese und führt zur Produktion von Milchsäure, die die Ausscheidung der Harnsäuremenge über den Urin reduziert.

Gicht und Ernährung

Bei den Maori, den Ureinwohnern Neuseelands, war die Gicht bis vor einigen Jahrzehnten völlig unbekannt. Heute hingegen leiden 10 bis 15 Prozent dieser Bevölkerungsgruppe an den einschlägigen Symptomen. Als Hauptursache für diese Entwicklung wird der hohe Verzehr von Zucker gesehen: Die Maori nehmen heute fünfzigmal mehr Zucker und reine Fructose zu sich als vorher.

Eine Studie an der British Columbia University in Vancouver unter Hyon K. Choi und Gary Curhyn (von der Harvard University) aus dem Jahr 2008, die über zwölf Jahre mit 50 000 Männern durchgeführt wurde, bestätigte, dass das Gichtrisiko exponentiell mit dem regelmäßigen Verzehr von fructosehaltigen Getränken (reine Fruchtsäfte) sowie stark fructosehaltigem Obst (zum Beispiel Äpfeln und Orangen) anstieg. Schon ein fructosegesüßter Softdrink pro Tag verdoppelte demnach die Gichtrate. Das erhöhte Gichtrisiko war dabei unabhängig von anderen Risikofaktoren wie Body-Mass-Index (BMI), Alter, Bluthochdruck, Alkoholkonsum und Ernährung. Diät-Softdrinks, die keine Fructose, sondern Süßungsmittel enthalten, hatten ebenfalls keinen Einfluss auf das Gichtrisiko.

Den Forschern aus Vancouver zufolge liegt die Ursache des Zusammenhangs in einem Stoffwechselmechanismus begründet, über den durch die Fructose vermehrt ATP zu AMP degradiert wird. AMP ist ein Vorläufer der Harnsäure. Schon wenige Minuten nach dem Konsum fructosehaltiger Getränke steigt der Harnsäurespiegel im Blutplasma und dann auch im Urin. Durch den Abbau des Purins ATP kurbelt der Körper umgehend die Purinsynthese an. Am Ende steht die Ablagerung von Harnsäurekristallen.

Für die Betroffenen ist es wichtig, den Fructose-Konsum zu minimieren. Sie sollten sich auf jeden Fall auf fructosearme Früchte beschränken, beispielsweise Beeren, Zitronen, Limetten und Grapefruits.

Die ideale Ernährung für Gichtkranke sollte auch wenig Getreide enthalten. Stattdessen sollten viel Gemüse, Salate mit Dressings aus Zitrone und hochwertigen Pflanzenölen, Kartoffeln, glutenfreie Getreidesorten und gesunde Fette (zum Beispiel Kokos-, Lein-, Nussöl) verzehrt werden.

Die beste Ernahrung für Gichtkranke besteht zu 80 Prozent aus frischer Rohkost. Gegarte Speisen eignen sich fürs Abendessen. Vor dem Genuss der gekochten Mahlzeiten wird ein Verdauungsenzympräparat mit Lipase, Protease und Amylase empfohlen. Auch auf eine ausreichende Flüssigkeitszufuhr (Wasser, Tees) sollte geachtet werden, damit die Harnsäure vermehrt über den Urin ausgeschieden werden kann. Darüber hinaus sind alternierende Fastenzeiten von 16 bis 24 Stunden zu empfehlen, da der kurzfristige Nahrungsverzicht die Leber, die Nieren und den Darm entlastet und gleichzeitig die Harnsäureausscheidung beschleunigt.

Krebs

Durch Veränderungen (Mutationen) im Erbgut (DNA) gesunder Zellen entstehen Krebszellen. Die Tumorzellen teilen sich, und es kommt zunächst zu gutartigen Zellansammlungen. Sobald diese in gesunde Nachbargewebe einwachsen, nennt man sie »invasiv« oder »bösartig« (»maligne«). Bei der Entstehung von Krebs und dem Wachstum von Krebszellen spielt eine zuckerreiche Ernährung eine Rolle, denn Tumorzellen mit ihrem speziellen Zellstoffwechsel ernähren sich von Zucker.

Ein weiterer Beschleuniger für Zellwachstum ist Insulin. Bei einer Insulinresistenz können gesunde Zellen Glucose aus der Nahrung nicht verwerten, wodurch Krebszellen noch mehr Blutzucker zur Verfügung steht. Eine Reduktion der Insulinausschüttung lässt sich auf einfache Weise dadurch erreichen, dass man weniger und andere Zucker zu sich nimmt. Im Rahmen einer ketogenen Ernährung nach Prof. Dr. Ulrike Kämmerer von der Universität Würzburg werden beispielsweise maximal 40 Gramm Kohlenhydrate pro Mahlzeit empfohlen. Infolgedessen stellt der Körper auf Fettverbrennung um, und in der Leber werden aus Fettsäuren sogenannte Ketonkörper hergestellt. Zuckerabhängige Organe wie das Gehirn werden so auch bei einer kohlenhydratarmen Ernährungsweise ausreichend versorgt. Gesunde Fette wie Omega-3-Fettsäuren und gesättigte Fettsäuren, die in der Leber umgebaut werden, wirken zudem entzündungshemmend. Wer dann noch im Alltag körperlich aktiv ist, erhöht die Empfindlichkeit seiner Skelettmuskulatur auf Insulin, die Insulinresistenz wird so nach und nach auch in anderen Körperzellen abgebaut.

Forscher fanden heraus, dass sich Krebszellen bei Zufuhr von raffiniertem Fruchtzucker noch schneller teilen als mit gewöhnlichem Haushaltszucker. Wissenschaftler der Universität von Kalifornien, Los Angeles (UCLA), führten eine Untersuchung durch, die zeigte, dass Krebszellen sogar eine eigene Schnittstelle für raffinierten Zucker besaßen. Die 2010 in der Fachzeitschrift *Cancer Research* (70 [15]) veröffentlichte Studie zeigte außerdem, dass – entgegen der bisherigen Annahme – nicht alle Zuckerarten für Krebszellen gleich nahrhaft seien. Dazu wurden Tumorzellen der Bauchspeicheldrüse in Tests mit Fructose und mit Glucose gefüttert. Das Team um Anthony Heaney vom Jonsson Cancer Center der UCLA (einer der Autoren der Studie) erklärte dazu, dass der Fructose- und der Glucose-Stoffwechsel in der Krebszelle ziemlich unterschiedlich ablaufen. Dabei zeigte sich, dass die Tumorzellen zwar auch mit Glucose gedeihen, aber mithilfe von Fructose können sich Krebszellen noch viel schneller reproduzieren und ausbreiten.

Die Bauchspeicheldrüse ist immer gefordert, wenn reichlich Glucose im Blut erscheint. Trifft jedoch gemeinsam mit ihr Fructose ein, wird sie maximal gestresst. Vielleicht ist das der Grund dafür, dass insbesondere Bauchspeicheldrüsenkrebs durch den Fructose-Konsum in einem viel höheren Maße gefördert wird.

Krebspatienten – und zwar ganz gleich, von welcher Krebsart sie betroffen sind – sollten daher unbedingt raffinierten Fruchtzucker meiden. Auf diese Weise wird nicht nur das Krebswachstum gehemmt, auch die Bauchspeicheldrüse sowie die Leber, die bei der Verstoffwechslung der Fructose die Hauptarbeit übernehmen muss, werden geschont.

Übergewicht erhöht das Krebsrisiko

Einem ARD-Beitrag vom März 2013 (»[w] wie wissen«) zufolge konnte der Krebsforscher Lewis Cantley von der Harvard Medical School in Boston zeigen, dass zwischen Übergewicht und bestimmten Krebsarten ein Zusammenhang besteht – mit deutlichen Hinweisen darauf, dass Insulin dabei eine Schlüsselrolle spielt. Die Häufigkeit bestimmter Karzinome in der Brust, im Darm, in den Eierstöcken und Nieren sei bei Übergewichtigen rund 30 Prozent höher als bei Normalgewichtigen. Bei Prostata-, Bauchspeicheldrüsen- und Gebärmutterkrebs sei zwar die Rate gleich, aber die Prognose schlechter. Der Grund dafür ist offenbar ein gestörter Zuckerstoffwechsel, da Krebszellen in vielen Geweben im Frühstadium Insulinrezeptoren besitzen. Das Insulin stimuliert die Glucose-Aufnahme und fördert so das Wachstum dieser Zellen. Hohe Insulinspiegel, ausgelöst durch Insulinresistenz und Diabetes Typ 2, können so das Wachstum von Tumoren fördern. Cantley hält das Übergewicht für die neben dem Rauchen wichtigste aller Krebsursachen.

Bestätigt wird dies durch eine Studie vom Dana-Farber Cancer Institute in Boston, die die Angaben der Patienten über ihre Ernährungsgewohnheiten während und sechs Monate nach einer Chemotherapie auswertete. Dabei wurde in einem statistischen Modell der Einfluss der glykämischen Last, des glykämischen Index (siehe Seite 152) sowie des Fructose- und Kohlenhydratkonsums auf die Rezidivrate und Mortalität berechnet. Die Gruppe Patienten mit Darmkrebs, die nach der Chemotherapie eine erhöhte GL und Kohlenhydrataufnahme aufzuweisen hatte, litten unter einem höheren Rezidivrisiko.

Übergewicht

Es gibt Ernährungstrends, die machen dick und dicker. Vor vierzig Jahren wurde in den USA, dem Vorreiter von Ernährungsweisen, die sich dann (unglücklicherweise) weltweit fortsetz(t)en, das Fett in Butter, Eiern, Milch und Fleisch angeprangert, weil die Menschen reihenweise an Herz-Kreislauf-Versagen in Folge von Übergewicht verstarben. Also ließ man es weg und futterte dafür Obst, Gemüse, Pflanzenfette und reichlich Kohlenhydrate.

Das Problem: Obwohl Amerikaner seit vierzig Jahren durch die Low-Fat-Kampagne deutlich weniger gesättigte Fettsäuren verzehren, sind sie heute dicker und kränker als je zuvor. Herzkrankheiten sind immer noch die Todesursache Nummer eins, die Zahl der Typ-2-Diabetes-Erkrankungen hat exponentiell zugenommen. Der Hauptgrund: Mehl- und Maisprodukte in Mahlzeiten und Getränken lassen die Insulinspiegel nach oben schießen, Fett aus der Nahrung wird nicht mehr in Energie umgewandelt, sondern gleich in den Speichern an Bauch, Beinen und Po verortet. Hormonelle Regelkreise entgleisen, Entzündungen werden in Gang gesetzt. Gleichzeitig fährt der Körper die Stoffwechselleistung herunter, um den Energiemangel in den Zellen irgendwie auszutarieren. Hinzu kommt es aufgrund der Aufs und Abs von Insulin zu Heißhunger auf immer mehr – am liebsten Süßes. Und das ist billig zu haben: So ist der Verbrauch an Fruchtzuckersirup aus Mais, der in Softdrinks, Süßigkeiten und Gebäck wandert, seit 1970 um fast 9000 Prozent gestiegen.

Was mit Low Fat begann, ist heute einer chronischen Überzuckerung gewichen, denn fettarme Gerichte schmecken oft wie Pappe – Fett ist ein wichtiger Geschmacksträger. Also wurde ein energiereicher Geschmacksträger kurzerhand durch den ersetzt, auf den schon Babys abfahren: Zucker. Die von der American Heart Association (AHA) empfohlenen maximal sechs Teelöffel Zucker täglich für Frauen und neun für Männer sind angesichts der Zuckerschwemme in vielen Mahlzeiten kaum einzuhalten: In einem Esslöffel Ketchup steckt schon ein Teelöffel Zucker, in einer Dose Limonade bis zu zehn Löffel. Sogenannter versteckter Zucker (Glucose und Fructose) verbirgt sich in Brot, Pizza, Panade, Wurst, Räucherlachs und vielem mehr.

Doch was ist an Zucker denn so gefährlich? Süß – so wussten ja schon unsere Vorfahren in der Steinzeit – ist ein sicheres Indiz für die

Harmlosigkeit eines Lebensmittels. Sind es die Kalorien? Das wohl nicht: Während 1 Gramm Fett satte 9 Kilokalorien (38 Kilojoule) enthalten, sind es beim Zucker harmlose 4 Kilokalorien (17 Kilojoule). Dick macht Zucker per se also nicht – eine Theorie, die Lebensmittelkonzerne sehr gern in die Welt setzen.

Dabei ist es noch schlimmer, Zucker, insbesondere Sucrose mit dem Mix aus Glucose und Fructose, macht sehr schnell dick. Denn wir essen von beiden Zuckersorten wesentlich mehr als früher, wobei die Gesamtaufnahme von stärkehaltigen Lebensmitteln laut Robert H. Lustig im Gesamtkalorienbudget von 49 auf 51 Prozent zugenommen hat. Allerdings macht der Anstieg bei Fructose von früher 8 Prozent auf jetzt 12 bis 15 Prozent den Löwenanteil aus.

Erhöhte Fettspeicherung

Im Rahmen einer an der Texas University durchgeführten Studie, von der das *Journal of Nutrition* (138/2008) berichtet, mussten die Probanden zum Frühstück ein Fruchtgetränk zu sich nehmen. Blutzuckerspiegel und Fettstoffwechsel wurden durchgehend überwacht. In der doppelt blinden Versuchsanordnung gab es den Fruchtsaft in drei verschiedenen Zusammensetzungen. Einmal bestand er zu 100 Prozent aus Glucose, einmal aus einem 50-zu-50-Mix aus Glucose und Fructose, einmal aus einem Saft mit 75 Prozent Fructose-Gehalt. Die Fettaufbaurate stieg, je mehr Fructose die Teilnehmer der Studie zu sich nahmen. Noch Stunden nach dem Verzehr wurden dabei Fette gespeichert. Dabei waren alle Studienteilnehmer schlank und bei guter Gesundheit. Bei Menschen mit erhöhtem Bauchfettanteil und infolgedessen metabolischem Syndrom oder Diabetes kann – wie die Forscher betonten – die fettaufbauende Reaktion auf Fructose deutlich stärker ausfallen.

Wie bereits geschildert wurde, kann ein erhöhter Fructose-Verzehr zu einer Insulinresistenz führen. In dieser Situation reagieren die Körperzellen nicht mehr auf das Insulin, sodass große Mengen davon im Blut kursieren. Ein hoher Insulinspiegel signalisiert allerdings unseren grauen Zellen, dass ausreichend Glucose zur Energieversorgung der Zellen bereitsteht. Nur gelangt diese aufgrund der Insulinresistenz leider nicht in die Zellen. Zugleich ist der Fettabbau blockiert, was letztlich ebenso zur Gewichtszunahme führt wie die Tatsache, dass ein Übermaß an Insulin die Leber veranlasst, Zucker in Fett umzuwandeln. Der Umfang dieser Lipogenese (der Aufbau von Depotfett in Form von Triglyzeriden im Fettgewebe) wurde lange unterschätzt.

Nicht zuletzt blockiert Fructose das Signal des Sättigungshormons Leptin, da es kein Insulinsignal stimuliert, was wiederum vom Hypothalamus als Hunger interpretiert wird: Nur, wenn man nicht satt ist, nimmt man auch mehr zu sich. Leptin ist ein Hormon, das hauptsächlich in den Fettzellen produziert wird. Eine seiner Aufgaben besteht darin, dem Gehirn zu vermitteln, wie gut die Speicher gefüllt sind. Bei ausreichend Fettreserven hemmt Leptin das Hungergefühl. Bei einer durch übermäßigen Fructose-Konsum ausgelösten Leptinresistenz funktioniert die Signalübertragung dieses Sättigungsgefühls nicht mehr.

Das hat ein Forscherteam an der University of Florida in einer Studie aus dem Jahr 2008 herausgefunden. Das Team um Alexandra Shapiro konnte damit belegen, inwieweit überdurchschnittlicher Fruchtzuckerkonsum in Verbindung mit der zunehmenden Fettleibigkeit steht. Eine neuere Studie aus dem Jahr 2013 zeigte ebenfalls, dass die Probanden nach fructosereichen Mahlzeiten kein Sättigungsgefühl verspürten.

Damit konnte eindeutig belegt werden, dass Fructose in dreierlei Hinsicht dick macht:

1. Fructose wird in Fett umgewandelt und am Bauch, Beinen und Po gespeichert.
2. Fructose blockiert die Fettverbrennung bei gleichzeitig vermehrtem Fettaufbau.
3. Fructose setzt das Sättigungsgefühl matt.

Doch Fructose kann noch mehr, als die Fettspeicherung zu erhöhen und Sättigungsgefühle aufzuheben. Fruchtzucker setzt offenbar die Essschranke im Gehirn außer Kraft; denn unser Gehirn reagiert auf diesen Zucker anders als auf Glucose. Das konnten Forscher der Oregon Health & Science University an normalgewichtigen Testpersonen mittels einer Magnetresonanztomografie (MRT) untersuchen. Das MRT fertigte in Echtzeit Aufnahmen der Gehirne der Teilnehmer an, während sie Fructose-, Glucose- oder Salzlösungsinfusionen erhielten. Die Gehirnaktivität im Hypothalamus, der unter anderem die Nahrungsaufnahme reguliert, blieb von Fructose- und Salzlösung unbeeinflusst; in der Großhirnrinde, die dafür verantwortlich ist, wie wir auf den Geschmack von Speisen reagieren, zeigte sich hingegen ein anderes Bild: Sie reagierte nicht auf Fructose, aber auf Glucose. Die Studie gab somit deutliche Hinweise darauf, dass Fructose und Glucose unterschiedliche Reaktionen im Gehirn hervorrufen.

Fructose macht dick!

Wie Sie bereits wissen, wird Fructose in der Leber zu Fett abgebaut. Ein Großteil des auf die Weise entstandenen Fetts gelangt zurück in den Blutkreislauf und erhöht hier nicht nur die Blutfett- und Cholesterinwerte, sondern wird zudem noch in den Fettdepots eingelagert. Allein diese Tatsache zeigt bereits, dass regelmäßiger Fructose-Verzehr das Gewicht ansteigen lässt. Man kann davon ausgehen, dass ein übermäßiger Fructose-Konsum einer der Hauptverantwortlichen für die weltweit grassierende Übergewichtsepidemie ist. Insbesondere in den Industrieländern gehören schlanke Menschen zu einer Minderheit.

Der Body-Mass-Index

Der Body-Mass-Index oder BMI wird nach der folgenden Formel ermittelt:

BMI gleich Körpermasse (in Kilogramm) dividiert durch Körpergröße zum Quadrat.

Beispiel: Jemand ist 80 Kilogramm schwer und 1,70 Meter groß. Sein BMI wird so berechnet:

80 kg/(1,70 m)^2 = 28 kg/m^2

Oder Gewicht zweimal durch Größe:

80 kg : 1,7 m : 1,7 m = 28 kg/m^2

BMI-Klassifizierung der WHO
18,5 bis 24: Normalgewicht
25 bis 29: Übergewicht
30 bis 34: Adipositas (Fettleibigkeit) Grad I
35 bis 39: Adipositas Grad II
Ab 40: Adipositas Grad III

---

67 Prozent der Männer und 53 Prozent der Frauen sind hierzulande zu dick, meldet das Berliner Robert-Koch-Institut im Jahr 2012. Fast jeder Vierte (23,8 Prozent) gilt gar als krankhaft fettleibig (»adipös«). Von einer Adipositas spricht man ab einem Body-Mass-Index von 30 kg/m^2. Besonders in der Altersgruppe der jungen Erwachsenen stieg die Zahl der stärker Übergewichtigen und Fettleibigen im letzten Jahrzehnt weiter an. Rund 20 Prozent der deutschen Kinder und Jugendlichen sind zu schwer, die Hälfte von ihnen ist fettleibig.

Typisch für eine Adipositas ist immer ein erhöhter Körperfettanteil und/oder ein erhöhter Bauchumfang beziehungsweise Taille-Hüft-Quotient *(waist-to-hip-ratio [WHR])*. Adipositas gilt als ein Hauptrisikofaktor für die Entstehung des Typ-2-Diabetes sowie für Bluthochdruck, Dyslipoproteinämie und Gefäßkrankheiten. Diese Komponenten bilden das sogenannte metabolische Syndrom (siehe unten). Es kann in jedem Lebensalter auftreten, also auch bei Kindern und Jugendlichen, und geht mit einem erhöhten Risiko für verschiedene Krebserkrankungen, hormonelle Störungen, Beschwerden des Verdauungstrakts sowie degenerative Krankheiten des Bewegungsapparates einher, ebenso wie mit einem erhöhten Risiko für die Entwicklung der Alzheimer-Erkrankung.

Der Mensch ist biologisch gesehen ein Energiesparmodell. Kein Fitzelchen Energie geht verloren. Was zu viel gefuttert wird, wandert stante pede in die Depots an Bauch, Beinen und Po. Wer nun seine Pfunde einschmelzen will, versucht dies in aller Regel mit einer kalorienreduzierten Diät. Es wird dann weniger gegessen, gespart und gedarbt. Fatalerweise gehen derartige Versuche der Selbstkasteiung in 99 Prozent der Fälle daneben. Derlei Diäten sind nicht nur von kurzer Wirkung, sondern machen oft auch noch dicker als zuvor. Neuere Untersuchungen zeigen, dass sich die bei Übergewichtigen gestörte Balance zwischen Hunger und Sättigung nur einspielen kann, wenn sie sich satt essen und gleichzeitig dabei Kalorien sparen, wenn Sie Essenspausen einhalten und fructosereiche Produkte meiden.

Schon eine relativ geringe Gewichtsabnahme von wenigen Prozenten steigert die Insulinempfindlichkeit. Darin kommt zum Ausdruck, dass es nicht um die Gesamtfettmenge geht, sondern vor allem um die Reduktion von Bauchfett und dem Fett, das in den Muskeln und anderen Organen gespeichert wird und dort Insulinresistenz auslöst. In einer Studie konnte ebenfalls gezeigt werden, dass durch physische Aktivität von 45 Minuten täglich die Insulinempfindlichkeit im

Muskel wieder stark erhöht werden konnte (Rasmus Rabøl et al. in den *Proceedings of the National Academy of Science*, Juni 2011). Sosehr also eine Reduktion von Nahrung erstrebenswert ist, an Bewegung führt kein Weg vorbei: Durch körperliche Aktivität nimmt zugleich auch die Zahl und Aktivität der Mitochondrien zu, was den oxidativen Abbau von Fettsäuren fördert.

Ideale Ernährungskonzepte zum Abspecken und zur Stoffwechselbalance sind beispielsweise Low-Carb-Diäten (etwa LOGI von Dr. Nicolai Worm), die sogenannte Mittelmeer- alias Kreta-Diät (inspiriert von der traditionellen Mittelmeerküche) oder die Schlank-im-Schlaf-Insulin-Trennkost nach Dr. Detlef Pape. Bei Letzterer werden auch die zirkadianen Rhythmen und Hormonkreisläufe berücksichtigt. All diese Langzeitprogramme setzen auf Genuss statt Askese und eine stoffwechselgerechte Ernährung.

Metabolisches Syndrom

Das metabolische Syndrom ist eine Kombination verschiedener Risikofaktoren: Dabei treten Bluthochdruck, erhöhte Harnsäurespiegel mit Gichtrisiko, Leberverfettung mit einzelnen leicht erhöhten Leberwerten und überhöhten Zuckerspiegelwerten auf sowie erhöhte Cholesterin- und Triglyzeridwerte, eine Gewichtszunahme insbesondere am Bauch. Diese Stoffwechsellage wird über Hyperinsulinämie, Insulinresistenz-Bedingungen, Zuckerverwertungsstörung, Hyperglykämien und schwankende Blutzuckerspiegel eingeleitet und unterhalten. Die Muskel-, Leber- und Fettzellen werden belastet und überflutet mit freien Fettsäuren. Freie Fettsäuren, Hyperglykämie und Hyperinsulinämie führen direkt in Entzündungen – genauso wie Entzündungszytokine die Stoffwechselentgleisung anheizen.

Die Folgen: Fibromyalgiesyndrome, wandernde Schmerzsyndrome und gereiztes Bindegewebe, Gefäßveränderungen, Leberverfettung, Engpässe beim Muskelenergiestoffwechsel und entzündliche Reizungen im zentralen Nervensystem. Durch die Insulinresistenz herrschen im Zellinneren Glucose- und somit ATP- und Energiemangel. Ohne ausreichend Energie steigen die Spiegel von Lactat und Ammoniak an. Im Blut steigt der Zuckerspiegel dagegen an. Die Verzuckerung von Eiweißen (Glykierung) verschärft die Insulinresistenz. In den Zellen herrscht so relativer Sauerstoff- und ATP-Mangel. Damit werden vermehrt freie Radikale (ROS) produziert, und der oxidative Stress wird eingeleitet. Vermehrte freie Radikale hemmen die Funktionen der Mitochondrien und deren Schlüsselenzyme. In der Folge reduziert sich das Recycling von ADP zu ATP, und die ATP-Spiegel sinken weiter.

Wichtigste Ursache ist zu viel Körperfett, das sich am Bauch einlagert. Diese stammbetonte Fettleibigkeit stört Zucker- und Fettstoffwechsel. Mediziner nennen es »viszerales Fett«. Fett- und Glucose-Stoffwechsel sind über das Hormon Insulin eng miteinander verzahnt und beeinflussen sich gegenseitig. Die Insulinresistenz betrifft insbesondere insulinabhängige Gewebe (Leber und Muskeln). Folge: Der Blutzucker steigt. Die Bauchspeicheldrüse produziert mehr Insulin, um den Blutzuckerspiegel dennoch im Lot zu halten. Eine Insulinresistenz führt nach mehrjährigem Verlauf häufig zu einem Diabetes Typ 2. Auch eine Störung des Fettstoffwechsels (Dyslipidämie) kann auf längere Sicht krank machen. So gelten erhöhte Triglyzeridwerte und ein erniedrigtes HDL-Cholesterin als erhebliche Risikofaktoren für die Entwicklung einer Gefäßverkalkung (Arteriosklerose).

Für Diabetiker nicht empfehlenswert

Ein hoher Fructose-Verzehr beschleunigt die Entstehung aller vier Faktoren und fördert so die Entwicklung des metabolischen Syndroms. Zu dieser Überzeugung gelangte auch das Bundesinstitut für Risikobewertung (BfR), nachdem es sich eingehend mit dem Thema Fructose als alternatives Süßungsmittel in industriell gefertigten Lebensmitteln für Diabetiker beschäftigt hatte. Das BfR stellte in einer Stellungnahme vom März 2009 fest, dass die erhöhte Aufnahme von Fructose für den Diabetiker nicht empfehlenswert ist.

Lange Zeit wurden bei nichtalkoholischer Leberverfettung vor allem die hepatischen Komplikationen diskutiert. Zunehmend rücken jetzt auch die metabolischen Probleme in den Fokus. Ein wichtiges Stichwort hierbei: die Insulinresistenz. Diese nimmt mit steigendem Leberfettgehalt zu. Das ist besonders problematisch, wie Professor Hannele Yki-Järvinen von der Medizinischen Klinik mit Schwerpunkt Diabetologie der Universität Helsinki in einer Studie darlegt. Ihr Team konnte zeigen, dass die Insulin- und C-Peptid-Spiegel mit dem in der MR-Spektroskopie nachgewiesenen Leberfett korrelieren, und zwar statistisch unabhängig vom Body-Mass-Index. Mit anderen Worten: je mehr Leberfett, desto mehr Insulinresistenz – unabhängig davon, wie adipös die betreffende Person sonst ist.

Für Patienten mit Fettleber (siehe Seite 115) hat das fatale Auswirkungen: Sobald die Insulinwirkung verringert ist, produziert die Leber zu wenig VLDL-Partikel. Das wiederum lässt die Triglyzeride und das LDL-Cholesterin steigen, während das HDL-Cholesterin abfällt. Unterstützt wird diese ganze Kaskade noch durch entzündliche (inflammatorische) Prozesse, etwa eine verstärkte Produktion von CRP (C-reaktives Protein) und anderen Entzündungsbotenstoffen. So entsteht eine metabolisch hochproblematische, prodiabetische Konstellation.

Alles in allem ist die Leber bei der Entwicklung des metabolischen Syndroms ein ganz zentrales Organ. Besonders problematisch für die Leber scheinen Softdrinks zu sein, von denen schon die Rede war (siehe Seite 59). Sie führen wegen ihres hohen Fructose-Gehalts zu einer sehr viel stärkeren Lipogenese als glucosehaltige Getränke. Dieses durch Fructose induzierte Fett geht zudem besonders gern auf die Leber. So führt laut Yki-Järvinen schon eine Woche mit starkem Konsum von Softdrinks zu einem nachweisbaren Anstieg des Fettgehalts in der Leber.

Bei einer Insulinresistenz läuft der Energiestoffwechsel unökonomisch ab: Dadurch, dass die Fett- und Muskelzellen nicht mehr so sensibel auf das Schlüsselhormon reagieren, kommt es bei unverändertem Essverhalten zu ständig überhöhten Blutzucker- und Insulinspiegeln (Hyperinsulinämie). Um den Blutzuckerspiegel zu regulieren und den bedürftigen Zellen bei einer Insulinresistenz in Muskelgewebe, Fettgewebe und Gehirn Glucose zur Verfügung zu stellen, steigern die Betazellen der Bauchspeicheldrüse ihre Produktion immer weiter. Die Insulinresistenz verstärkt sich, und an vielen Zellen, wie Muskel-, Endothel- oder Leberzellen und im Gehirn wirkt Insulin jetzt schädlich.

Der Systemkomplex Insulin und Insulinbindestelle und damit das Energietransportsystem ins Innere der Zelle kann nicht mehr ökonomisch arbeiten. Diese Energiestoffwechsel- und Glucose-Verwertungsstörung ist gekennzeichnet durch eine partielle Insulinresistenz, von der besonders die Leber und die Muskeln betroffen sind. Schon früh gibt es jedoch Ausläufer in den gesamten Stoffwechsel; in Knochen, Nieren, Herz-Kreislauf-System und Gehirn. Diese Stoffwechselbelastung spiegelt sich in Blutbildern wider. Dabei stehen nicht einzelne laborchemische Grenzwertüberschreitungen im Vordergrund, sondern vielmehr relativ geringe Verschiebungen einzelner Parameter untereinander. Die erhöhten Insulinausschüttungen verschleiern diese Prozesse. Und so werden sie lange nicht erkannt. Die Auswirkungen der partiellen Insulinresistenz führen so zu:

- hohem Blutdruck,
- erhöhten Harnsäurewerten,
- erhöhten Triglyzeridwerten (Fettwerten),

- erhöhten Cholesterinwerten,
- leicht erhöhten Leberwerten,
- leicht erhöhten Harnstoffwerten,
- Verwertungsstörungen im Eisenstoffwechsel,
- verminderten Ferritinwerten,
- verminderten Vitamin-D-Werten und
- zur Verklebung des Hämoglobins in den roten Blutkörperchen mit Anstieg von HbA1C und kompensatorischen Erhöhungen der Insulinausschüttung.

Verändert sich das Essverhalten nicht, entgleist der Stoffwechsel, und die Insulinrezeptoren verfetten. Zunächst kommt es zu einem nachhaltig gestörten Hunger- und Sättigungsgefühl. Bei einer Insulin- und Leptinresistenz ist die Glucose-Verfügbarkeit und -Verwertung nachhaltig gestört. Die ständig erhöhten Zuckerwerte im Blut schädigen viele Körperstrukturen. Gleichzeitig sind die Zellen nur unzureichend mit Energie und Bausubstanzen versorgt, können ihre Aufgaben im Stoffwechsel nur noch unzureichend oder gar nicht erfüllen und regenerieren sich kaum. So werden Alterungsprozesse beschleunigt und das Immunsystem dauerhaft geschwächt. Zudem können wichtige Neurobotenstoffe nur noch vermindert hergestellt werden.

Kommen wir zur Hypertonie, einem weiteren wesentlichen Merkmal des metabolischen Syndroms. Heute leidet jeder fünfte Westeuropäer unter Bluthochdruck. Ernährungsfehler gelten dafür als die Hauptverantwortlichen, doch um welche genau? Lange stand der Salzkonsum im Mittelpunkt, mittlerweile heißt der Hauptschuldige Zucker. Insbesondere die Fructose gilt als Hauptverantwortliche für Gefäßerkrankungen und Bluthochdruck. Dies stellten im Jahr 2010 Wissenschaftler des University of Colorado Denver Health Center fest. Sie gingen davon aus, dass der Anstieg der von Bluthochdruck Betroffenen insbesondere damit zusammenhängt, dass in den letzten zwanzig Jahren hochverarbeitete Lebensmittel immer mehr mit billigem Fruchtzucker gesüßt werden. Wie gesagt ist das insbesondere für Diabetiker von großer Bedeutung, da ihre Diätprodukte oft mit Fructose versetzt sind, die vom Körper insulinunabhängig aufgenommen wird.

Die Forscher um Diana Jalal stellten fest, dass Menschen, die mehr als 74 Gramm Fructose verzehrten – beispielsweise in Form von zweieinhalb Gläsern Limonade oder Apfelsaft –, Blutdruckwerte aufwiesen, die zwischen 26 und 77 Prozent höher waren als der Normalwert von 80 mm/Hg (diastolischer, unterer Blutdruckwert). Mindestens die Hälfte aller Patienten mit Bluthochdruck leidet unter einer Insulinresistenz. Dabei besteht ein enger Zusammenhang zwischen Übergewicht und Blutdruck. Chronischer Stress und Gefäßwandschädigungen bringen das Fass zum Überlaufen. Da die Problematik der Insulinresistenz direkt mit der Hemmung der gefäßbelastenden Stickstoffmonoxid-(NO-)Bildung gekoppelt ist, ist kein Ausgleich möglich. Stattdessen führen zerstörerische Sauerstoffmoleküle (freie Radikale) des Stickstoffs und Sauerstoffs mit oxidativem Stress zur endgültigen Eskalation der Gefäßgesundheit.

Falls Sie Raucher sind und unter Bluthochdruck leiden, ist die erste Maßnahme zur Entlastung Ihrer Blutgefäße der Verzicht aufs Nikotin.

Auch regelmäßige Bewegung ist hilfreich und wirkt wie eine Verjüngungskur für die Gefäße: Durch körperliches Training bildet das Endothel in den Gefäßzellen Stickstoffmonoxid. Dieses verbessert die Zellversorgung und kann sogar Gefäßablagerungen mindern. Zusätzlich versiegelt es die Kappen der Plaques in den Blutgefäßen, wodurch diese nicht mehr so leicht platzen oder reißen können.

Der dritte Gefäßschutzfaktor ist die Ernährung: Zum einen heißt dies, durch eine stoffwechselgerechte, kohlenhydratarme Ernährungsweise Übergewicht langfristig abzubauen, denn zu viele Fettzellen werden auch zu Entzündungszellen. Außerdem werden die Körperzellen so wieder insulinempfindlicher, und eine Insulinresistenz klingt ab. Zum anderen heißt es, dass die Mahlzeiten so zusammengestellt werden sollten, dass sie reich an gefäßschützenden Nährstoffen sind. Hierzu zählen vor allem Omega-3-Fettsäuren aus Fisch, Hülsenfrüchten oder Nüssen. Der Körper baut diese Fettsäuren in die Gefäßinnenwände ein und macht sie elastischer.

Fettleber Typ 2

Noch lange bevor es zum Diabetes kommt, führt bereits eine nur leichte Insulinresistenz beim regelmäßigen Verzehr von zu großen Fructose-Mengen zur Entstehung einer sogenannten Fettleber. Schon eine schwache Insulinresistenz hat weitreichende Folgen. Die Muskulatur kann aus Glucose nur noch wenig Glykogen herstellen und einlagern. Dadurch fehlen dem Körper wichtige Energiereserven. Da die Glykogenbildung offenbar nicht mehr gelingt, stellt der Körper aus allen eintreffenden Kohlenhydraten jetzt Fett her. Eine andere Alternative hat er nicht.

Da die Leberzellen nie so stark von einer Insulinresistenz betroffen sind wie die Muskelzellen, wird das Fett in der Leber eingelagert. Auf diese Weise entwickelt sich schleichend eine Fettleber, die das Organ zunehmend größer und schwerer werden lässt. Diese Entwicklung ist der Beginn weiterer gravierender Lebererkrankungen wie zum Beispiel nichtalkoholische Hepatitis und Leberzirrhose.

Infolge des seit Jahrzehnten ständig steigenden Fructose-Konsums wird die Fettleber immer mehr zur Volkskrankheit. Bislang wurde sie meist nur mit einem hohen Alkoholkonsum in Verbindung gebracht, da Alkohol bekanntermaßen ebenfalls in der Leber zu Fett umgewandelt wird. Mittlerweile ist es jedoch so, dass selbst die Leber von Kindern verfettet ist, wenn diese übergewichtig sind.

Die Fettleber verursacht meistens keine beziehungsweise nur sehr geringfügige Symptome wie:

- Völlegefühl,
- Antriebsarmut (man denke an die Depression bei Fructose-Malabsorption),
- Druckgefühl im rechten Bauch,
- Beschwerden beim Liegen auf der rechten Seite (Übelkeit, Schmerzen),
- Blähungen,
- generelle körperliche und geistige Leistungsminderung und Antriebsarmut.

»Zu viel Fructose kann der Leber schaden, so wie zu viel Alkohol«, warnen die Mediziner auf der Website »Sugarscience.org« mit dem Beinamen »die ungesüßte Wahrheit«. Dort listen sie auch auf, dass ein US-Bürger im Jahr rund 30 Kilogramm Zucker konsumiere, dabei geht es allein um zugesetzten Zucker. Was an natürlicher Süße mit Obst oder Milch auch noch verspeist wird, ist da fast schon Nebensache. Erst in den vergangenen Jahren ist die NASH (nichtalkoholische Steatohepatitis) in den Fokus der Hepatologen geraten. Laut Privatdozent Jörg Bojunga aus Frankfurt am Main begünstigen Wohlstandserkrankungen wie Diabetes, Hypertonie und Adipositas den Verlauf von einer Leberverfettung bis zur terminalen Lebererkrankung. 15 bis 30 Prozent der Bevölkerung in Deutschland haben eine Fettleber mit Steatose. Diese entwickelt sich bei etwa einem Drittel zur Bindegewebsentzündung (NASH), hiervon bekommt wiederum ein Drittel eine Zirrhose mit dem Risiko eines hepatozellulären Karzinoms (HCC).

Die einzige gesicherte therapeutische Option bei NASH ist eine Änderung des Lebensstils mit einer ausgewogenen, stoffwechselgerechten Ernährung sowie mindestens dreimal wöchentlich intensiverer körperlicher Aktivität über 30 bis 45 Minuten. Dies reduziert nachweislich den hepatischen und viszeralen Fettgehalt, zielt jedoch aus hepatologischer Sicht weniger auf die (wünschenswerte) Gewichtsreduktion als auf die metabolischen Effekte.

Vom Fasten – das die Leberfunktion beeinträchtigt – raten Experten ab, ebenso von fructosehaltigen Produkten. Medikamentöse Ansätze wie Pioglitazon oder Vitamin E hätten sich insgesamt als weniger erfolgreich erwiesen.

Die NASH-Studie (Uni Hohenheim)

Die »Hohenheimer Fructose-Interventionsstudie (HoFI)« ist das Herzstück des Forschungsprojekts »Nicht alkoholbedingte Fettlebererkrankung (NAFLD): molekulare Mechanismen und ernährungsbasierte Prävention«. Über drei Monate beobachtete ein Forscherteam aus Ernährungswissenschaftlern elf übergewichtige Kinder, schulten sie und deren Eltern im Umgang mit Lebensmitteln, eine Langzeitstudie mit 300 übergewichtigen Kindern schloss sich an. Mit dieser Studie wollen die Wissenschaftler überprüfen, ob weniger Fruchtzucker eine Prävention vor Leberschäden bewirkt.

Die fünf bis acht Jahre alten Kinder wurden in zwei Gruppen eingeteilt. Zum einen eine Interventionsgruppe, deren Essgewohnheiten aktiv auf fructosearme Lebensmittel umgestellt werden. Die zweite Hälfte fungiert als Kontrollgruppe, die keine aktive Umstellung, sondern nur auf Wunsch eine Ernährungsberatung nach den Regeln der DGE erhält. Die Forscher wollen versuchen, den Kindern möglichst kindgerechte Alternativen für die fructosereiche Ernährung aufzuzeigen.

Neben den Kindern stehen auch die Eltern im Fokus der Ernährungswissenschaftler, da die Eltern von übergewichtigen Kindern oft mit den gleichen Problemen zu kämpfen haben.

Diabetes

Gemäß der International Diabetes Federation (IDF) waren im Jahr 2013 weltweit rund 382 Millionen Menschen im Alter zwischen 20 und 79 Jahren von der Diabetes-Pandemie betroffen: circa 8,3 Prozent der Weltbevölkerung. In Deutschland leiden 12 Prozent der Bevölkerung im Alter zwischen 20 und 79 Jahren an Diabetes mellitus, der weit überwiegende Teil an Typ-2-Diabetes – lange Zeit, ohne es zu wissen. Die chronische Erkrankung führt zu Spätfolgen wie Nerven-, Nieren- oder Herz-Kreislauf-Schäden.

Typ-Diabetes entsteht infolge von Insulinresistenz und Übergewicht (siehe Seite 102). Zudem muss berücksichtigt werden, dass bei Übergewicht mehr Zellen vorhanden sind, was bedeutet, dass noch mehr Insulin produziert werden muss, die Bauchspeicheldrüse also ein weiteres Mal zusätzlich gestresst wird. Infolgedessen kann das Insulin den Blutzucker nicht mehr normal niedrig halten, und Typ-2-Diabetes entsteht langsam, aber sicher. So gelangt zunächst bei Weitem weniger Zucker in die Zellen als bei einem nichterkrankten Menschen.

Erst einmal muss in dieser Kaskade noch kein Insulin gespritzt werden; man spricht von einem insulinunabhängigen Typ-2-Diabetes, da die Insulinproduktion noch vergleichsweise hoch ist. Hier sind als Therapien neben einer Gewichtsreduktion eine Ernährungsumstellung und regelmäßige körperliche Aktivität angezeigt. Versiegt – manchmal erst nach Jahren – die Insulinproduktion ganz, spricht man von einem insulinpflichtigen Typ-2-Diabetes, bei dem man Insulin spritzen muss, damit Glucose von den Zellen aufgenommen werden kann.

Die folgenden Anzeichen können bei einem Typ-1- wie auch bei einem Typ-2-Diabetes auftreten:

- häufiges (Polyurie) und nächtliches Wasserlassen (Nykturie),
- vermehrter Durst (Polydipsie),
- geringer Appetit und Gewichtsverlust,

- Abgeschlagenheit, Müdigkeit und Kraftlosigkeit,
- Heißhungerattacken, besonders zu Beginn der Krankheit,
- allgemeine Infektanfälligkeit (vor allem Infekte der Harnwege und der Haut),
- Juckreiz,
- Kopfschmerzen, Schwindel,
- Übelkeit, Erbrechen,
- Sehstörungen,
- Muskelkrämpfe und
- Bewusstseinsstörungen.

Als Hauptursachen für den entgleisten Stoffwechsel gelten Übergewicht, mangelnde Bewegung und eine zu kohlenhydrat- und gleichzeitig fettreiche (gesättigte Fettsäuren) Ernährung. Im Tierversuch wurde dies bestätigt: So erhielt eine Gruppe von Mäusen unbegrenzt fettreiches Futter mit Kohlenhydraten. Eine Vergleichsgruppe bekam ebenfalls unbegrenzt fettreiches Futter ohne Kohlenhydrate. Beide Gruppen nahmen zu und waren nach siebzehn Wochen gleich übergewichtig. Die meisten Mäuse der ersten Gruppe wiesen allerdings schon nach acht Wochen zu hohe Blutzuckerspiegel auf. In der siebzehnten Woche waren etwa zwei Drittel dieser Tiere an Diabetes erkrankt. Die Tiere der zweiten Gruppe waren davon nicht betroffen. Wie Untersuchungen der Betazellen der Bauchspeicheldrüsen schließlich zeigten, beeinflussten die aufgenommenen Kohlenhydrate die Aktivierung von 39 Genen, die auch beim Menschen mit der Diabetesentstehung in Zusammenhang gebracht werden. Etwa 80 Prozent dieser Gene wurden stärker exprimiert. Dabei handelt es sich besonders um solche, die den Mitochondrien-Stoffwechsel und damit die Bildung von freien Radikalen anregen (T. Dreja et al. in *Diabetologia*, November 2009). Der Ulmer Endokrinologe Bernhard Böhm sieht im Übrigen nicht den normalen Haushaltszucker, sondern die Fructose als eigentliches Übel.

Inwieweit eine fructosereiche Ernährung die Insulinsensitivität beeinflusst, haben auch Forscher um Isabelle Äberli von der Uniklinik Zürich untersucht (*Diabetes Care* 36/2013). Sie haben dazu neun gesunden, normalgewichtigen Männern über drei Wochen täglich drei gesüßte Drinks gegeben. Getestet wurden niedrige und höhere Fructose-Gehalte (40 oder 80 Gramm Fructose täglich). Als Vergleich dienten mit Glucose (Traubenzucker) oder Sucrose gesüßte Getränke mit Tagesdosen von je 80 Gramm. Ergebnis: Vor allem die 80-Gramm-Fructose-Drinks führten im Vergleich zu Glucose-Drinks zu deutlich geringerer Suppression der Glucose-Produktion in der Leber (60 versus 70 Prozent). Im Experiment reagierte zudem die Insulinsensitivität (ermittelt mit Clamp-Technik) äußerst empfindlich auf die Fructose-Aufnahme. Nach 80 Gramm Fructose stieg bei den Probanden die Blut-Glucose von 4,34 auf 4,71 mmol pro Liter, nach Aufnahme von 80 Gramm Glucose dagegen nur von 4,30 auf 4,50 mmol pro Liter. Alle fructosehaltigen Diäten (also auch die Sucrose-Drinks!) führten zudem schon binnen drei Wochen zu einem deutlichen Anstieg von LDL- und Gesamtcholesterin. Da Fructose verhältnismäßig rasch verstoffwechselt wird, bedeutet dies, dass der Fruchtzucker schneller und in größeren Mengen für die Fettsäuresynthese zur Verfügung steht. Die Verschlechterung des Lipidprofils bereits nach so kurzer Zeit sollte zu denken geben, betonen die Forscher.

Wissenschaftler des Max-Planck-Instituts stellten außerdem fest, dass das Glückshormon Serotonin ebenfalls eine wichtige Rolle bei der Entstehung von Diabetes spielt. Ein Mangel dieses Botenstoffes in der Bauchspeicheldrüse führe demnach zur Zuckerkrankheit (*PLOS Biology*, Oktober 2009; siehe hierzu auch Seite 127).

Typ-1-Diabetes

Bei dieser Autoimmunerkrankung entwickeln sich die Symptome binnen kurzer Zeit. Im schlimmsten Fall kommt es zu einem diabetischen Koma mit Bewusstseinsverlust. Die Betroffenen leiden unter einem Insulinmangel, denn die Bauchspeicheldrüse kann das Hormon nicht herstellen. Die insulinbildenden Betazellen werden hierbei durch körpereigene Abwehrzellen (T-Lymphozyten) und sogenannte Antikörper zerstört. Daraus entsteht ein Diabetes, der meist im Kindes- oder Jugendalter beginnt und als »juveniler Diabetes« bekannt ist. Diese Diabetesform gibt es aber auch bei Erwachsenen. Je früher er sich allerdings entwickelt, desto aggressiver ist er. Die Ursache für eine Typ-1-Diabetes-Erkrankung ist das Zusammenwirken von erblicher Veranlagung und äußeren Faktoren wie bestimmten Virusinfektionen zusammen mit einer Fehlsteuerung des Immunsystems.

Ernährung und ein zu hoher Zuckerkonsum spielen hier keine Rolle.

Typ-2-Diabetes

Hier entwickeln sich die Symptome über Jahre. Auch kann ein Typ-1- durch Insulinfettmast in einen Typ-2-Diabetes übergehen; es liegt somit quasi ein Doppeldiabetes vor. Nach längerer Zeit machen sich dann die weiter oben genannten Anzeichen bemerkbar. Sie werden nicht mit einer Typ-2-Diabetes-Erkrankung in Zusammenhang gebracht, weshalb dieser wie gesagt oft lange unentdeckt bleibt. Häufig weisen erst Folgeerkrankungen wie Herz-Kreislauf-Beschwerden, Nierenschwäche, Augenerkrankungen oder Polyneuropathie auf die Stoffwechselstörung hin.

 Blutzuckerwerte

Den Blutzucker kann jeder selbstständig mithilfe eines Tropfens Kapillarbluts (Vollblut) aus der Fingerkuppe messen. Handliche Blutzuckermessgeräte und Teststreifen gibt es in der Apotheke. Beim Arzt wird meist eine Blutprobe aus einer Vene entnommen. Aus dem Plasma wird der Blutzucker bestimmt.

Die Unterscheidung von Vollblut oder Plasma ist insofern von Bedeutung, als der Plasma-Glucose-Wert in der Regel etwas höher als der Vollblut-Glucose-Wert ist.

Die Normalwerte (Nüchternblutzuckerwert) sollten sich in folgendem Rahmen bewegen:

- *Erwachsene:* 65 bis 100 Milligramm pro Deziliter (3,5 bis 5,5 mmol/l [Millimol pro Liter]).
- *Kinder:* 60 bis 100 Milligramm pro Deziliter (3,3 bis 5,5 mmol/l).
- *Schwangere:* 65 bis 85 Milligramm pro Deziliter (3,5 bis 4,7 mmol/l).

Ein Typ-2-Diabetes kann in jedem Alter auftreten. Im Jahr 1970 wurde erstmals der Zusammenhang von Insulinresistenz und Hyperinsulinämie als Kompensationsversuch des Organismus für die Blutzuckererkrankung erkannt. Dies belegte, dass vor allem Umweltfaktoren (Stress) sowie eine unausgewogene, nicht stoffwechselgerechte Ernährungsweise, gekoppelt an zu wenig körperliche Aktivität, zur Diabeteserkrankung führen. Bei steigendem Blutzucker entgleisen die Betazellfunktionen in der Bauchspeicheldrüse ebenso wie die Empfindlichkeit der Rezeptoren und Transporter mit entsprechender Hyperinsulinämie.

Der medizinischen Arbeitsgruppe um die Heidelberger Diabetesforscherin Angelika Bierhaus gelang es in einer Studie aus dem Jahr 2011 zu zeigen, dass Diabetes-Folgeschäden und damit verbundene chronische Nervenschmerzen durch die Anhäufung hochreaktiver, aggressiver Stoffwechselendprodukte wie Methylglyoxal verursacht werden können. Forschungsergebnisse der letzten Jahre zeigten, dass diese Folgen nur zu rund 11 Prozent durch den Blutzucker und die Dauer der Erkrankung zu erklären sind. Wie die Forscher zeigen konnten, gehören reaktive Carbonylverbindungen, insbesondere Methylglyoxal, als sogenannte *advanced glycation end products* (AGEs) zu den schädigenden, durch komplexe Reaktionskaskaden entstehenden Molekülen.

Mit einer Gewichtsabnahme, einer konsequenten Ernährungsumstellung und vermehrter körperlicher Aktivität kann man einem übergewichtsbedingten Typ-2-Diabetes gegensteuern. Wenn diese Maßnahmen nicht ausreichend erfolgreich sind, werden zusätzlich blutzuckersenkende Medikamente eingesetzt werden. Genügen diese nicht, ergänzen Insulinspritzen sie nach und nach beziehungsweise ersetzen sie. Je früher man damit anfängt, desto geringer ist die nötige Dosis. Das bedeutet aber keinesfalls, dass, wer einmal Insulin spritzt, immer spritzen muss. Sobald die Blutzuckerwerte nach Gewichtabnahme wieder im Gleichgewicht sind, funktioniert auch die Insulinausschüttung im Körper besser. Wenn die Bauchspeicheldrüse entlastet wird, kann sie wieder besser arbeiten.

Bei Diabetes vom Typ 1 kann der Körper das Hormon nicht mehr selbst produzieren. Es muss ein Leben lang zugeführt werden. Neben einer Ernährungsumstellung auf eine Low-Carb-Kost oder eine Insulin-Trennkost ist Bewegung ideal, um den entgleisten Zellstoffwechsel zu entstressen. Dabei muss es nicht gleich Sport sein: Auch durch regelmäßige Spaziergänge an der frischen Luft in flottem Tempo erholen sich die Zellen, der Blutdruck sinkt ebenso wie der Blutzucker. Der Sauerstoff wirkt belebend, das Sonnenlicht stimmungsaufhellend.

Welcher Zucker bei Diabetes?

Früher war Süßes für Zuckerkranke tabu. Stattdessen sollten sie, wenn überhaupt, spezielle Diätprodukte zu sich nehmen: zuckerfreie Kekse, Marmeladen und Säfte, Diabetikerschokolade oder -pralinen. Nach derzeitigem Stand der Wissenschaft sind diese Produkte für Menschen mit Diabetes nicht notwendig.

Auch die Politik hatte darauf reagiert. Anfang September 2010 wurde mit der »Sechzehnten Verordnung zur Änderung der Diätverordnung« das Aus für die kostspieligen Artikel auf den Weg gebracht. Gründe dafür gab es viele. So haben Diabetikerprodukte gegenüber normalen Lebensmitteln keine Vorteile. Im Gegenteil, viele enthalten zu viel Fett und sind zudem meist mit Zuckeraustauschstoffen versetzt: mit Fructose, Sorbit, Xylit, Mannit oder Isomalt. Diese Ersatzsubstanzen erhöhen zwar den Blutzuckerspiegel nicht, machen aber dennoch dick. Denn sie sind fast genauso kalorienreich wie normaler Zucker. Zudem kann der Darm Zuckeraustauschstoffe schlecht verdauen.

Hinzu kommt, dass einige der Stoffe nicht so gut süßen wie normaler Zucker. Sorbit zum Beispiel ist nur halb so süß. Das bedeutet: Je süßer der mit Sorbit versetzte Diabetikerpudding ist, desto mehr Kalorien enthält er im Vergleich zu normalem Pudding. Dem Körper tut man damit keinen Gefallen.

Etwas anders sieht die Sache bei Süßstoffen aus. Im Gebrauch sind verschiedene Substanzen, zum Beispiel Saccharin, Cyclamat, Aspartam oder Acesulfam. Schon eine kleine Menge davon genügt, um Zitronensaft zu süßen. Angeboten werden sie flüssig oder als Minipillen (siehe hierzu auch Seite 166).

Fruchtsaft – bei Unterzuckerung nicht ideal

Gegen Unterzuckerung (Hypoglykämie) verwenden Diabetiker außer Traubenzucker oft auch Fruchtsaft oder Süßigkeiten mit verschiedenen Zuckerformen. Produkte mit Fructose sind dabei nicht besonders gut geeignet, konnten kanadische Forscher feststellen (*Pediatric Diabetes* 11/2010). Sie haben diabeteskranke Kinder bei jeder gemessenen Unterzuckerung eine gleiche Menge von Kohlenhydraten essen lassen, und zwar in Form von Traubenzuckertabletten, Kaubonbons (mit Sucrose) oder Fruchtkonzentrat (mit Fructose). Ergebnis: Hypoglykämien wurden mit Sucrose und Glucose in 4,5 von 5 Fällen ausreichend beseitigt, mit Fructose jedoch nur bei 3,2 von 5 Unterzuckerungen.

Neurodegenerative Erkrankungen

Wie schon angedeutet wurde, bahnt eine Insulinresistenz auch neurodegenerativen Erkrankungen den Weg. Ausgehend von dem Verhalten der Insulinrezeptoren bei einer Insulinresistenz, folgen weitere, ineinander übergehende Schritte. Sie werden durch das sogenannte Insulinrezeptorsubstrat (IRS 1 + 2) vermittelt und sind für die Gensteuerung, die Wachstumsprozesse, die Zellteilung, den programmierten Zelltod (Apoptose) als auch für die Insulin-Signal-Übersetzung verantwortlich. An sie binden sich Enzyme mit Steuerfunktion. Eines davon, die Phosphatidylinositol-3-Kinase (PI3-Kinase), ist eine Schlüsselstelle für das Wachstum von Nervenzellen und ihren Überlebensmechanismen, aber auch von oxidativem Zellstress und Sauerstoffmangel mit Durchblutungsstörungen. Die PI3-Kinase aktiviert Glucose-Transporteiweiße und ist für die Balance der Fett- und Eiweißsynthese zuständig wie auch für deren Abbau. Auch die Glucose-Neubildung aus Aminosäuren (Gluconeogenese) und die Schritte für Auf- und Abbau des Glucose-Energiespeichers Glykogen stehen unter der Kontrolle dieses Schlüssels. Zudem reguliert er weitere Prozesse im Zellstoffwechsel, die zu sogenannten Amyloidablagerungen und infolgedessen zur Alzheimer-Erkrankung führen können. Diese trifft einen dann also keineswegs aus heiterem Himmel, sondern ist eine direkte Konsequenz einer Insulinresistenz, weshalb sie auch »Typ-3-Diabetes« genannt wird.

Im Gehirn gibt es ein weit verzweigtes Netz von Insulinrezeptoren. Von besonderer Bedeutung ist das Schlüsselhormon auch für das Gedächtnis und für kognitive Leistungen. Eine Insulinresistenz des Gehirns führt zu Beeinträchtigungen von Gedächtnisleistungen, Konzentration und kognitiven Prozessen. Suchtverhalten, Essstörungen, Müdigkeitssyndrom *(chronic fatigue syndrome)*, Depressionen und Demenz sind genauso mit einer Insulinresistenz des Gehirns verbunden wie ein Typ-2-Diabetes. Besonders für das Verständnis frühester

Entgleisungen bei der Alzheimer-Erkrankung sind die Mechanismen der Insulinresistenz grundlegend. Bei einem Diabetes mellitus Typ 3 können die Gehirnzellen aufgrund einer Insulinresistenz nicht adäquat mit Glucose versorgt werden. Struktur und Funktion der Zellen, der Bau- und der Energiestoffwechsel nehmen dabei massiven Schaden. Erst am Ende dieser verminderten Insulinfunktion entstehen das für die Alzheimer-Erkrankung toxische Beta-(β-)Amyloid und sogenanntes hyperphosphoryliertes Tau-(τ-)Protein.

Fructose macht der Steuerzentrale im Kopf offenbar besonders zu schaffen. So haben Forscher bei Ratten, denen sie hohe Dosen an Fructose verabreichten, ein geschwächtes räumliches Erinnerungsvermögen festgestellt. Um den Effekt zu erforschen, setzte die Neuropsychologin Amy Ross von der Georgia State University einige Ratten auf eine Diät, bei der 60 Prozent des täglich verabreichten Kaloriengehalts auf die Fructose entfielen. Die auf diese Art manipulierten Ratten entließ die Forscherin in ein Wasserbecken. Darin sollten die Tiere eine eingetauchte Plattform finden, über die sie aus dem Becken klettern konnten. Zwei Tage später wiederholte Ross das Experiment, diesmal jedoch hatte sie die überschwemmte Plattform aus dem Becken entfernt, bevor sie die Ratten ins Bassin beförderte. Die Fructose habe die Tiere nicht daran gehindert, die Plattform beim ersten Test zu finden, erklärte die Forscherin ihre Beobachtungen. Aber sie konnten sich offenbar nicht mehr so gut an die Position der Plattform erinnern, wenn diese entfernt worden ist. Sie schwammen zufälliger herum als Ratten, die eine Kontrolldiät erhalten hatten (*Focus*, 19. Juli 2009).

Im Energiebereitstellungsprozess entstehen bei der Verarbeitung von Fructose in der Leber Triglyzeride. Diese Fettstrukturen, die mit dem Blut durch den Körper wandern, können mit Insulin zusammenwirken. Das Insulin beeinflusst den Aufbau von Gehirnzellen und die sogenannte Plastizität, die Fähigkeit von Hirnarealen, sich unter verschiedenen Einflüssen zu verändern. Vor dem Hintergrund der Forschung empfiehlt Professorin Marise Parent von der Georgia State University nur moderaten Fruchtzuckerkonsum.

Depression

Ebenfalls im Gefolge einer Zuckerunverträglichkeit klagen viele Betroffene über Schlaflosigkeit und Niedergeschlagenheit bis hin zur Depression. Diesen Zusammenhang zwischen Fruchtzucker und Depression konnte der österreichische Ernährungsmediziner Maximilian Ledochowski nachweisen (*Journal für Ernährungsmedizin* [Schweiz], 1/2001). Zu Beginn seiner Forschungen zu diesem Thema hatte er in der Fachwelt keinen einfachen Stand. Kaum jemand wollte zunächst so recht glauben, dass der »gesunde« Fruchtzucker depressive Verstimmungen auslösen kann.

Für Ledochowski hingegen zeichnet sich der Mechanismus aber immer klarer ab: Fruchtzucker hat Einfluss auf den Stoffwechsel der Eiweißbausteine, der Aminosäuren. Bei einer Fruchtzuckerunverträglichkeit kann die Aminosäure Tryptophan nicht mehr aus dem Darm aufgenommen werden. Denn der Fruchtzucker bindet das Tryptophan an sich und wandert damit in den Dickdarm. Somit gelangt die Aminosäure nicht wie üblich aus dem Dünndarm über die Blutbahn ins Gehirn. Fehlt dieser Baustein jedoch, kann hier nun kein Serotonin gebildet werden.

Bei einer bestehenden Insulinresistenz wird nicht nur die Serotoninsynthese gedrosselt. Auch die Serotonintransporter und -rezeptoren verlieren an Sensibilität. Tatsächlich sinken die Wirkspiegel und die Wirkung des verbleibenden Serotonins zusammen ab. Hohe Insulinspiegel abends und nachts hemmen die Synthese von Wachstumshormonen genauso wie die Synthese von Serotonin und des Schlafhormons Melatonin. Die Folge: schlechte Stimmung, Ängste, zunehmende Schmerzempfindlichkeit, schlechter Schlaf bis hin zur Depression.

Bereits Anfang der nuller Jahre wurde in den USA von A. N. Westover und Kollegen eine Studie veröffentlicht, die einen Zusammenhang zwischen Zuckerkonsum und Depression aufzeigte (*Depression and Anxiety*, 16/2002). Zwischen dem jährlichen Zuckerverbrauch in einem Land und der Häufigkeit depressiver Erkrankungen *(major depression)* scheint ein hochsignifikanter Zusammenhang zu bestehen. Möglicherweise ebnet zu viel Süßes den Weg in die Depression. Allerdings lassen sich über mögliche Ursache-Wirkung-Beziehungen nur Annahmen treffen. So ist unter anderem denkbar, dass sich vermehrter Zuckerkonsum auf eine Schwächung der Endorphinproduktion auswirkt (die an Depressionen beteiligt sein kann) oder dass Überzuckerungen zu giftigen Stoffwechselprodukten führen (freie Radikale) und dass süßer Geschmack Hirnzentren aktiviert, die bei Depressionen eine Rolle spielen. Andererseits ist Depression eine stark mit Stress assoziierte Erkrankung. Bei Stress wird das Kortisonsystem aktiviert. Dieses ist zu dem Zweck angelegt, den Organismus an chronische Belastungen anzupassen. Kortison ist ein Gegenspieler von Insulin. In Hungerzeiten oder bei langwierigen Konflikten kommt es darauf an, den Blutzucker aufrechtzuerhalten, auch wenn er nicht aus der Nahrung bezogen werden kann. Dazu dient die Gluconeogenese aus der Leber. Kein Organ, auch das Gehirn nicht, das ausschließlich Glucose verbrennt, muss bei Nahrungsmangel auf Glucose verzichten. Bei Nahrungsmangel und sinkendem Glucose-Spiegel fällt das Insulin ab. Sein Gegenspieler Glucagon löst die Gluconeogenese in der Leber aus. Insulin wird in einer Stresssituation auch durch Kortison gehemmt, sodass dem Organismus Glucose aus eigener Produktion zur Verfügung gestellt werden kann.

Kortison sorgt auch dafür, dass sich die im Körper vorhandenen Fettreserven in der Bauchhöhle konzentrieren, weil die Fettsäuren dort rasch als Energie für das Gehirn bereitgestellt werden können. Die im Bauchfett gelagerten Fettzellen produzieren aber Entzündungskörper (Zytokine) mit allen damit einhergehenden Konsequenzen. Sie fördern die Entwicklung von Insulinresistenz. Mit dem bereits durch Kortison (aufgrund des niedrigen Insulins) erhöhten Blutzucker führt dies schließlich zu Hyperglykämie. Bei Patienten mit Depressionen ist das Kortison erhöht und die Insulinresistenz gesteigert (M. Deuschle in *Psychologie Heute*, November 2006). Wie der Stoffwechsel bei jedem chronischen Zustand von Entzündung entgleist, kommt es bei Dauerstress zu einer nachhaltigen Störung der gesamten Stoffwechsellage.

Bei einer Depression im Gefolge einer Fructose-Intoleranz empfiehlt sich eine langsame Fruchtzuckerentwöhnung. Eine Umstellung auf gesunde Zucker ist in jedem Fall empfehlenswert (siehe Seite 170). Regelmäßige Bewegung an der frischen Luft und Lichteinfluss kurbeln die Serotoninproduktion zusätzlich wieder an.

Zahnerkrankungen

Alle Zuckersorten schaden den Zähnen – insbesondere aber der Fruchtzucker. Auch wenn die Zuckerindustrie anderer Meinung ist und die Hauptursache für Karies in einer mangelhaften Zahnhygiene sieht (»Ein sauberer Zahn wird nicht krank« [Südzucker]), wissen Zahnärzte, dass Zucker ein Zahnkiller ist. Dabei tragen alle Kohlenhydrate der Nahrung zu Karies bei, also neben Zucker, Süßigkeiten und Honig auch Obst, ebenso wie nicht süß schmeckende stärkereiche Nahrungsmittel wie Vollkornbrot, Kartoffeln und Chips.

Zucker schädigt die Zähne nicht direkt, sondern wird zuerst von Bakterien (Streptococcus mutans) in den Zahnbelägen gefressen. Denn die Zähne sind von einem Biofilm (Plaque) umgeben, der viele säurebildende Bakterien enthält. Diese bauen Zucker und Stärke zu Säuren um, welche Calciumphosphate aus dem Schmelz lösen und den Zahn so angreifen. Die Mischung aus Zahnbelag, seinen Bakterien und Zucker wirkt also zahnschädigend. Denn normalerweise herrscht in der Mundhöhle ein neutraler pH-Wert zwischen 6 und 7. Zuckerhaltige Nahrungsmittel machen diesen pH-Wert vorübergehend sauer mit Werten zwischen 5 und 4. Dadurch lösen sich Mineralien aus dem Zahnschmelz. Anschließend neutralisiert der Speichel die Säuren langsam wieder, und der Zahnschmelz erholt sich. Dabei ist die Entstehung von Karies keineswegs eine konstant ablaufende Entwicklung, sondern eine Folge der stetigen Ent- und Remineralisierung der Zahnsubstanz.

In jeder Phase der Schädigung kann das Gleichgewicht zwischen Entmineralisierung und Remineralisierung wiederhergestellt und so ein Fortschreiten der Zahnerkrankung beendet werden. Isst oder trinkt man aber regelmäßig und den ganzen Tag über immer wieder Süßes, führt das zu ständigen Säureangriffen.

Das passiert im Übrigen auch beim Verzehr von säurehaltigen Mahlzeiten wie Zitrusfrüchten oder Zutaten wie Essig. Besonders schädlich sind aber süße Mahlzeiten, die länger im Mund bleiben, wie Bonbons. Sie lagern sich im Gegensatz zu fetthaltigen Speisen an den Zähnen an und bieten so einen idealen Nährboden für Bakterien.

Je höher der Zuckerverzehr, desto höher ist der Prozentsatz säurebildender (azidophiler) Bakterien. Alle fermentierbaren Kohlenhydrate wie Glucose, Saccharose oder Fructose können von den Bakterien umgebaut werden. Mit Saccharose gelingt dies am einfachsten, weshalb sie das höchste kariogene Potenzial besitzt, knapp gefolgt von Glucose und Fructose. Bei hochkonzentrierter Saccharose im Mundraum können neben Säuren auch sogenannte Glucane entstehen. Diese wie ein starker Kleber wirkenden Moleküle unterstützen die Anhaftung von Streptococcus mutans an der Zahnoberfläche. Wichtiger aber als Art und Menge des Zuckers ist die Häufigkeit des Verzehrs, denn ständiger Zuckerkonsum verschiebt den pH-Wert in den sauren Bereich.

Als besonders schädlich gilt der häufige Konsum von Softdrinks. Durch ihren hohen Zuckergehalt und sauren pH-Wert begünstigen sie die Entmineralisierung des Schmelzes besonders stark. Zusammen mit einer mangelhaften Mundhygiene bietet dies das Einfalltor für Zahnschäden.

Übrigens: Komplexere Kohlenhydrate können von den Bakterien nicht verstoffwechselt werden und sind daher nicht kariogen.

Zahnerkrankungen sollten immer ernst genommen und so rasch wie möglich behandelt werden. Begleitend empfehlenswert ist dazu stets auch eine Umstellung auf gesunde, nicht zahnschädliche Zucker. Denn sobald schädliche Bakterien den Zahnschmelz oder das Zahnfleisch perforiert oder aufgeweicht haben oder es zu Zahnfleischbluten kommt, können sie in die Nervenbahnen und die Blutbahn gelangen und über diese Wege auch auf innere Organe übergehen. Dies führt zur Schwächung und Schädigung mehrerer miteinander verbundener Organsysteme und kann zu ernstzunehmenden Erkrankungen führen.

Nachweislich beeinflusst die Mundgesundheit die Herzfunktionen. Denn über den Blutkreislauf gelangen rund 700 unterschiedliche Bakterientypen früher oder später zum Herzen. Hier werden sie in Blutplättchen (Thrombozyten) eingekapselt und sind so vor der Zerstörung durch Antikörper des Immunsystems wie auch durch Antibiotika geschützt. Diese bakterielle Streuung bezeichnet man als »Zahnherd«. Zum Störfeld wird sie, wenn das Abwehrsystem überlastet wird und der Organismus sich nicht mehr selbst regulieren kann. Dabei muss man im Übrigen nicht unbedingt Zahnschmerzen empfinden.

Tote Zähne, entzündetes Zahnfleisch, Amalgam sowie Weisheitszähne können so auch für die Entstehung einiger chronischer sowie schwerer akuter Krankheiten verantwortlich sein. Vereiterte Wurzelspitzen können etwa akute Herzprobleme auslösen, Parodontitis bei Schwangeren das Risiko einer Frühgeburt erhöhen. Kranke Zähne können Mitverursacher oder sogar Auslöser für multiple Sklerose (MS), Rheuma oder Typ-2-Diabetes sein.

Halten Sie Maß beim Zucker- und insbesondere beim Fructose-Konsum in flüssiger Form. Auch eine gute Mundhygiene ist wichtig, putzen Sie Ihre Zähne nach jeder Hauptmahlzeit. Wenn Sie keine Gelegenheit dazu haben, sollten Sie den Mund mit Wasser ausspülen. Nach dem Verzehr von säurehaltigen Nahrungsmitteln (zum Beispiel Zitrusfrüchten, Essigsoßen und so weiter) und Getränken sollten Sie Ihre Zähne erst nach 30 Minuten putzen. Durch die Säure wird der Zahnschmelz verletzlich; Enzyme im Speichel bauen die Säureschäden wieder ab. Eine professionelle Zahnreinigung durch einen Zahnarzt sollte ein- bis zweimal im Jahr erfolgen.

Da sich insbesondere eine Parodontitis über einen langen Zeitraum entwickelt und man sie nur selten selbst erkennt, ist eine regelmäßige Kontrolle durch den Zahnarzt wichtig. Amalgamfüllungen können zu Hautausschlägen (Dermatitis) im Gesicht führen und im Fall einer Amalgamallergie zu unspezifischen Beschwerden wie leichter Ermüdbarkeit, Reizbarkeit, Gedächtnisverlusten, depressiven Verstimmungen, Schlafstörungen, erhöhter Infektanfälligkeit oder Missempfindungen in der Mundhöhle. Eine Amalgamentfernung und anschließende Ausleitung sowie ein Ersatz der Füllungen durch sogenannte Komposite aus Kunststoff sind hier empfehlenswert.

Fructosearm leben, essen und genießen

Symptome natürlich lindern

Bei einer Fructose-Intoleranz kann es sinnvoll sein, neben einer Ernährungsumstellung weitere Maßnahmen einzuleiten, um die Symptome zu lindern und den Darm zu stärken. Einige Ärzte und Heilpraktiker vertrauen auf eine Bioresonanztherapie, welche die körpereigene Abwehr so stärken soll, dass sich der Körper bei der Darmsanierung selbst helfen kann. Auch homöopathische Mittel können die Selbstheilungskräfte anregen. Befragen Sie, sofern Sie Interesse an diesen Behandlungsmethoden haben, einen Arzt oder Heilpraktiker mit einer entsprechenden Zusatzausbildung.

Bei Blähungen helfen bestimmte Gewürze: Kümmel, Anis, Fenchel und Dill; Kümmel ist am stärksten wirksam. Geben Sie für einen Tee etwas Kümmel in eine Tasse, drücken Sie die Samen mit einem Löffel an, damit die ätherischen Öle austreten, und übergießen Sie sie mit heißem Wasser. Im Drogeriemarkt gibt es auch fertig gemischten Anis-Fenchel-Kümmel-Tee. Helfen kann bei Bauchkrämpfen Schüßlersalz 7 Magnesium phosphoricum in der Potenz D6 oder D12, und zwar als »Heiße 7« – dazu lösen Sie sieben Tabletten in heißem Wasser auf und trinken die Mischung schluckweise. Vorsicht bei Lactose-Intoleranz, da diese Tabletten Lactose enthalten, daher in diesem Fall auf Schüßlersalze in Tropfenform ausweichen.

Eine bessere Fructose-Verträglichkeit kann durch Traubenzucker- beziehungsweise Glucose-Gabe erreicht werden, es gelingt bei den meisten Patienten mit intestinaler Fructose-Intoleranz. Das ist individuell unterschiedlich, da dies von der Menge der funktionierenden GLUT-5-Transporter abhängt. Als Faustregel gilt: pro Gramm Fruchtzucker 1 Gramm Traubenzucker zugeben beziehungsweise zuführen (das Verhältnis sollte immer 1 zu 1 betragen, besser sogar ist ein leichter Glucose-Überschuss), um die Resorption der Fructose zu normalisieren. Auch nach einer Mahlzeit zugeführter Traubenzucker ist wirksam, da Glucose schneller vom Darm aufgenommen wird als Fructose. Beachten Sie jedoch die abführende Wirkung von Traubenzucker in hohen Mengen (das kann zu ähnlichen Symptomen führen wie Fructose-Intoleranz) und behalten Sie die Kalorienmenge durch zugeführte Dextrose im Blick.

Eine Sanierung der Darmflora kann sinnvoll sein, wenn eine Dysbiose im Stuhl bestätigt wurde. Angesichts der Tatsache, dass es kaum einen Menschen mit einer hundertprozentig ausbalancierten Darmflora gibt, ist eine Therapie auf jeden Fall sinnvoll und unschädlich, selbst wenn keine entsprechende Diagnose erstellt wurde. Die Darmflora kann durch eine Fructose-Intoleranz beeinträchtigt sein – in diesem Fall ist der Aufbau der Darmflora durch Anreicherung mit den »richtigen« Darmbakterien hilfreich (vor allem Bifidobakterien und Bakterien des Stammes Lactobacillus acidophilus entweder in Form von Nahrungsergänzungsmitteln oder als Bestandteil probiotischer Lebensmittel [siehe auch Seite 138f.]).

Wie Sie wissen, trägt die durch den Abbau von Fructose anfallende Harnsäure zu zahlreichen Krankheiten bei. Neben den bereits erwähnten gibt es noch zahlreiche weitere Erkrankungen wie Rheuma, Arthrose, Arthritis und viele mehr, die infolge eines hohen Harnsäureaufkommens entstehen können. Daher lautet unsere zweite Empfehlung: Helfen Sie Ihrem Körper dabei, dieses Übermaß an Säuren schnellstmöglich auszuleiten, mit einer Entsäuerungskur, die einerseits die Säureausleitung forciert und andererseits das mit einer Übersäuerung einhergehende Basendefizit ausgleicht. Eine solche Entsäuerungskur können Sie leicht in Ihren Alltag integrieren.

Eine Darmsanierung und eine Entsäuerungskur empfehlen sich für jeden, der durch Fructose geschädigt ist beziehungsweise der etwas für seine Gesundheit tun möchte. Beispielsweise profitieren Menschen mit einer Lebererkrankung meist sehr von einer Darmsanierung – aufgrund der eingeschränkten Funktionsfähigkeit der Leber können sie anfallende Bakteriengifte (die vor allem bei einer Fehlbesiedelung entstehen) nicht mehr so gut abbauen. Die Symptome reichen dann von Müdigkeit bis hin zu komatösen Zuständen. Durch eine Darmsanierung bietet man weniger giftproduzierenden Bakterien Raum, und der Allgemeinzustand verbessert sich. Auch in Sachen Darmkrebs scheint es positive Einflüsse von Präbiotika (lösliche pflanzliche Ballaststoffe wie Inulin, Pektin und Haferkleie) mit einer Neubesiedelung des Darms zu geben.

Doch eine Besiedelung des Darms mit den richtigen Bakterien kann noch mehr: Die richtigen Bakterien sorgen für eine Stabilisierung der Darmzotten durch bestimmte Fettsäuren, die sie produzieren. Sie sorgen dafür, dass schädliche Eindringlinge wie Krankheitserreger und Pilze aus dem Darm ferngehalten werden, und stärken das Immunsystem.

Den Darm sanieren

Eine Dysbiose, also ein Ungleichgewicht der Darmflora, ist selbst einer der möglichen Auslöser einer Fructose-Intoleranz. Im Laufe der Erkrankung verstärkt sich diese Darmfehlbesiedlung weiter – und zwar so extrem, dass aufgrund der daraus folgenden Schwächung des Immunsystems zahlreiche weitere Beschwerden und Erkrankungen auftreten können. Folglich muss dem Aufbau der Darmflora bei einer

Fructose-Intoleranz erhöhte Aufmerksamkeit geschenkt werden. Auf diese Weise lässt sich innerhalb von drei bis sechs Monaten wieder ein gesundes Darmmilieu herstellen – natürlich nur, wenn man sich gleichzeitig basenreich ernährt.

Die Mikroorganismen, die als Darmflora bezeichnet werden und in der Schleimhaut des Darms nisten, leben ja mit uns in einer gesunden Symbiose, wehren unerwünschte Viren, Bakterien oder Pilze ab und sorgen zugleich für die Bildung von Vitaminen und lebenswichtigen Fettsäuren. Außerdem sind sie wichtig für die Verwertung von Nahrung und ein widerstandsfähiges Abwehrsystem.

Für eine artenreiche Darmflora ist es wichtig, dass wir einen abwechslungsreichen Speiseplan haben. Jede Bakterienart hat dabei ihre Vorlieben. Wenn man sich sehr einseitig ernährt, füttert man nur bestimmte Arten, und andere gehen dann zugrunde. Die Balance gerät durcheinander. Ebenso ist es bei einer Antibiotikatherapie, die massiv in die Vielfalt der Mikroorganismen eingreift. Nach Absetzen des Antibiotikums vermehren sich dann häufig solche Bakterien, Keime und Pilze, die dem Darm nicht guttun. Deshalb ist eine darmgesunde Ernährung so wichtig. Gesunde Menschen können so eine leicht geschädigte Darmflora binnen kurzer Zeit wieder in Balance bringen. Bei Fructose-Intoleranz-Betroffenen kann das etwas länger dauern, aber mit einer langfristigen Umstellung der Ernährung ist eine Änderung möglich. Am ehesten eignet sich hier eine Ernährung, die ballaststoffreich, eiweißreich, arm an gesättigten, aber reich an ungesättigten Fetten ist. Da bei Fructose-Intoleranz in Phase 1 der Ernährungsumstellung (Karenzphase) Ballaststoffe gemieden werden sollen, empfiehlt es sich, mit der Darmsanierung erst in Phase 2 oder 3 zu beginnen (siehe auch S. 175).

Präbiotika

Was Darmbakterien besonders guttut, sind Präbiotika (das lateinische *prae* heißt »vor« und das griechische *bíos* »Leben«). Bei Präbiotika handelt es sich um unverdauliche Nahrungsbestandteile (in Form von Inulin, Oligofructose, Pectin und resistenter Stärke), die die Ausprägung einer gesunden, vielfältigen Darmflora unterstützen und nützlichen Bakterien (Probiotika) dabei helfen, sich anzusiedeln. Probiotika sind bestimmte Bakterien, die in aktiver Form in den Darm gelangen und sich dort ansiedeln können. Durch Präbiotika entsteht ein günstiges saures Milieu im Darm, was krankmachende Keime davon abhält, sich anzusiedeln, aber ein Schlaraffenland für nützliche Bakterien ist.

Auch Präbiotika werden vielen Lebensmitteln heutzutage künstlich zugesetzt. Diese unverdaulichen Kohlenhydrate sollen Anzahl und Aktivität der erwünschten Milchsäure- und Bifidobakterien im Darm steigern, indem sie ihnen als Nahrungsgrundlage dienen. Das Präbiotikum Inulin besteht aus einer Fructose-Kette mit bis zu hundert Molekülen und einem endständigen Glucose-Rest. Es findet sich natürlicherweise als Speicherkohlenhydrat in Pflanzen, zum Beispiel in Topinambur, Schwarzwurzeln oder Pastinaken. Künstlich wird Inulin beispielsweise Milchprodukten und Wurstwaren zugesetzt. Es wird im Dünndarm nicht aufgenommen, da uns dafür das abbauende Enzym fehlt. Stattdessen wird Inulin im Dickdarm von Bakterien zu kurzkettigen Fettsäuren umgebaut. Man geht davon aus, dass Inulin vor allem nützlichen Darmbakterien als Nahrung dient und damit krankheitserregenden Bakterien entgegenwirkt. Der regelmäßige Verzehr soll zu einer Verbesserung der Darmflora führen. Allerdings können Abbauprodukte, die bei der bakteriellen Zersetzung entstehen, zu den gleichen Verdauungsbeschwerden wie der Verzehr von Fructose führen und damit eine ohnehin bei Fructose-Intoleranz bestehende Symptomatik verstärken. Daher sollte man zumindest während der Karenzphase auf solche Produkte verzichten und dann in der Testphase vorsichtig ausprobieren, ob man den Verzehr von inulinhaltigen Speisen beschwerdefrei verträgt. Das Gleiche gilt für Oligofructose, eine Kette aus bis zu zehn Fructose-Molekülen: Sie wandert unverdaut in den Dickdarm und wird dort bakteriell zersetzt. Auch Oligofructose sollte während der Karenzphase tabu sein und erst während der Testphase (Phase 3) ausprobiert werden.

Und darin stecken die Präbiotika

- *Resistente Stärke:* grüne Bananen, Bohnen, Erbsen, Linsen, gekochte kalte Kartoffeln, gekochter kalter Reis, Hirse, Weißbrot, Haferflocken, Vollkorn-Haferbrot.
- *Inulin:* Knoblauch, Zwiebeln, Schwarzwurzeln, Lauch, Spargel, Topinambur, Pastinaken, Chicorée, Artischocken, Endiviensalat. Es gibt außerdem gute Präbiotikapräparate mit Inulin aus Zichorienwurzel.
- *Oligofructose:* Zwiebeln, Knoblauch, Roggen, Hafer, Tomaten, Spargel, Bananen.

Probiotika

Zur Wiederherstellung eines gesunden Darmmilieus verwendet man in erster Linie die Bakterienstämme Lactobacillus acidophilus und Bifidobakterien. Sie werden der Darmflora in Form von Nahrungsergänzungen oder als Bestandteil probiotischer Lebensmittel zugeführt und können langfristig zur Normalisierung der Darmverhältnisse beitragen. Diese Mittel sind im Handel frei erhältlich und können zur Unterstützung der Gesundung bei Fructose-Intoleranz verwendet werden.

Probiotische Lebensmittel sind Nahrungsmittel, die lebende Mikroorganismen, sogenannte Probiotika, enthalten. Besonders Milchsäure- und Bifidobakterien stehen in dem Ruf, in positiver Weise auf die Darmflora zu wirken. Voraussetzung ist, dass die Mikroorganismen lebend, in ausreichender Zahl und regelmäßig in den Darm gelangen. Da sie sich nur für wenige Tage bis Wochen dort ansiedeln, ist eine regelmäßige Zufuhr Grundvoraussetzung für ihre Wirkung.

Wer seinen Bedarf an Probiotika mit Lebensmitteln decken möchte, sollte vor allem auf mit Milchsäurebakterien angereicherte Milch- und Sauermilchprodukte zurückgreifen. Darüber hinaus werden diese Mikroorganismen inzwischen auch anderen Lebensmitteln wie Müsli, Wurst oder Süßwaren künstlich zugesetzt. Allerdings reicht die Anzahl der eingebrachten Bakterien beim sogenannten Functional Food nicht immer.

Probiotika können wir auch in Form fermentierter Lebensmittel aufnehmen, also solcher Nahrungsmittel, die mithilfe von Bakterien vergoren werden. So enthält zum Beispiel Sauerkraut oder Bierhefe eine große Menge probiotischer Mikroorganismen. Wichtig beim Einkauf: Frisches Sauerkraut aus dem Reformhaus oder vom Biomarkt soll man roh verzehren. Bereits erhitztes Sauerkraut ist aus probiotischer Sicht wertlos. Als Patient mit Fructose-Intoleranz wartet man aber lieber die ersten beiden Phasen der Ernährungsumstellung ab, bis sich der Darm beruhigt hat, bevor man mit rohem Sauerkraut experimentiert. Aber auch Buttermilch, Joghurt, Miso, Kimchi und Kefir liefern Probiotika in Form von Bifido- und Milchsäurebakterien. Daneben gibt es zahlreiche probiotische Präparate, die ebenfalls meist Bifido- und Milchsäurebakterien enthalten. Wichtig ist bei allen probiotischen Lebensmitteln und Präparaten die regelmäßige Anwendung – am besten täglich, damit ein Effekt eintritt, denn die Bakterien brauchen lange, bis sie sich im Darm ansiedeln. Bei Präparaten, die man etwa vier Wochen am Stück einnehmen sollte, ist es wichtig, auf die Keimzahl zu achten – damit sie wirken können, müssen mit einer Kapsel (oder in einem Drink) mindestens hundert Millionen probiotische Bakterien aufgenommen werden. Je älter die Produkte sind, desto mehr der Keime schwinden übrigens – also sollte man ein Produkt wählen, dessen Mindesthaltbarkeitsgrenze noch in sehr ferner Zukunft liegt. Und ganz wichtig bei alldem ist natürlich die Ernährungsweise insgesamt, denn nur wenn die neuen Bewohner auch gefüttert werden – mit Präbiotika –, siedeln sie sich auch an.

Fettsäuren

Außer ausreichend Ballaststoffen (in Form von viel Gemüse und Vollkornprodukten) sollte die Ernährung eine gute Versorgung mit wertvollen, mehrfach ungesättigten Omega-3-Fettsäuren und ebenso mit mehrfach ungesättigten Omega-6-Fettsäuren liefern. Omega-3-Fettsäuren bremsen Entzündungen aus und stärken die Darmbarriere. Omega-6-Fettsäuren hingegen sind wichtig für die Auslösung von Entzündungsreaktionen (was bei Krankmachern ja eine sinnvolle Reaktion ist) und unterstützen die Blutgerinnung. Sie sind deshalb ebenso wichtig für uns wie Omega-3-Fettsäuren – aber meist nehmen wir zu viel Omega-6- auf (in Form von Wurst, Fleisch, Fertigprodukten) und zu wenig Omega-3-Fettsäuren. Dadurch kann es zu vermehrten, unerwünschten Entzündungsreaktionen kommen.

Um das Verhältnis von Omega 3 zu Omega 6 auszugleichen, empfehlen sich der Verzehr von fettem Fisch (Hering, Makrele, Lachs, Thunfisch), Ölen mit einem höheren Omega-3- im Vergleich zu Omega-6-Anteil (zum Beispiel statt Sonnenblumen-, Distel- und Sesamöl lieber Raps-, Lein- und Walnussöl) und Nüssen in günstiger Fettzusammensetzung (wie Walnüsse, Macadamianüsse, Leinsamen). Zucker und andere kurzkettige Kohlenhydrate sollten eher gemieden werden, da sie entzündungsfördernd wirken; stattdessen sollte auf hochwertige Eiweiße Wert gelegt werden, da sie satt machen, dabei kalorienarm sind und die Abwehrkräfte fördern.

Gerstengras und Mineralerde

Da bei der Fructose-Intoleranz das Fructose-Transportersystem in der Darmschleimhaut entweder aus zu wenigen oder aber inaktiven GLUT-5-Molekülen besteht, sollte alles unternommen werden, um die Darmschleimhaut bei ihrer Regeneration zu unterstützen, sodass sich das Fructose-Transportersystem wieder erholen und zu neuer Aktivität finden kann. Gerstengras oder besser Gerstengrassaftpulver enthält sowohl ein besonderes Protein als auch einen besonderen

Ballaststoff, die beide der Darmschleimhaut bei Zellreparaturen und neuem Zellaufbau helfen können. Ein täglicher Shake aus Gerstengraspulver und Wasser ist daher bei einer Fructose-Intoleranz äußerst empfehlenswert.

Die Mineralerde Bentonit hat ebenfalls eine außerordentlich positive Wirkung auf das Verdauungssystem. Sie absorbiert sowohl die von den schädlichen Darmbakterien produzierten Toxine als auch überschüssige Gase und nicht zuletzt einen Teil der unerwünschten Bakterien selbst, sodass sie auf diese Weise die Heilung der Darmschleimhaut fördern kann. Bentonit wird morgens und abends eingenommen – jeweils 1 Teelöffel mit einem großen Glas Wasser.

Stuhltransplantation

Noch in ihren Anfängen steckt eine vielleicht auf den ersten Blick etwas befremdlich wirkende Form der Bakterien-Neubesiedelung im Darm: die sogenannte Stuhltransplantation. Dabei wird der Kot von Menschen mit gesunder Darmflora aufgereinigt und dem Betreffenden dann transplantiert – meist mittels Einlauf in den Dickdarm. Derzeit ist dieses Verfahren nur in Ausnahmefällen erlaubt, liefert aber erfolgversprechende Ergebnisse. Man darf gespannt sein, wann die Stuhltransplantation flächendeckend salonfähig wird.

Die Säure-Basen-Kur

Nichts geschieht ohne Grund. Und so kommt es auch nicht einfach so zu jener Dünndarmfehlbesiedelung, die möglicherweise die Fructose-Intoleranz mit verursacht. Die Darmflora setzt sich immer aus denjenigen Bakterien zusammen, die sich im jeweiligen Verdauungssystem am wohlsten fühlen. Je nach Milieu, pH-Wert und

Ernährungsweise siedeln sich die entsprechenden Mikroorganismen an.

Eine Ernährung, die reich an Kohlenhydraten und tierischem Eiweiß ist, kann durch eine chronische Übersäuerung des Organismus zu einer Verschiebung der pH-Werte im Verdauungssystem und nicht zuletzt zur Ansiedlung einer übermäßigen Anzahl von Fäulnisbakterien und Pilzen führen. Folglich kann eine Entsäuerung (zu der auch eine basische Ernährungsweise gehört) eine Änderung des Milieus bewirken. Die schädlichen Bakterien finden daraufhin nur noch wenig Nahrung und ziehen sich zurück, während sich die Lebensbedingungen für nützliche Darmbakterien (die mit hochwertigen Probiotika eingenommen werden) wieder verbessern und diese sich erneut verstärkt ansiedeln und vermehren.

Besonders nützlich ist das Präbiotikum Inulin, ausgerechnet eine Polyfructose, die aber vom Darm nicht resorbiert werden kann. Sie ist sehr nahrhaft für die guten Bifidobakterien, diese können pathogene Stämme überwachsen und damit verdrängen. Bei jeder Art der Nahrungsverwertung entstehen Säuren, ob in Darm, Magen, Leber und Nieren. Im Magen verdaut Salzsäure die Nahrung.

Bei der Verbrennung von Zuckermolekülen entsteht Kohlendioxid, was in Verbindung mit Wasser Kohlensäure ergibt. Über das Blut wird diese zur Lunge transportiert und abgeatmet. Bei der Eiweißverstoffwechselung entsteht Harnsäure, die über die Nieren ausgeschieden wird. Außerdem entsteht bei der Verwertung von Fetten, Eiweißen und Kohlenhydraten als Zwischenprodukt Essigsäure und so weiter. Das ist normal und läuft innerhalb eines gesunden Rahmens ab; erst zu viele Säuren werden zum Problem.

Dafür gibt es verschiedene Gründe, wie etwa Funktionsstörungen eines Entgiftungsorgans (zum Beispiel Leber oder Nieren), aber auch zu viel Stress, zu wenig Bewegung, Rauchen, übermäßiger Alkoholkonsum, zu wenig Schlaf und natürlich eine falsche Ernährungsweise. Sie führen zu einer Übersäuerung des Organismus.

Der richtige pH-Wert

Im Darm herrscht im Wesentlichen ein leicht basisches Milieu mit einem pH-Wert von circa 8 (Dünn- und Dickdarm). Durch Fehlernährungen (zum Beispiel zu wenig Ballaststoffe) kann es zu Störungen in Form von Darmträgheit kommen. Dabei entstehen durch Fäulnisprozesse (die Nahrung wird sehr langsam transportiert) viele Gase, die zu Blähungen und Durchfall führen können, außerdem viele Giftstoffe und zu viele Säuren, die den gesamten Organismus belasten und den Darm schädigen können. Auch die Entstehung von Reizdarm, Zwölffingerdarmgeschwüren oder Morbus Crohn kann durch eine Übersäuerung bedingt sein.

Ein übel riechender Stuhl ist ein deutliches Anzeichen für eine Übersäuerung des Darms. Aber auch andere Organe wie Leber, Haut, Nieren, Lunge können von einer Übersäuerung betroffen und in ihrer Funktionsweise gestört sein. Von einer Wiederherstellung der Säure-Basen-Balance profitiert also der ganze Organismus.

Ausgleichen lässt sich ein Säureüberschuss neben der Reduktion von Stress, einem aktiveren Alltag und einer allgemein gesünderen Lebensführung vor allem über Lebensmittel, die in unserem Organismus basisch wirken. Säuren und Basen neutralisieren sich gegenseitig.

Zur Erinnerung ...

Gemessen wird der Grad einer Säure beziehungsweise Base mit dem sogenannten pH-Wert. Sauer ist alles mit einem pH-Wert zwischen 0 und 7, basisch alles mit einem pH-Wert zwischen 7 und 14. Der pH-Wert 7 bedeutet »neutral« – Wasser beispielsweise hat diesen Wert.

Die Bezeichnung »pH« steht für »Stärke des Wasserstoffs« (lateinisch *potentia hydrogenii*).

Um den Grad der eigenen Übersäuerung zu messen, haben sich Teststreifen aus der Apotheke bewährt, die den pH-Wert des Urins messen. Für die Bestimmung des Übersäuerungsgrades misst man über einen Zeitraum von mindestens zehn Tagen mehrmals täglich den Mittelstrahlurin. Messen Sie unmittelbar vor und eine Stunde nach dem Frühstück, Mittag- und Abendessen. Vor dem Frühstück und vor dem Mittag- und Abendessen sollten die Werte sauer, nach dem Frühstück neutral, nach dem Mittag- und nach dem Abendessen leicht basisch sein. Dann ist alles so weit in Ordnung. Sind die Ergebnisse sämtlich sauer, ist das ein Anzeichen für eine Übersäuerung.

Alkalisch wirkende Lebensmittel

Vor allem bestimmte Obst- und Gemüsesorten wirken alkalisch (basisch, laugenhaft) aufgrund der darin enthaltenen Mineralien wie Kalium, Kalzium und Natrium, die basisch verstoffwechselt werden. Gleichzeitig sollten im Rahmen einer Säure-Basen-Kur Lebensmittel gemieden werden, die säuernd auf den Organismus wirken. Das sind vor allem tierische Eiweiße wie Fleisch, Wurst und Fisch; zugleich sollte auf Süßigkeiten und kurzkettige Kohlenhydrate verzichtet werden, da diese ebenfalls sauer machen. Saurer Geschmack ist allerdings kein geeigneter Indikator, um eine säuernde Wirkung vorauszusagen; zum Beispiel wirkt rohes Sauerkraut alkalisch im Körper, ebenso wie Zitronen.

Beim Basenfasten nach der Fastenexpertin Sabine Wacker zum Beispiel nimmt man über einen bestimmten Zeitraum möglichst ausschließlich basische Lebensmittel zu sich beziehungsweise solche, die basisch verstoffwechselt werden. Dieser Zeitraum kann zwischen zwei Tagen und zwölf Wochen liegen; deutliche Ergebnisse sind ab etwa einer Woche bemerkbar.

Während der Zeit des Basenfastens sollte man viel trinken (vor allem Wasser und ungesüßte Kräutertees), um über die Nieren Säuren und Giftstoffe auszuscheiden. Auch körperliche Aktivität oder Saunagänge helfen, den Säureüberschuss auszuscheiden, und zwar durch Schweiß über unsere Haut. Außerdem sollten Sie für Stressausgleich sorgen (zum Beispiel über Bewegung oder Entspannungsverfahren wie Yoga oder progressive Muskelentspannung), um einer nicht ernährungsbedingten Übersäuerung gegenzusteuern.

Die wichtigsten Säure- und Basenbildner

- *Säurebildner:* Fleisch, Wurst, Fisch, Meeresfrüchte, Honig, Süßes, viele Milcherzeugnisse (Käse, Quark, Joghurt – welcher andererseits gut als Probiotikum ist), Getreideprodukte (Nudeln, Brot), Nüsse, Hülsenfrüchte, Spargel, Artischocken, Rosenkohl, Fertigprodukte, Sojaprodukte (Tofu), koffeinhaltige Getränke, Alkohol, kohlesäurehaltige Getränke.
- *Basenbildner:* Früchte (wie Avocados, Brombeeren, Himbeeren, Melonen, Johannisbeeren, Kirschen, Kiwis, Papaya, Pfirsiche, Pflaumen), Salate (wie Endiviensalat, Feldsalat, Kopfsalat, Radicchio, Lattich, Rucola), Gemüse (Auberginen, Sellerie, Blumenkohl, Brokkoli, Frühlingszwiebeln, Grünkohl, Gurken, Karotten, Kartoffeln, Knoblauch, Kohlrabi, Kürbis, Lauch, Mangold, Paprika, Pastinaken, Radieschen, Rote Bete, Sauerkraut, Schwarzwurzeln, Zwiebeln, Tomaten, Weißkohl, Zucchini, Spinat), Kräuter, Sprossen und Keime, Pilze, Algen, stilles Wasser, Kräutertee.
- *Neutrale Lebensmittel:* Wasser, hochwertige Pflanzenöle, Butter, Sahne, Molke.

Unterstützen können Sie das Basenfasten, indem Sie zusätzlich zweimal täglich einen Teelöffel Basenpulver in Wasser oder Kräutertee einrühren und vor dem Essen trinken (aus der Apotheke oder dem Reformhaus, zum Beispiel von Dr. Jacob). Die darin enthaltenen Mineralstoffe helfen, Säuren im Körper zu neutralisieren.

Es empfiehlt sich, die Darmsanierung und die Säure-Basen-Kur voneinander getrennt durchzuführen, da bestimmte für die Darmsanierung notwendige Lebensmittel nicht verzehrt werden können. Zeitlich ist die Säure-Basen-Kur sinnvollerweise vor der Darmsanierung anzusiedeln, damit nicht mühsam »herangezüchtete« Probiotika im Darm durch den Verzicht auf bestimmte Lebensmittel Gefahr laufen, wieder ausgehungert zu werden.

In der Karenzzeit (Phase 1) der Ernährungsumstellung ist die Säure-Basen-Kur für Menschen mit Fructose-Intoleranz überdies nicht empfehlenswert, da sie die Auswahl an erlaubten Lebensmitteln zusätzlich einschränkt.

Die notwendigen Nährstoffe in einer gesunden Mischkost

Heute ist man sich weitestgehend darin einig, dass eine abwechslungsreiche, ausgewogene Mischkost, die sich an der mediterranen Ernährungsweise orientiert, empfehlenswert ist, um den Körper mit allen notwendigen Nährstoffen zu versorgen sowie das Immunsystem und die Darmgesundheit zu unterstützen. Dabei macht es der Speiseplan im Ganzen: So stecken in der einen Mahlzeit idealerweise wichtige Nährstoffe, die in einem anderen Gericht fehlen. Denn es gibt kein einzelnes, natürliches Lebensmittel, das einen mit allen lebenswichtigen Nähr- und Vitalstoffen gleichzeitig versorgt. Abwechslung ist also gefragt.

Die traditionelle Mittelmeerkost hat sich aus den typischen Essgewohnheiten der Region entwickelt. Ihr gesundheitlicher Wert liegt dabei nicht (nur) in bestimmten Nahrungsmitteln, sondern vielmehr im Zusammenspiel der Zutaten. Reichlich verzehrt werden frisches Gemüse, Salate und Obst, Getreideprodukte wie frisches Brot, Nudeln (Pasta), Reis und Kartoffeln, Hülsenfrüchte, Nüsse und Samen, frische oder getrocknete Kräuter und Knoblauch, Seefisch, Geflügel, Olivenöl. In Maßen verzehrt werden dagegen Milch- und Milchprodukte, Eier und Rotwein. Seltener auf dem Speiseplan stehen Rind-, Schweine- und Lammfleisch sowie Wurstwaren. Aus dieser Zusammenstellung ergibt sich eine optimale Nährstoffbilanz mit wenig gesättigten Fettsäuren, vielen einfach und mehrfach ungesättigte Fettsäuren (insbesondere Omega-3-Fettsäuren). Weiterhin positiv ist der hohe Gehalt an biologisch hochwertigem Eiweiß, »guten« Kohlenhydraten, Ballaststoffen, Mineralstoffen, Spurenelementen sowie Vitaminen und Pflanzenschutzstoffen. In Studien wurde belegt, dass diese Kombination die Zusammensetzung der Blutfette verbessert, indem sie den Gehalt an schädlichem LDL-Cholesterin und Triglyzeriden senkt und im Gegenzug den Gehalt an HDL-Cholesterin erhöht. Sie verringert die Oxidation von Fetten, senkt das Risiko einer Verklumpung der Blutkörperchen und wirkt Entzündungsprozessen entgegen. Auf dieser Grundlage schafft die Mittelmeerküche die Voraussetzung für ein (relativ) langes Leben.

Sich gesund zu ernähren ist wirklich sehr einfach und bietet zahlreiche Genusserlebnisse. Sie müssen auch keine Nährstofftabellen studieren und die nächsten Kapitel auswendig lernen. Wir zeigen Ihnen auf den folgenden Seiten, worauf es beim Essen im Wesentlichen ankommt, und geben Ihnen Tipps, wie Sie das Richtige für sich tun können. Schließlich sollen Sie sich wohlfühlen – eine der wichtigsten Grundlagen dafür, gesund und fit zu bleiben.

Eiweiß (Protein)

Eiweiß ist neben Kohlenhydraten und Fetten einer der Hauptnährstoffe in unserer Nahrung. Proteine liefern genauso viel Energie wie Kohlenhydrate und dienen vor allem zur Herstellung von Enzymen, Muskel-, Haut- und Haarzellen sowie Nervenzellen und Hormonen (wie Insulin und Glucagon) und den Antikörpern des körpereigenen Immunsystems. Bestimmte Eiweißbausteine bilden wichtige Elemente in den Zellwänden (Membranen) und sind dort für den Stoffaustausch zuständig. Auch sind sie verantwortlich für den Sauerstofftransport im Blut. Andere regeln in Form von Enzymen und Hormonen komplexe biochemische Vorgänge im Körper, sorgen für körperliche wie geistige Leistungsfähigkeit und das seelische Wohlbefinden.

Wenn die Zuckerspeicher leer sind, dienen Proteine auch der Energiegewinnung. So kann der Körper bei einer kohlenhydratarmen Ernährung auch aus Eiweiß (glucogenen Aminosäuren) Glucose bilden. Den Prozess, von dem in diesem Buch schon mehrfach die Rede war, nennt man »Gluconeogenese«.

Proteine setzen sich immer aus einzelnen Bausteinen (Aminosäuren) zusammen, von denen es zwanzig verschiedene gibt. Ein Teil dieser Aminosäuren ist besonders wichtig, da der Körper sie nicht selbst bilden kann. Für Erwachsene sind acht von ihnen, für Kinder sogar zehn essenziell. Diese muss man mit der Nahrung aufnehmen. Die Anzahl ihrer Bausteine und die Reihenfolge der Verknüpfung bestimmen die Eigenschaften des Eiweißes.

Um seinen Eiweißbedarf zu decken, kann man zu pflanzlichen wie tierischen Nahrungsmitteln greifen. Je höher ihr Anteil an essenziellen Aminosäuren, desto höher ist die Eiweißqualität. Sehr hochwertige Eiweißlieferanten sind Fleisch, Fisch, Eier, Milchprodukte, Hefe und Ölsamen. Getreide und Hülsenfrüchte gelten als biologisch weniger wertvoll. Der Körper kann nur geringe Mengen an Eiweiß speichern. Ein Erwachsener sollte täglich zwischen 55 und 85 Gramm Eiweiß verzehren (1 Gramm pro Kilogramm Körpergewicht laut Empfehlung der Deutschen Gesellschaft für Ernährung [DGE]). Um den Eiweißbedarf zu decken, reichen zwei bis drei Mahlzeiten mit kleinen Portionen Fleisch oder Fisch pro Woche aus, an den übrigen Tagen reichen vegetarische Gerichte. Pflanzliches Eiweiß kann auch gut verwertet werden, wenn es geschickt kombiniert wird (zum Beispiel

Müsli mit Milch, Pellkartoffeln mit Quark, Linsensuppe mit Vollkornbrot).

Fette

Fette liefern zwar mehr als doppelt so viel Energie wie Kohlenhydrate und Eiweiß, machen aber nicht unbedingt dick. Sie sind äußerst wichtig bei der Regulation des Blutzuckerspiegels und für das Sättigungsgefühl nach dem Essen. Isst man Kohlenhydrate mit Fetten oder Ölen (zum Beispiel Pasta mit Pilz-Sahne-Soße oder italienische Antipasti), so steigt der Glucose-Wert im Blut langsamer an, da der Körper auch das Fett verdauen muss. Das Gleiche gilt auch für die Aufnahme von Fructose beziehungsweise die Fructose-Menge, die der Körper »auf einmal« verwerten muss. Ein ähnlicher Effekt stellt sich bei einer Kohlenhydratmahlzeit ein, die mit Eiweiß kombiniert wird. Allerdings löst diese Kombination einen starken Insulinreiz aus.

Einige Fette sind als essenzielle Baustoffe unverzichtbar für den Körper, etwa für Zellwände (Membranen) und bestimmte Hormone. Fette sind bedeutende Energielieferanten und Träger für sekundäre Pflanzenstoffe (siehe Seite 160) sowie die fettlöslichen Vitamine A, D, E und K. Mehr als 30 bis 35 Prozent des gesamten Bedarfs an Energie sollte jedoch nicht durch Fett bereitgestellt werden, also pro Tag circa 60 bis 75 Gramm, damit dieses nicht auf den Hüften landet.

Fette stecken in tierischen Lebensmitteln wie Butter, Aufschnitt, Käse und Fleisch sowie in Pflanzenölen, Nüssen und Samen, aber auch in Schokolade oder Fertiggerichten.

Die Qualität von Fetten wird durch ihre chemische Zusammensetzung bestimmt. Alle Nahrungsfette setzen sich aus Glyzerin und Fettsäuren zusammen, wobei die Fettsäuren lange Ketten aus Kohlenstoff bilden. Glyzerin kann im Bedarfsfall im Stoffwechsel in Glucose umgebaut werden.

Man unterscheidet gesättigte Fettsäuren (hier sind die Kohlenstoffatome über Einfachbindungen miteinander verknüpft), einfach ungesättigte Fettsäuren (sie enthalten nicht nur Einfach-, sondern auch Doppelbindungen) und mehrfach ungesättigte Fettsäuren (mit mehreren Doppelbindungen).

Gesättigte Fettsäuren reagieren aufgrund ihrer Einfachbindungen langsamer mit anderen chemischen Stoffen im Körper und sind daher außer zur Energiegewinnung für keine weiteren körperlichen Prozesse nützlich. Wenn man zu viel davon aufnimmt – also mehr als 20 Gramm pro Tag –, schaden sie sogar. Gesättigte Fettsäuren sind reichlich in tierischen Lebensmitteln wie Fleisch, Eier, Käse und Aufschnitt sowie Butter und Schmalz vorhanden.

Wichtig zur Gesunderhaltung sind die ungesättigten Fettsäuren, die teilweise sogar lebensnotwendig (essenziell) sind. Pflanzliche Öle wie Raps-, Soja-, Lein-, Walnuss- oder Distelöl sind reich an einfach ungesättigten Fettsäuren.

Mehrfach ungesättigte Fettsäuren werden unterschieden in Omega-3- und Omega-6-Fettsäuren. Zu letzteren gehören:

- gamma-Linolensäure (wird zu Arachidonsäure, AA),
- Linolsäure und
- Arachidonsäure (wirkt entzündungsfördernd).

Zu den Omega-3-Fettsäuren gehören:

- Linolensäure (ALA), alpha-Linolensäure
- Eicosapentaensäure (EPA) und
- Docohexaensäure (DHA)
  (alle drei wirken entzündungshemmend)

Während Linolensäure insbesondere in pflanzlichen Lebensmitteln vorkommt, stecken die beiden anderen Omega-3-Fettsäuren vor allem in fettem Seefisch. Sie sind wichtige Bestandteile der Zellmembranen – die flexiblen langkettigen Fettsäuren halten die Zellaußenhäute geschmeidig – und stellen die Ausgangssubstanz sogenannter Eicosanoide (»Gewebshormone«) dar, die an zahlreichen Stoffwechselprozessen beteiligt sind. Sie regulieren beispielsweise den Blutdruck, senken den Cholesterinspiegel und hemmen Entzündungsprozesse, wodurch sie Herz und Gefäße schützen. Auch die Sehfunktionen beeinflussen Omega-3-Fettsäuren positiv.

Nicht zuletzt scheinen hohe Omega-3-Fettsäure-Spiegel bei Depressionen und anderen seelischen Beschwerden positiv zu wirken. Bei Rheumapatienten lindern Omega-3-Fettsäuren aufgrund ihrer entzündungshemmenden Effekte die Schmerzen und verbessern Knochen- oder Geweberegeneration.

💡 Die besten Omega-3-Fettsäure-Quellen

- 54 Gramm Omega-3-Fettsäuren sind in 100 Milliliter Leinöl enthalten.
- In 100 Gramm Leinsamen stecken rund 16,70 Gramm Omega-3-Fettsäuren.
- Knapp 13 Gramm Omega-3-Fettsäuren stecken in 100 Milliliter Walnussöl.
- In 100 Milliliter Rapsöl sind 9,15 Gramm Omega-3-Fettsäuren enthalten.
- 7,8 Gramm Omega-3-Fettsäuren stecken in 100 Milliliter Weizenkeimöl.
- 7,7 Gramm Omega-3-Fettsäuren sind in 100 Milliliter Sojaöl.
- In 100 Gramm Walnüssen stecken rund 7,49 Gramm Omega-3-Fettsäuren.
- 100 Gramm Schillerlocken enthalten 5,71 Gramm Omega-3-Fettsäuren.
- 100 Gramm Hering liefern 4,03 Gramm Omega-3-Fettsäuren.

Kohlenhydrate

Hinter dem Begriff »Kohlenhydrate« verbergen sich organische Verbindungen aus Kohlen-, Wasser- und Sauerstoff. Gibt es Kohlenhydrate in einer Mahlzeit, greift der Körper bevorzugt auf sie zu, weil die Zucker- und Stärkearten dem Zellstoffwechsel schneller zur Verfügung stehen. Ihr Energiegehalt liegt bei 4,1 Kilokalorien (17 Kilojoule).

Kohlenhydrate werden je nach Art ihrer Zusammensetzung in Einfach-, Zweifach- oder Mehrfachzucker unterschieden. Der wichtigste Einfachzucker (Monosaccharid) neben Fructose und Galactose (siehe Seite 25) ist die Glucose (Traubenzucker), die auch ein Stärkebaustein ist. Einfachzucker schmeckt sehr süß; Zweifachzucker, der aus zwei Einfachzuckern besteht, ist ebenfalls noch merklich süß. Je länger die Zuckerketten dann werden – bei Oligo- und Polysacchariden –, desto weniger steht der Süßgeschmack im Vordergrund. Obwohl der Körper Kohlenhydrate als Energielieferant bevorzugt, kann er auch ohne auskommen. Deshalb zählen sie auch nicht zu den lebenswichtigen (essenziellen) Nährstoffen.

Dennoch gibt es auch gute Kohlenhydrate. »Gut« bedeutet nach ihrem Verzehr einen langsamen Blutzuckeranstieg mit daraus folgendem ebenfalls verzögertem Blutzuckerabfall und einem besseren Sättigungsgefühl. Außerdem enthalten diese Kohlenhydrate neben Energie auch Vitamine und Mineralstoffe sowie sättigende und verdauungsfördernde Ballaststoffe. Um einen Vergleich der Kohlenhydratqualität im Hinblick auf die Blutzuckerwirkung zu ermöglichen, hat man den glykämischen Index (GI) definiert. Dabei wird auf einer Skala von 1 bis 100 die Zunahme des Blutzuckergehalts nach dem Verzehr eines Nahrungsmittels mit 50 Gramm Kohlenhydraten angegeben. (Die sogenannte glykämische Last [GL] berücksichtigt zum jeweiligen GI-Wert auch die Kohlenhydratdichte der einzelnen Lebensmittel.) Stärkehaltige Lebensmittel, die schnell in den Stoffwechsel gelangen, wie beispielsweise Kartoffeln oder Mais, haben den höchsten GI. Sie steigern den Blutzuckergehalt weit höher und rascher als Lebensmittel mit niedrigem GI. Zu letzteren gehören viele wasserreiche Gemüse. Tomaten beispielsweise werden langsamer verdaut, und die darin enthaltene Glucose gelangt gemächlicher in die Blutbahn.

Die Rate und Dauer der glykämischen Reaktion wird durch die Zuckerart in der Mahlzeit (ob Saccharose, Lactose, Fructose, Glucose oder ein anderer Zucker) sowie von der Art und Form der Stärke (einige sind besser verdaulich als andere) beeinflusst. Auch der Koch- und Verarbeitungsvorgang und die Anteile anderer Nährstoffe im Essen, wie Fette oder Eiweiß, beeinflussen die glykämische Reaktion. Beispiel: Der glykämische Index von gegarten Möhren liegt bei etwa 70. Um 50 Gramm Kohlenhydrate aufzunehmen, müsste man rund 700 Gramm Möhren verzehren. Ein Baguettebrot hat ebenfalls einen glykämischen Index von 70. Allerdings liefert 100 Gramm Baguette bereits 48 Gramm Kohlenhydrate. Der Verzehr von 104 Gramm Weißbrot führt also zur selben Blutzuckerreaktion wie die Einnahme von 700 Gramm gegarten Möhren.

Vitamine

Vitamine sind lebensnotwendige Nahrungsbestandteile, die der Körper selbst nicht oder nur unzureichend bilden kann. Die Vitalstoffe liefern zwar keine Energie, haben im Stoffwechsel aber zahlreiche wichtige Funktionen und sorgen so dafür, dass Stoffwechsel-, Reparatur- und Heilungsprozesse ablaufen können. Dabei wirken Vitamine in einem komplexen Miteinander und in geringsten Konzentrationen.

Frisch schmeckt besser, ist besser

Vitaminträger wie Früchte und Gemüse sollten möglichst frisch und saisonal gekauft werden. Denn durch längere Lagerung verlieren sie an Vitamingehalt. Deshalb kauft man sie besser in kürzeren Abständen und verzehrt sie in kleineren Mengen und frisch. Gemüse sollten Sie im Gemüsefach des Kühlschranks aufbewahren (Ausnahme: Tomaten und Gurken). Die Hauptursachen für die Lagerverluste sind Licht, Sauerstoff und Zimmerwärme.

Trotz eines üppigen Nahrungsangebots in den wohlhabenden Industrieländern sind Vitaminmangelerscheinungen relativ häufig. Die Ursache: zu wenig Abwechslung im Speiseplan, zu wenig frische Lebensmittel und zu viel Stress, der Vitalstoffe und Energie raubt. Auch Rauchen, zu reichlicher Alkoholgenuss, chronische Erkrankungen, Medikamente sowie Durchfallerkrankungen leeren die Vitaminspeicher, die ohnehin klein sind, da der Körper zahlreiche Vitalstoffe nicht oder nur ungenügend speichern kann. Einen erhöhten Vitaminbedarf haben nicht nur Menschen, die im Alltag stark belastet sind, sondern auch Kinder und Jugendliche, Schwangere oder stillende Mütter. Eine mangelhafte Versorgung mit Vitaminen schwächt das Immunsystem und kann krank machen.

Man unterscheidet wasser- und fettlösliche Vitamine. Wasserlösliche Vitamine können – außer Vitamin B_{12} – nicht oder nur kurz gespeichert werden. Zu ihnen gehören:

- *Vitamin B_1 (Thiamin):* wichtig für den Energiestoffwechsel und das Nervensystem (Quellen: Schweinefleisch, Leber, Vollkorn- und Getreideprodukte, Hülsenfrüchte).
- *Vitamin B_2:* wichtig für viele Stoffwechselprozesse (Quellen: Milch und Milchprodukte, Fleisch, Fisch, Eier, Pilze).

- *Vitamin B_3 (Niacin):* wichtig für den Auf- und Abbau von Kohlenhydraten, Fett- und Aminosäuren (Quellen: Fleisch, Innereien, Fisch, Eier, Milch).
- *Vitamin B_6 (Pyridoxin):* wichtig für alle enzymatischen Prozesse und besonders im Aminosäurestoffwechsel, für die Blutbildung, das Immun- und Nervensystem (Quellen: Geflügel- und Schweinefleisch, Fisch, Hülsenfrüchte, Kartoffeln, Avocados, Bananen, Brot, Vollkorngetreideprodukte).
- *Folsäure:* wichtig für Wachstum, Zellneubildung und -teilung sowie die Blutbildung (Quellen: Erdbeeren, Blattgemüse, Spinat, Salat, Kohl, Spargel, Getreideprodukte, Hülsenfrüchte).
- *Pantothensäure:* wichtig beim Nährstoffabbau und der Fettsäuresynthese (Quelle: fast in allen Lebensmitteln enthalten).
- *Biotin:* wichtig für den Aminosäureabbau und die Fettsäurebiosynthese (Quellen: Leber, Eigelb, Nüsse, Haferflocken, Sardinen, Blumenkohl, Champignons).
- *Vitamin B_{12} (Cobalamin):* wichtig für die Folsäurefunktion wie für die Blutbildung (Quelle: vor allem tierische Lebensmittel wie Leber, Muskelfleisch, Fisch, Eier, Käse, Milch, aber auch Sauerkraut und Spirulina-Alge).
- *Vitamin C:* essenziell als Radikalfänger, als Reduktionsmittel, für die Verwertung von pflanzlichem Eisen und für das Funktionieren des Immunsystems (Quellen: Obst wie Kiwi, Orangen oder Sanddorn, Gemüse wie Paprikaschoten, Kartoffeln, Kohlgemüse, Salat, Kräuter).

Fettlösliche Vitamine können besser mit Fett aufgenommen werden. Deshalb sollten Sie beispielsweise bei der Zubereitung von Möhren (Vitamin A) oder Brokkoli (Vitamin K) immer etwas Fett verwenden. Diese Vitalstoffe können im Körper gespeichert werden. Zu ihnen gehören:

- *Vitamin A (Retinol):* wichtig für den Sehvorgang, die Fortpflanzung sowie für den Aufbau und den Erhalt der Haut und des Schleimhautgewebes (Quellen: Leber[-tran], Seefisch, Eigelb, Butter, Käse, Milch).
- *Vitamin D (Calciferol):* Das Vitamin D bildet sich durch ausreichend Sonnenlicht oder in lichtärmeren Jahreszeiten durch die Einnahme von Vitamin-D-Tabletten. Es ist wichtig für den Knochenaufbau, die Zähne, das Nerven- und das Immunsystem, fördert die Kalziumaufnahme, hat eine wichtige Funktion im Hormonstoffwechsel und wirkt krebsvorbeugend.
- *Vitamin E:* Von dem Radikalfänger, der wichtig für Immunabwehr und Zellschutz ist, gibt es acht verschiedene Formen. Besonders wichtig ist hier Gamma-(γ-)Tocotrienol, das es nur aus natürlichen Quellen gibt (pflanzlichen Ölen, Schwarzwurzeln und Nüssen). Es wirkt stärker antioxidativ, verlangsamt den Alterungsprozess und wirkt lebensverlängernd, hemmt Entzündungen, beeinflusst die Blutfettwerte positiv und wirkt krebsvorbeugend.
- *Vitamin K:* wichtig für die Blutgerinnung und die Knochen (Quellen: grüne Gemüse, Salat, Kohl).

Wichtige Mikronährstoffe

Der bei Fructose-Intoleranz häufige Folsäure- und Zinkmangel sollte sich spätestens nach einer Darmsanierung mit einer ausgewogenen Ernährungsweise aus frischen Zutaten von selbst beheben. Folsäure ist beispielsweise besonders in grünem Blattgemüse, in Kräutern und in Nüssen enthalten. Alle diese Lebensmittel sind bei einer Fructose-Intoleranz gut verträglich, sodass eine Folsäureversorgung kein Problem darstellen sollte. Aber auch Milch, Vollkornprodukte und Leber enthalten viel Folsäure. Folsäure ist sensibel, weshalb die entsprechenden Nahrungsmittel schonend zubereitet werden sollten.

Ähnlich verhält es sich mit Zink. Dieses Spurenelement ist besonders in Nüssen und Ölsaaten enthalten, aber auch in Hülsenfrüchten (die ab Phase 2 der Ernährungsumstellung gegessen werden können), in grünem Blattgemüse, Avocados, Buchweizen, Hirse und Fisch sowie in Eiern, Fleisch, Käse, aber auch in Vollkornprodukten. Zudem gibt es in Apotheken ein Zink-Folsäure-Präparat speziell für Menschen, die an Fructose-Intoleranz leiden.

Aber auch die Mitochondrien – unsere Energiekraftwerke in den Körperzellen –, die durch ein Zuviel an Fructose und Haushaltszucker in Mitleidenschaft gezogen worden sind, können durch gezielte Zufuhr von Mikronährstoffen den oxidativen Zellstress im Körper ausgleichen und gestärkt werden. Um eventuelle Mangelzustände abzuklären, ist ein Blutbild empfehlenswert. Zunächst sollten Kalium und Magnesium ergänzt werden, zum Beispiel in Form von Tabletten oder Kapseln (aus der Apotheke oder dem Drogeriemarkt). Magnesium sollte allerdings nicht gleichzeitig (also zur gleichen Tageszeit) mit Zink oder Kalzium eingenommen werden. Daneben sind auch Eisen und Selen meist empfehlenswert, außerdem Mangan, Kupfer, Molybdän, Zink, Chrom, Silizium und Vitamin D.

Im Falle einer schlechten Kohlenhydrateverwertung, etwa bei einem Typ-1- oder Typ-2-Diabetes, bei hohen Lactat- und niedrigen Pyruvatwerten, ist es möglich, dass eine Hemmung der Pyruvat-Dehydrogenase (PDH) gegeben ist. Bei Diabetes mit nachweisbarer Lactazidose oder Pyruvatstau sollten dann 300 Milligramm Benfotiamin täglich zugeführt werden. Liegt kein Diabetes vor, reichen 50 Milligramm am Tag. Alpha-Liponsäure sollte mit einer Dosis von 100 bis 200 Milligramm täglich vor einer Mahlzeit eingenommen werden. Fehlt hierdurch Vitamin B_2, kann man mit 200 Milligramm täglich die Energiegewinnung in den Mitochondrien ankurbeln. Vitamin B_3 sollte bei einem Mangel ebenfalls substituiert werden, und zwar in Form von Nikotinsäureamid, allerdings nicht sofort und nicht auf Dauer. Bei einer Pyruvat-Dehydrogenase-Hemmung ist eine fettreiche und kohlenhydratarme Ernährung empfehlenswert (zum Beispiel LOGI nach Dr. Worm). Bei erhöhtem oxidativem Zellstress sollte der Körper mit weiteren schützenden

Stoffen gestärkt werden. Dazu gehören Vitamin B_{12} plus Biotin plus Folsäure, Gluthadion, Cystein und Methionin und Coenzym Q10.

Im Zweifel kann Ihnen ein speziell geschulter Arzt, der sich mit Mitochondriopathien auskennt, bei der Wahl der Mikronährstoffe zur Seite stehen.

Mineralstoffe und Spurenelemente

Zu den unverzichtbaren Stoffwechselhelfern zählen Kalzium, Magnesium, Kalium, Natrium, Chlorid und Phosphor. Kalzium oder Magnesium sind sogenannte Mengenelemente, und es sollten über 50 Milligramm pro Kilo Körpergewicht vorkommen. Spurenelemente wie Jod, Zink oder Selen reichen in winzigen Dosen aus und helfen so im Stoffwechsel, bei Aufbauprozessen, bei der Regulation des Blutdrucks, den Nerven und Muskeln sowie bei der Herstellung bestimmter Enzyme und Hormone. Da wir Mineralstoffe und Spurenelemente nicht selbst herstellen können und sie zudem über Schweiß, Urin, Galle und Blut (Regel) ausscheiden, müssen sie regelmäßig in der Nahrung enthalten sein. Auch bei Durchfallerkrankungen kann es zu Mangelerscheinungen kommen. Bestehen diese langfristig, schwächt dies das Immunsystem und führt zu Erkrankungen.

Hier zunächst die Mengenelemente:

- *Kalzium:* wichtig für die Stabilität von Knochen und Zähnen, die Blutgerinnung, die Funktion von Nerven und Muskeln (Quellen: Milch- und Milchprodukte, Brokkoli, Grünkohl, Spinat, Lauch).
- *Chlorid:* Teil der Magensäure, Beteiligung am Säure-Basen-Haushalt (Quellen: Kochsalz, salzhaltige Lebensmittel, Mineralwasser).

- *Magnesium:* wichtig für die Reizübertragung und Muskelkontraktion (Quellen: Getreideprodukte, Hülsenfrüchte, Obst, Gemüse, mageres Schweinefleisch).
- *Kalium:* wichtig für die Verteilung des Wassers im Körper und alle Ausscheidungsprozesse sowie die Muskel- und Herztätigkeit (Quellen: Fisch, Fleisch, Fleischwaren, Gemüse, Obst [vor allem Melonen und Beeren], Getreideprodukte).
- *Natrium:* wichtig für den Wasserhaushalt, die Muskeln und Nerven sowie die Blutdruckregulation (Quellen: Kochsalz, salzhaltige Lebensmittel, Mineralwasser).
- *Phosphor:* wichtig für den Knochenaufbau, die Energieübertragung und den Aufbau von Zellmembranen (Quelle: in fast allen Lebensmitteln enthalten).

Spurenelemente:

- *Chrom:* als Baustein von Vitamin B_{12} wichtig für die Blutbildung (Quellen: in fast allen Lebensmitteln, vor allem in tierischen Produkten enthalten).
- *Eisen:* wichtig für den Sauerstofftransport im Blut, die Synthese des roten Blut- und Muskelfarbstoffs und den Zellschutz (Quellen: Fleisch, Leber, Lachs, Haferflocken, Weizenkeime, Hülsenfrüchte, Mangold, Spinat).
- *Fluor:* wichtig für die Stabilität von Knochen und Zähnen (Quellen: schwarzer Tee, Mineral- und Leitungswasser, Seefische, Vollkornbrot, Spinat).
- *Jod:* wichtig für die Schilddrüsentätigkeit (Quellen: Seefisch, Milch, jodiertes Speisesalz, mit jodiertem Speisesalz hergestellte Lebensmittel wie Aufschnitt und Käse).
- *Kupfer:* unterstützt Eisen bei der Blutbildung (Quellen: Obst, Gemüse, Nüsse, Vollkornprodukte, Meeresfrüchte).

- *Mangan:* Bestandteil von Enzymen, Beteiligung am Aufbau von Knochen und Knorpeln (Quellen: Brot, Getreide, Hülsenfrüchte, Nüsse, Spinat, Heidelbeeren, schwarzer Tee).
- *Molybdän:* Bestandteil von Enzymen (Quellen: in praktisch allen Lebensmitteln enthalten).
- *Nickel:* aktiviert Insulin sowie andere Hormone und Enzyme (Quellen: Getreide, Hülsenfrüchte, Nüsse).
- *Selen:* wichtig für die Abwehr von schädlichen Radikalen (Quelle: Eier, Fisch, Fleisch, Innereien, Steinpilze, Nüsse, Hülsenfrüchte, Vollkornprodukte).
- *Silizium:* wichtig für die Elastizität des Bindegewebes (Quelle: Kartoffeln, Haferflocken, Vollkornprodukte).
- *Zink:* Bestandteil vieler Enzyme, wichtig für Wundheilung und Immunsystem (Quelle: Fleisch, Wurst, Käse, Vollkorngetreideprodukte).

Sekundäre Pflanzenstoffe

Auch die wertvollsten »Gesundheitssubstanzen« finden sich in frischem, möglichst saisonal geerntetem Gemüse und Obst sowie Kräutern. Die sogenannten sekundären Pflanzenstoffe haben zwar keinerlei Energiewert, dafür entfalten sie beachtliche Schutzwirkungen. In den letzten Jahren widmet sich die Wissenschaft verstärkt den natürlichen Abwehrstoffen, die Pflanzen entwickeln, um sich vor Schädlingen oder Fressfeinden zu wehren. Die Farb-, Duft- und Lockstoffe oder Hormone wirken krebshemmend, antimikrobiell, antioxidativ, blutdruck- und cholesterinsenkend sowie verdauungsfördernd, sie stärken das Immunsystem und regulieren den Blutzuckerspiegel:

- *Carotinoide:* wirken zellschützend, sind wichtig für die Augengesundheit. Dazu gehören Beta-Carotin, zum Beispiel in Möh-

ren, oder Lycopin, etwa in Tomaten (Quellen: alle orangeroten und roten Gemüse und Früchte).
- *Sulfide:* Die schwefelhaltigen Verbindungen gelten als krebshemmend, antibakteriell und gefäßschützend (Quellen: Knoblauch, Zwiebeln oder Bärlauch).
- *Flavonoide:* stecken vor allem in den Schalen von Obst und Gemüse, gelten als krebshemmend und antioxidativ (Quellen: Quercetin, zum Beispiel in Äpfeln, Grünkohl, Brokkoli, oder Epicatechin, in grünem Tee oder dunkler Schokolade).
- *Anthocyane:* wirken antioxidativ, gefäß- und immunschützend (Quellen: alle dunklen und roten Beeren wie Heidelbeeren, Himbeeren, Brombeeren, Erdbeeren, Holunderbeeren und Johannisbeeren).
- *Phenolsäuren:* kommen vor allem in den Randschichten von pflanzlichen Lebensmitteln vor, wirken antioxidativ und antibakteriell (Quellen: Beeren, Vollkornprodukte, vor allem in der Kleie).
- *Saponine:* immunschützend und krebsvorbeugend, insbesondere vor Dickdarmkrebs, da sie Gallensäuren und Cholesterin senken (Quellen: Hülsenfrüchte wie Erbsen, Linsen, Soja und Bohnen sowie Spinat und Hafer).
- *Glucosinolate:* wirken antibakteriell und krebshemmend (Quellen: Garten-, Brunnen- und Kapuzinerkresse, Senf, Meerrettich, Rettich, Radieschen oder Rucola sowie alle Kohlgemüse).
- *Monoterpene:* wirken antimikrobiell, immunschützend und krebshemmend (Quellen: Sie sind Hauptbestandteil ätherischer Öle etwa in Zitrusfrüchten wie zum Beispiel Orange, Grapefruit und Zitrone oder in Kräutern wie beispielsweise Anis, Fenchel, Koriander, Basilikum, Kümmel, Ingwer, Pfefferminze oder Sellerie).
- *Phytosterine:* können den Cholesterinspiegel senken (Quellen: Sesamsamen und Sonnenblumenkerne, auch Brokkoli, Rosenkohl, Gurken oder Kopfsalat).

Lebensmittel – von allem das Beste

Fleisch, Fisch & mehr

Bevorzugen Sie in jedem Fall magere *Fleisch- und Wurstsorten* sowie eine fettarme Zubereitung mit einigen Tropfen hochwertigem Pflanzenöl (zum Beispiel Rapsöl). Fleisch ist reich an hochwertigem Eiweiß, Eisen, Zink und Vitaminen der B-Gruppe. Achten Sie beim Einkauf auf Fleisch aus artgerechter Tierhaltung. Es ist aromatischer, schmeckt besser und sollte nicht mit Medikamenten und Hormonen versetzt sein. Generell gilt: Weißes Fleisch ist wertvoller, da fettärmer als rotes Fleisch.

Fisch versorgt uns mit hochwertigem Eiweiß, mehrfach ungesättigten Fettsäuren (Omega-3-Fettsäuren), Vitamin A und D, Vitaminen der B-Gruppe sowie wichtigen Mineralstoffen. Insbesondere die Omega-3-Fettsäuren, die nicht nur in Heilbutt, Sardinen, Hering, Thunfisch, Sardellen und Lachs, sondern auch in essbaren Algen vorkommen, sind der wichtigste Schutz und Schrittmacher fürs Gehirn. Sie fördern die Bildung von Botenstoffen, wirken Entzündungen und Depressionen entgegen und halten die Gehirnzellen gesund und funktionsfähig.

Ein Fischfilet von 200 Gramm deckt den Tagesbedarf an Eiweiß zu 70 Prozent. Seefisch ist die beste Jodquelle unter den Fischen. Achten Sie beim Einkauf auf das Siegel des Marine Stewardship Council (MSC). Es steht für Fische aus nachhaltigem Fang. Er bietet im Internet seit Kurzem einen Einkaufsführer für Fisch an (www.wwf.de/fisch).

Bei *Milch und Milchprodukten* ist ein moderater Genuss empfehlenswert. In großen Mengen hat sich regelmäßiger Milchkonsum als nachteilig erwiesen. In mehreren großen Studien fand sich ein erhöhtes Risiko für Prostatakarzinome bei Männern und Eierstockkrebs und Osteoporose bei Frauen. Ernährungswissenschaftler empfehlen heute ein bis zwei Rationen, gesamt 250 Milliliter pro Tag.

Eier: Maximal bis zu zwei Rationen pro Tag sollte man von den »guten« Eiweißlieferanten essen. Neben Proteinen enthalten Eier in Bio-Qualität Eisen und Vitamin B_{12}. Das Ei enthält 5 Gramm Fett und ist für gesunde Menschen absolut empfehlenswert. Wie Studien belegten, hat das Cholesterin im Ei (etwa 220 Milligramm) keinen Einfluss auf den Cholesterinspiegel beim Menschen. Eier enthalten außerdem Cholin, das besonders wichtig für eine gute Gehirnfunktion ist. Außerdem wirkt Cholin dem Homocystein entgegen, einem Stoff, der vor allem für Herz und Hirn schädlich ist.

Öle und Fette: Fette sind die Vehikel der wichtigsten fettlöslichen Vitamine A, D, E und K. Vor allem Pflanzenöle liefern essenzielle Fettsäuren. Bei den ungehärteten Fetten ist Butter der Margarine vorzuziehen, weil sie ein natürliches Lebensmittel ohne Zusatzstoffe ist. Besonders günstig in ihrem Fettsäurenmuster sind Lein-, Walnuss-, Raps- und Olivenöl. Lein- und Rapsöl sollten nur für die kalte Küche verwendet und nicht erhitzt werden.

Verzichten Sie möglichst auf gehärtete (Palmfett) und gesättigte Fette (Käse) sowie auf verarbeitetes Fleisch und Wurst.

Nüsse und Samen liefern uns wertvolles pflanzliches Eiweiß und machen gut und lange satt. Außerdem enthalten sie viele wertvolle Inhaltsstoffe: Vitamin E und Vitamine der B-Gruppe. Leinsamenschrot ist besonders empfehlenswert, weil es reichlich Omega-3-Fettsäuren enthält.

Hülsenfrüchte gehören zu den ballaststoff- und kohlenhydratreichen Gemüsesorten, enthalten viel hochwertiges Eiweiß sowie Mineralstoffe und Vitamine und sind extrem fettarm. Wichtig beim Genuss von Erbsen, Kichererbsen, Linsen, Soja-, Mungo- und weißen Bohnen ist eine ausreichende Flüssigkeitszufuhr. Bei Darmproblemen sollte auf Hülsenfrüchte vorübergehend verzichtet werden, da sie blähend wirken.

Getreide und Getreideprodukte liefern komplexe Kohlenhydrate. Durch ihren hohen Gehalt an Ballaststoffen tragen sie zu einer schnelleren und anhaltenden Sättigung bei. Ebenfalls zu den Getreiden und Getreideprodukten gehören Reis, Nudeln, Getreideflocken, Grünkern, Hirse, Dinkel und so weiter.

Gemüse liefern dem Körper Ballaststoffe, Mineralstoffe, Enzyme und zellschützende Antioxidanzien und sollten reichlich roh, gedünstet, im Salat oder als Beilage verzehrt werden. Insbesondere grüne Blattgemüse wie Spinat, Mangold oder Grünkohl sind ausgezeichnete Lieferanten von Omega-3-Fettsäuren. Bevorzugen Sie saisonale Produkte und/oder aus kontrolliert biologischem Anbau. Wurzel- und Knollengemüse wie Möhren, Sellerie, Rote Bete, Rettich und Radieschen schmecken frisch vom Feld am besten, lassen sich aber auch – kühl gelagert – gut auf Vorrat kaufen.

Wasserreiches Fruchtgemüse wie Tomaten, Paprikaschoten, Zucchini, Auberginen oder Gurken sind Sommergemüse. Sie schmecken nur dann richtig gut, wenn sie genügend Sonne getankt haben. Kaufen Sie sie immer so frisch wie möglich, umso besser schmecken sie, und desto mehr steckt drin.

Zu den Schotengemüsen gehören grüne Bohnen oder Zuckerschoten. Sie schmecken zart und jung am besten. Bohnen sollte man immer nur gegart verzehren. Roh ist in ihnen der giftige Stoff Phasin enthalten.

Zwiebeln und Knoblauch bringen jede Menge Geschmack und Duft ins Essen. Zwiebeln gibt es zum Beispiel in Braun (scharf), Weiß (mild) oder Rot (fruchtig). Zwiebeln sollte man dunkel, luftig und trocken lagern.

Bei *Pilzen* gibt es die Auswahl zwischen Zucht- (Champignons, Egerlingen oder Austernpilzen) und Wildpilzen (Steinpilzen oder Pfifferlingen), nicht zu vergessen die asiatischen Varianten (Shiitake oder Mu-Err). Pilze sind sehr empfindlich, daher kann man sie nur kurz lagern.

Kräuter schmecken am besten frisch von der Fensterbank oder dem Balkon. Wahlweise können Sie sie auch im Bund kaufen und im

Kühlschrank eingewickelt in ein feuchtes Küchenpapier und verschlossen in einem Plastikbehälter frisch halten.

Obst: »O Gott!«, denken Sie jetzt vielleicht. »Ist denn nicht gerade Obst extrem fructosereich und damit schädlich?« – Jein. Fructosereiche Früchte meist ja, und Menschen, die an einer Fructose-Intoleranz leiden, sollten hier tatsächlich aufpassen. Aber Früchte enthalten (im Ganzen) auch jede Menge Ballaststoffe, die gut für die Verdauung sind und die negativen Effekte von Fructose quasi zunichtemachen. So gesehen war das Schneewittchen-Beispiel im Vorwort ein bisschen übertrieben. Zusammen mit Gemüse sind nicht zu süße Früchte reich an Vitalstoffen, Spurenelementen und Ballaststoffen und deshalb unverzichtbar bei einer gesunden Ernährung. Ihre wertvollen bioaktiven Pflanzenstoffe schützen wirkungsvoll das Immunsystem und haben aufgrund ihres hohen Wassergehalts nur wenige Kalorien. Kaum eine Lebensmittelgruppe ist darüber hinaus vielfältiger an Geschmacksrichtungen.

Kaufen Sie Obst ebenso wie Gemüse möglichst saisonal ein. Das schont nicht nur den Geldbeutel, sondern Sie erhalten auch bessere Ware. Viele kurzzeitig günstige Naturprodukte wie Spargel, Pilze oder Beeren können Sie beispielsweise einfrieren.

Bei der Auswahl von Früchten sind glucose- und fructosearme Sorten besonders empfehlenswert. Heidelbeeren, Preiselbeeren, Himbeeren, Goji-Beeren und Johannisbeeren besitzen ein weites Spektrum insulinunabhängiger Zucker wie Mannose und Galactose. Zudem verfügen sie über eine große Zahl sekundärer Pflanzenstoffe, die den Körper schützen. Papaya, Aprikose, Honigmelone, Kokoswasser, Limetten und Grapefruit bieten diese Vorteile ebenfalls. Die Exoten entwickeln bei Zimmertemperatur ihr volles Aroma. Außerdem ist es empfehlenswert, Obst nicht in pürierter Form oder als Saft zu verzehren – sonst entfaltet sich die Wirkung der Ballaststoffe nicht, und die Fructose schlägt zu.

Wasser und andere Getränke: Jeder Mensch hat seinen individuellen Flüssigkeitsbedarf, der je nach Alter, Körpergewicht, körperlicher

Aktivität, Transpiration, Klima und so weiter pro Tag zwischen 3 und 5 Liter liegt. Etwa die Hälfte davon müssen wir trinken. 40 Prozent nehmen wir im günstigsten Fall mit der Nahrung auf. Den Rest erzeugt unser Stoffwechsel.

Als Durstlöscher sind Wasser, Kräuter- und Früchtetees sowie Frucht- und Gemüsesaftschorlen zu empfehlen. Trinken Sie Alkohol in Maßen. Der gesundheitliche Wert von einem Glas Rotwein aufgrund der in ihm enthaltenen wertvollen sekundären Pflanzenstoffe pro Tag für das Herz ist bewiesen. Trotzdem erreicht Alkohol mit 7 Kilokalorien (29 Kilojoule) pro Gramm fast den Energiegehalt von Fett. Außerdem stimulieren Bier oder Wein aufgrund des darin enthaltenen Zuckers Insulin; sie wirken so appetitanregend und hemmen den Fettabbau.

Süß- und Zuckeraustauschstoffe

Zuckerersatzstoffe werden unterschieden in Süß- und Zuckeraustauschstoffe. Die Kennzeichnung und die Höchstmengen von Süßstoffen in Fertiggerichten und Getränken sind nach dem Lebensmittelgesetz und den Richtlinien über Lebensmittelzusätze geregelt. Süßstoffen liegen synthetische oder natürliche Verbindungen zugrunde. Da sie sehr süß schmecken, reichen oft winzige Mengen, um ein Getränk oder eine Mahlzeit zu süßen. Im Gegensatz zu Haushaltszucker und zu Zuckeraustauschstoffen haben sie kaum oder keinen Nährwert und schonen die Zähne. Zu den in der EU zugelassenen Süßstoffen zählen unter anderem: Saccharin, Cyclamat, Aspartam, Acesulfam, Thaumatin, Neohesperidin sowie Sucralose und Aspartam-Acesulfamsalz sowie Stevia.

Wie man Fructose aus dem Weg geht

- *Haushaltszucker reduzieren:* Schränken Sie Ihren Zuckerkonsum bewusst und konsequent ein. Denn auch der Haushaltszucker besteht bekanntlich zur Hälfte aus Fructose.
- *Fertigprodukte mit Fructose meiden:* Lesen Sie überdies die Inhaltsangaben auf den Etiketten aller Fertigprodukte, die Sie kaufen. Meiden Sie daraufhin jene Fertigprodukte, die Fructose oder Fructose-Sirup enthalten. Hier sind die gängigen Bezeichnungen:
  - »*Reduzierter Gehalt an Zucker*«: Bei so ausgezeichneten Lebensmitteln muss der Zuckeranteil mindestens 30 Prozent niedriger sein als normalerweise üblich.
  - »*Zuckerarm*«: Diese Lebensmittel dürfen fest nicht mehr als 5 Gramm Zucker pro 100 Gramm enthalten, flüssig höchstens 2,5 Gramm Zucker pro 100 Milliliter.
  - »*Zuckerfrei*«: Hier sind höchstens 0,5 Gramm Zucker pro 100 Gramm oder 100 Milliliter erlaubt.

- *Fruchtsäfte nur sparsam trinken:* Trinken Sie von Obstsäften – auch wenn diese frisch gepresst sind – nur dann und wann ein Glas, aber nutzen Sie Fruchtsäfte nicht als Alleingetränk, auch nicht als Schorle. Denn über das Trinken von Fruchtsäften kann man schnell eine große Fructose-Menge zu sich nehmen, die man allein über das Essen von Früchten nur schwer erreichen würde.
- *Dicksäfte meiden:* Die im alternativen Handel oft als gesunde Süßungsmittel angebotenen Dicksäfte aus Äpfeln oder Birnen sowie Agavendicksaft sollten Sie besser durch fructosearme Sirupe wie beispielsweise Reis-, Yacon- oder Gerstenmalzsirup ersetzen. Agavendicksaft besteht zu über 80 Prozent aus Fruchtzucker, enthält also viel mehr Fruchtzucker als Honig und ist daher – wenn man Fructose meiden möchte – nicht so ideal oder sollte wirklich nur in kleinen Mengen, aber sicher nicht zum Backen, als Brotaufstrich oder als Marmeladensüße eingesetzt werden.

- *Honig nur in kleinen Mengen verwenden:* Honig enthält meist mehr Fructose als Glucose und sollte daher sparsam verwendet werden. Je flüssiger ein naturbelassener Honig überdies ist beziehungsweise je länger er während der Lagerung flüssig bleibt, umso höher ist sein Fructose-Gehalt.
- *Trockenfrüchte in gemäßigten Mengen verzehren:* Trockenfrüchte sind ebenfalls fructosereich, stellen in kleinen Mengen aber auch regelmäßig genossen kein Problem dar.

Doch wie verhält es sich mit dem Krebsrisiko, das Süßstoffe angeblich steigern? Unter Verdacht steht auch Aspartam. Im Gegensatz zu anderen Süßstoffen wird dieses sehr schnell im Darm zu Asparaginsäure, Phenylalanin sowie Methanol abgebaut. In einer italienischen Studie aus dem Jahr 2010 verabreichten Forscher Mäusen hohe Dosen von Aspartam. Weil die Tiere daraufhin Tumoren entwickelten, vermutete man anschließend auch für Menschen ein erhöhtes Risiko. Die Europäische Behörde für Lebensmittelsicherheit (EFSA) nahm die Studie zum Anlass für eine Neubewertung des Süßstoffs und analysierte sämtliche Forschungsergebnisse zu Aspartam (Pressemitteilung vom 13. Dezember 2013). Das Ergebnis des Gutachtens: Bei dem zurzeit zulässigen ADI-Wert (Acceptable Daily Intake), also der Höchstmenge für den täglichen Konsum eines Zusatzstoffes, die mit großer Wahrscheinlichkeit keine Gesundheitsgefahr darstellt, gibt es kein nachgewiesenes Krebsrisiko beim Menschen. Zudem sei das Methanolprodukt, das in geringen Mengen Krebs fördern kann, zu gering, um ein Risiko zu bergen.

Eine Ausnahme gibt es jedoch: Der festgelegte ADI-Wert von 40 Milligramm pro Kilogramm Körpergewicht gilt nicht für Menschen, die an der Stoffwechselerkrankung Phenylketonurie (PKU) leiden. Aspartam wird im Organismus durch das Enzym Phenylalaninhydroxylase (PAH) zu der Aminosäure Phenylalanin abgebaut. Bei Patienten mit PKU ist dieses defekt. Der so entstehende Stoffwechselstau kann bei Kindern zu schweren neurologischen Entwicklungsstörungen und bei Erwachsenen zu kognitiven Beeinträchtigungen führen. Betroffene sollten sich besonders phenylalaninarm ernähren. Mit Aspartam gesüßte Lebensmittel wie Kaugummis oder Bonbons werden deshalb mit dem Hinweis »Enthält eine Phenylalaninquelle« gekennzeichnet.

Viele Lebensmittel mit Süßstoffen sind häufig mit der Aufschrift »Kann bei übermäßigem Verzehr abführend wirken« gekennzeichnet. Der Konsument macht dann die Süßstoffe als Ursache für diese sogenannte laxierende Wirkung verantwortlich. Grund dafür sind jedoch die oftmals ebenfalls enthaltenen Zuckeraustauschstoffe. Sie werden im Dünndarm nicht vollständig aufgenommen und gelangen unverändert in den Dickdarm, wo sie Wasser binden, auf diese Weise den Stuhl verflüssigen und Blähungen und Durchfall herbeiführen. Lebensmittel, die mehr als 10 Prozent Zuckeraustauschstoffe enthalten, müssen daher mit einem Warnhinweis gekennzeichnet werden.

Bei Zuckeraustauschstoffen handelt es sich im Gegensatz zu Süßstoffen um Kohlenhydrate, die insulinunabhängig verwertet werden. Sie sind etwas weniger süß als Haushaltzucker (40 bis 70 Prozent der Süßkraft). Die meisten Zuckeraustauschstoffe gehören zu den sogenannten Zuckeralkoholen. Sie schonen die Zähne, weshalb sie in vielen Kaugummis vorkommen. In größeren Mengen können sie allerdings zu Blähungen und Durchfall führen, da sie vom Dünndarm nicht vollständig aufgenommen werden.

Zuckeraustauschstoffe gibt es als Pulver, das sich gut zum Kochen und Backen eignet. Zu den Zuckeraustauschstoffen zählen zum Beispiel die Zuckeralkohole Sorbit, Mannit, Isomalt, Xylit, Maltit und Laktit sowie Fructose, wobei Sorbit und natürlich Fructose nicht empfehlenswert sind.

Unterm Strich kann für die Verwendung von Süßstoffen eine vorsichtige Empfehlung ausgesprochen werden, wenn sie in Maßen konsumiert werden und so den Fructose-Verzehr verringern. Zudem sind Süßstoffe ungeeignet als Zuckerersatz in vielen Desserts, Gebäck- und Süßwaren und Eingemachtem. Außerdem ist beispielsweise Saccharin (und geringfügig auch Aspartam) nur bedingt hitzestabil, kann also für Speisen, die längere Zeit kochen müssen, nicht eingesetzt werden. Gut geeignet sind sie als Süßungsmittel für Kaffee oder Tee oder einige kalte Desserts wie Obstsalate oder Joghurtspeisen. Auch bei Fructose-Intoleranz sind Süßstoffe als unbedenklich zu bewerten, da sie unverändert vom Körper ausgeschieden werden. Die einzige Problematik könnte eventuell darin liegen, dass Süßstoffe in vielen Produkten – für ein »authentischeres« Geschmackserlebnis – mit Fructose gemischt werden. Allerdings taucht Fructose dann in der Zutatenliste gesondert auf.

»Gute« Zucker

Zucker ist nicht nur »böse«, in unterschiedlichen Formen spielt er eine entscheidende Rolle bei allen wichtigen Körperfunktionen. So besitzen bestimmte Kohlenhydrate weit mehr Aufgaben als nur die der Energiebereitstellung. Sie dienen vor allem der Kommunikation zwischen den Zellen und sind somit Grundlage des Lebens:

- *D(+)Galactose* hilft dabei, gestörte Stoffwechselprozesse wieder auszubalancieren und das Essverhalten zu normalisieren, denn sie wird insulinunabhängig von den Zellen aufgenommen. Galactose ist ein Monosaccharid und Grundbaustein eines jeden tierischen und pflanzlichen Organismus. In der Nahrung kommt sie vor allem in Milch und Milchprodukten vor. In freier Form gibt es sie in der Natur nicht. Die in Apotheken erhältliche Galactose ist ein Destillat aus Molke und Milchzucker. Im Gegensatz zu Lactose ruft Galactose keine Beschwerden hervor. Bei Vorliegen der angeborenen Stoffwechselkrankheit Galactosämie darf Galactose nicht verabreicht werden. In hoher Dosierung kann sie in seltenen Fällen abführend wirken. Galactose stellt eine lebenswichtige Quelle für die Gewinnung zellulärer Energie dar und wird darüber hinaus für die Aufrechterhaltung beziehungsweise Reparatur zellulärer Strukturen benötigt. Wenn der Zelle etwa aufgrund einer Insulinresistenz Glucose nicht mehr in ausreichender Menge zur Verfügung steht, kann Galactose diesen Mangelzustand beseitigen und den gestörten Glucose-Stoffwechsel im Gehirn, in den Muskeln und der Leber normalisieren.

- *D-Mannose*, ein mit der Glucose und der Galactose verwandter Einfachzucker ($C_6H_{12}O_6$), ist kein Süßmittel im üblichen Sinn, sondern wird wie eine Arznei eingenommen (zum Beispiel bei Harnwegsinfekten).
- *Ribose* dient als Grundsubstanz des Energieträgers ATP in den Zellen, lässt den Blutzuckerspiegel nicht ansteigen, ist ein Monosaccharid und muss als solches im Darm nicht aufgespalten werden. Ribose wirkt stark zellschützend.
- *Tagatose* reguliert den Blutzuckerspiegel, erhöht die Empfindlichkeit der Insulinausschüttung, regt die Zahnmineralisierung an, kurbelt die Fettverbrennung an, verbessert den Fettstoffwechsel, indem sie schützendes HDL-Cholesterin aktiviert, regt die Gewichtsabnahme an, führt zur Verbesserung des Blutparameters HbA1c (Langzeitblutzucker), reguliert die Hyperinsulinämie und Hypoglykämie und wirkt antientzündlich.
- *Stevia:* Das Süßkraut aus Paraguay gilt als die Hoffnung für Diabetiker und Übergewichtige. Es besitzt keinen Energiewert, bei seinem Verzehr entstehen keine kariesfördernde Plaques und Karies. Zudem besitzt es eine 300-mal höhere Süßkraft als Zucker. Der Geschmack entspricht in etwa künstlichem Süßstoff, allerdings mit einem leicht bitteren, lakritzeartigen

Nachgeschmack. Stevia-Extrakt ersetzt mittlerweile auch bei bestimmten Cola-Getränken einen Teil des Zuckergehalts.

- *Erythritol (meso-1,2,3,4-Butantetrol)* gehört zu den Zuckeralkoholen und wird zum Großteil über den Magen und Zwölffingerdarm aufgenommen und über die Nieren ausgeschieden. So sind die sonst für Zuckeralkohole üblichen Nebenwirkungen wie Blähungen und Durchfall stark vermindert. Um den täglichen Zuckerverbrauch vollständig zu ersetzen, ist reines Erythritol aber ungeeignet.

So wird Essen zum gesunden Vergnügen

Selbst nach einem positiven Fructose-Test besteht kein Grund zur Panik. Mit ein paar einfachen Tricks leben die meisten Betroffenen nahezu beschwerdefrei. Für Obst und Gemüse gilt zum Beispiel: lieber frisch zubereiten und auf mehrere kleine Portionen über den Tag verteilen. Gemüse ist besser verträglich, wenn es vorher gegart wurde. Obstkonserven, Fruchtsäfte, Nektare und Smoothies sollten Sie dagegen besser gleich vom Speiseplan streichen. Nehmen Sie ein Stückchen Traubenzucker mit, wenn Sie unterwegs sind oder sich mit Freunden zum Essen treffen. Viele vertragen Fruchtzucker in Kombination mit Glucose deutlich besser. Apotheken oder Drogeriemärkte verkaufen Traubenzucker in gepresster Form und unterschiedlichen Geschmacksrichtungen.

Kombinieren Sie verschiedene Speisen: Essen Sie Ihr Früchtekompott zusammen mit einem Naturjoghurt als Dessert nach einem fettreichen Essen. Eiweiße und Fette verlangsamen die Verdauung – so bleibt dem Körper auch mehr Zeit, um die Fructose aufzunehmen. Meiden Sie Trockenobst: Getrocknete Früchte enthalten kaum Wasser, dafür aber jede Menge Fruchtzucker in konzentrierter Form. Fertigprodukte enthalten oft eine unüberschaubare Menge an Zutaten. Da passiert es leicht, dass Sie ungewollt mehr Fruchtzucker aufnehmen, als Ihnen lieb ist. Kochen Sie deshalb selbst, so oft es geht. Dabei verwenden Sie am besten frische Kräuter und Zutaten, die Ihnen guttun und schmecken. Bereiten Sie ruhig ein wenig mehr zu und packen Sie die fertige Mahlzeit für den nächsten Tag ein – so ersparen Sie sich und Ihrem Körper unnötige Experimente in Kantinen und Restaurants.

Völliger Verzicht auf Fructose beziehungsweise Früchte ist auch bei intestinaler Fructose-Intoleranz nicht empfehlenswert. Erstens wegen des drohenden Vitamin- und Mineralstoffmangels bei Verzicht auf Obst und zweitens, weil sonst die Zahl der Transporter für Fructose noch weiter sinken würde – wenn es nichts gibt, was transportiert werden müsste, werden auch keine Transporter bereitgestellt. Am besten ist es – langfristig gesehen –, so viel Obst (in vielfältiger Form) zu essen, wie man individuell verträgt.

 Goldene Regeln

Halten Sie zwischen den Mahlzeiten eine Pause von vier bis fünf Stunden ein, damit das Essen ganz verdaut wird und der Insulinspiegel wieder auf ein normales Maß zurückgehen kann. Auf diese Weise entwickelt sich auch ein gesundes Hungergefühl.

Meiden Sie möglichst Fertiggerichte und bereiten Sie sich Ihr Essen immer frisch zu, so behalten Sie den Überblick darüber, was in jeder Mahlzeit an Zutaten steckt. Wenn Sie viel unterwegs sind oder häufig auswärts essen, erkundigen Sie sich genau nach der Zubereitung.

Essen Sie regelmäßig und am besten drei Mahlzeiten am Tag, zu denen Sie sich Zeit nehmen sollten und die Sie in einem entspannten Rahmen genießen. Denken Sie auch daran, dass Sie immer ausreichend trinken. Flüssigkeitsmangel macht das Blut dickflüssiger und Sie müde und unkonzentriert. Wenn Sie sich morgens die Flüssigkeitsmenge für den Tag bereitstellen, sind Sie hier auf der sicheren Seite.

Wer eine Fructose-Unverträglichkeit hat, muss sehr bewusst essen, möchte er sich nicht nach der Mahlzeit vor Schmerzen krümmen. Dabei gilt es vor allem, auf fruchtzuckergesüßte Getränke und Nahrungsmittel zu verzichten. Die »schmerzlose Fruchtzuckermenge« sollte man möglichst in Form von fructosearmen frischen Obst- und Gemüsesorten aufnehmen. Jeweils 100 Gramm Avocado, Papaya, Zuckermelone, Honigmelone oder Aprikose enthalten unter 1 Gramm Fructose. Zwischen 1 und 4 Gramm Fruchtzucker je 100 Gramm Obst stecken in steigender Reihenfolge in Pfirsich, Mandarine, Brombeere, Nektarine, Pflaume, Himbeere, Erdbeere, Grapefruit, Ananas, Orange, Wassermelone, Banane und Johannisbeere. Stachelbeere, Heidelbeere, Kiwi, Sauerkirsche und Apfel liegen noch bei unter 6 Gramm Fructose je 100 Gramm des jeweiligen Obstes. Süßkirschen enthalten noch mehr Fruchtzucker, ebenso wie Birnen und Weintrauben.

Die Ernährungsumstellung in drei Phasen

Bei der Ernährungsumstellung unmittelbar nach der Diagnose hat sich die Umgewöhnung in drei Phasen bewährt. Am Anfang, in Phase 1, steht eine fructosefreie Karenzzeit. Das heißt, man verzichtet für zwei bis vier Wochen komplett beziehungsweise weitestgehend auf Fructose. So kann sich der Darm regenerieren. In Phase 2 testet man vorsichtig aus, welche fructosehaltigen Lebensmittel man verträgt. Diese Phase dauert fünf bis sechs Wochen. In Phase 3 (einer langfristigen, lebenslangen Phase) steht eine fructosereduzierte Kost gemäß der individuellen Verträglichkeit.

Im Folgenden beschreiben wir die einzelnen Phasen noch mal etwas genauer.

Phase 1 (Karenzphase)

Ziel der Karenzphase ist es, dass der Darm zur Ruhe kommt. Generell wird für die ersten zwei bis vier Wochen eine sorbitfreie und streng fructosearme Ernährung empfohlen. Auch auf alle mit Haushaltszucker gesüßten Speisen sollten Sie achten und im Zweifelsfall vom Speiseplan streichen.

Verwenden Sie kleine Mengen von Traubenzucker, um die Fructose-Aufnahme zu verbessern. Außerdem sollten Sie während dieser Zeit sehr ballaststoffreiche Lebensmittel meiden (zum Beispiel Vollkornprodukte und Hülsenfrüchte) und außerdem auf blähende Lebensmittel wie Lauch, Zwiebeln oder Kohl verzichten. Um den Darm nicht zu reizen, empfiehlt es sich in der Karenzphase außerdem, Scharfes zu meiden.

Die maximale Fructose-Menge von 1 bis 2 Gramm pro Tag sollte nicht überschritten werden. Diese sind beispielsweise bereits in 30 Gramm Apfel oder 8 Gramm Trockenfeige enthalten. Gleichzeitig sind diese 2 Gramm erst mit 3 Kilogramm Champignons oder Buchweizen, mit 4 Kilogramm Endiviensalat, mit 10 Kilogramm Avocados oder mit 1,5 Kilogramm Kartoffeln erreicht. Es gibt also noch eine vielfältige Auswahl an Lebensmitteln, aus denen bei einer Fructose-Intoleranz eine gesunde, vollwertige Ernährung zusammengestellt werden kann. Zu meiden sind aber:

- die meisten Früchte und alle Produkte, in denen Früchte enthalten sind (zum Beispiel Fruchtsäfte, -shakes, -joghurts oder -smoothies);
- Äpfel, Birnen, Mangos, Trauben, Quitten und nahezu sämtliche Trockenfrüchte, Kirschen, Kiwis;
- Süßigkeiten jeder Art, also Schokolade, Kuchen, Gebäck, Eiscreme, Gummibärchen, Kompotte, Pudding;
- Honig, Marmelade und andere süße Brotaufstriche;

- Fertigprodukte, die Zucker enthalten könnten, zum Beispiel Fertigsoßen, Dressings, Tomatenprodukte oder Ketchup;
- Diabetiker- und Diätprodukte;
- Vorsicht bei Lebensmitteln mit hohem Inulingehalt (zum Beispiel Topinambur, Schwarzwurzeln, Pastinaken; Inulin wird vielen Milchprodukten und Wurstwaren künstlich zugesetzt);
- Gemüse mit hohem Oligofructose-Gehalt (zum Beispiel alle Kohlarten, Chicorée, Pastinaken, Schwarzwurzeln, Zwiebeln, Paprikaschoten, Lauch, alle Arten von Hülsenfrüchten); sie sind sämtlich schwer verdaulich;
- alle Produkte mit den Zuckeraustauschstoffen Xylit, Sorbit, Maltit und so weiter. Diese hemmen zusätzlich die Aufnahme der Fructose aus dem Darm und verschärfen folglich die Fructose-Intoleranz.

Zuckeraustauschstoffe meiden

Zuckeraustauschstoffe (auch Zuckeralkohole) sollten Sie bei einer Fructose-Intoleranz unbedingt meiden. Sie blockieren die für den Fructose-Transport notwendigen GLUT-5-Transporter. Verzehren Sie nun Lebensmittel mit Sorbit, Isomalt, Mannit oder Xylit, stehen die Transporter nicht mehr für den Fructose-Transport zur Verfügung. Außerdem können bereits geringe Mengen Zuckeralkohole Bähungen und Durchfall auslösen.

Und hier verstecken sich Zuckeralkohole:

- *Sorbit:* natürlicherweise in Äpfeln, Aprikosen, Birnen, Erdbeeren, Nektarinen, Pfirsichen, Pflaumen, Weintrauben (der Anteil darin ist nicht hoch, dennoch sollten diese Lebensmittel in der Karenzphase gemieden werden); außerdem in vielen Bier- und Weinsorten, in Bonbons, Diabetikerprodukten, Ketchup, Senf, Mayonnaisen, Back- und Süßwaren, zudem in vielen Zahncremes und Kaugummis.

- *Isomalt:* häufig anzutreffen in Backwaren, Desserts, Eiscreme, Schokolade und Kaugummi.
- *Mannit:* Champignons, Shiitake, Feigen, Algen und Schwarzwurzeln.
- *Xylit:* Pflaumen, Kaugummis, Bonbons.

»Erlaubt« sind folgende Lebensmittel:

- Bei den meisten Gemüsen und Salaten dürfen Sie ungeniert zugreifen, zum Beispiel bei Feld-, Kopf-, Endiviensalat, Radicchio, Löwenzahn, Rucola, Radieschen, Spinat, Mangold, Brokkoli, Knollensellerie, Karotten, Zucchini und Gurken.
- Das gilt auch für die meisten Getreideprodukte. Achten Sie bei beidem aber auf die enthaltenen Fructose-Mengen (siehe die Tabellen im Anhang). Reis, Nudeln, Kartoffeln, Grieß und Mais sind als Sättigungsbeilagen in dieser Zeit gut geeignet.
- Auch Pilze machen sich in der Karenzphase gut auf dem Speiseplan. Gänzlich fructosefrei sind unverarbeitetes Fleisch und unverarbeiteter Fisch. Vorsicht ist geboten bei Wurstwaren, da hier Zucker beziehungsweise Fructose zugesetzt sein kann. Am besten verzichtet man in der Karenzphase darauf.
- Eier, Fette und Öle enthalten ebenfalls keine Fructose und können in angemessener Menge bedenkenlos genossen werden.
- Erlaubt sind auch alle Sorten Nüsse und, sofern Sie nicht an einer Lactose-Intoleranz leiden, alle Milchprodukte, wenn diese nicht zusätzlich gesüßt sind.

Vermeiden sollten Sie in dieser Zeit Hülsenfrüchte; sie sind zwar meist fructosearm und somit für eine langfristige Ernährungsumstellung empfehlenswert, aber schwer verdaulich und machen dem gestressten Darm noch mehr zu schaffen. Wenn Sie nicht völlig auf Obst verzichten möchten, gibt es einige relativ fructosearme Sorten, die Sie in geringer Menge konsumieren können, zum Beispiel Avocados, Papayas, Rhabarber, Mandarinen, Pfirsiche oder Nektarinen. Aber Vorsicht: Auch hier gilt es, den Fructose-Gehalt genau im Auge zu behalten (siehe die Tabellen im Anhang). Außerdem sollten Sie viel trinken! Am besten Wasser und ungesüßte Kräutertees. Kaffee ist erlaubt, in der Karenzphase allerdings in Maßen. Light-Getränke ebenfalls, sofern sie mit Süßstoffen gesüßt sind.

Dolce Vita – empfohlene Süßungsmittel

Auch in der Karenzzeit hat man vielleicht Lust auf etwas Süßes. Sie können folgende Süßungsmittel verwenden:

- Süßstoffe wie Aspartam, Cyclamat, Erythritol, Acesulfam K,
- Dinkelsirup,
- Malzextrakt,
- Maltose,
- Milchzucker/Lactose (sofern keine Lactose-Intoleranz besteht),
- Reissirup,
- Stevia,
- Trehalose,
- Traubenzucker/Dextrose/Glucose.

Phase 2

Wenn die Verdauungsbeschwerden nach der Karenzphase abgeklungen sind, beginnt die zweite Phase, die ungefähr fünf bis sechs Wochen dauert. In dieser Zeit dürfen Sie alle Lebensmittel und Getränke zu sich nehmen, die Sie auch in Phase 1 konsumiert haben. Zusätzlich nähern Sie sich behutsam einzelnen, bisher gemiedenen Lebensmitteln. Pro Tag sollten Sie nicht mehr als eins dieser Produkte in Ihren Speiseplan integrieren. Gehen Sie dabei behutsam vor und beginnen Sie mit Obst- und Gemüsesorten, die vergleichsweise wenig Fructose enthalten. Achten Sie auch darauf, dass das Verhältnis von Glucose und Fructose günstig ist (siehe die Tabellen im Anhang), der Anteil von Glucose und Fructose also gleich hoch beziehungsweise der Glucose-Anteil höher ist. Hülsenfrüchte und schwer verdauliche Lebensmittel wie Zwiebeln oder Lauch können Sie schrittweise wieder zu sich nehmen.

Es empfiehlt sich außerdem, ein Ernährungstagebuch anzulegen, in dem Sie notieren, welches Lebensmittel Sie wann gegessen und ob und in welcher Stärke sich Symptome nach der Mahlzeit eingestellt haben.

Ein Ernährungstagebuch führen

Zum Führen eines Ernährungstagebuchs brauchen Sie einen Kalender, am besten nach einzelnen Tagen und Uhrzeiten unterteilt. Sie können Ihr Tagebuch auch mittels einer Sprachmemo-App auf Ihr Smartphone aufsprechen.

Notieren Sie den Zeitpunkt, wann Sie essen, was genau Sie essen (Zutaten, Nährstoffe, Gewürze), und natürlich auch, was Sie trinken. Falls Sie Fertiggerichte zubereiten, notieren Sie die Zutaten, die auf den Verpackungen stehen. Sollten Sie im Restaurant oder der Kantine essen, ist es schwieriger, die Mahlzeiten nach Nährstoffen aufzuschlüsseln. Mithilfe der Tabelle auf Seite 277 geht's einfacher. Notieren Sie, wie es Ihnen vor dem Essen ging und wie Sie sich danach fühlten. So können Sie zum Beispiel die Ursachen für Unverträglichkeiten ermitteln und künftig leichter meiden.

Schreiben Sie insbesondere auf,

- wie viele Mahlzeiten Sie täglich zu sich genommen haben,
- wie lange Essenspausen Sie eingehalten haben,
- wie oft Sie Obst und Gemüse verzehrt haben,
- wie viel Wasser oder Tee Sie getrunken haben (optimal sind zwischen 1,5 und 2,5 Liter),
- ob Sie süß oder sauer gesnackt haben,
- ob Sie Alkohol getrunken haben,
- ob und wie viel Sie sich bewegt haben.

Eine Seite in Ihrem Ernährungstagebuch kann folgendermaßen aussehen:

Datum: _____

Frühstück

Was habe ich gegessen? _____
Wann? _____
Wie viel? _____
Wie zubereitet? _____
Wie geht es mir vorher/nachher? _____
_____
_____

Zwischenmahlzeit

Was habe ich gegessen? _____
Wann? Wie viel? _____
Wie zubereitet? _____
Wie geht es mir vorher/nachher? _____
_____
_____

Mittagessen

Was habe ich gegessen? _____
Wann? _____
Wie viel? _____
Wie zubereitet? _____
Wie geht es mir vorher/nachher? _____
_____
_____

Zwischenmahlzeit

Was gegessen? _____

Wann? _____

Wie viel? _____

Wie zubereitet? _____

Wie geht es mir vorher/nachher? _____

_____

_____

Abendessen

Was habe ich gegessen? _____

Wann? _____

Wie viel? _____

Wie zubereitet? _____

Wie geht es mir vorher/nachher? _____

_____

_____

Weiterhin tabu sind auch in der zweiten Phase die folgenden Lebensmittel:

- Säfte, Smoothies und zuckerhaltige Getränke;
- Trockenfrüchte;
- Äpfel, Birnen, Weintrauben, Hagebutten, Granatäpfel, Kirschen;
- Süßwaren und Gebäck mit hohem Fructose-Anteil wie Apfel-, Honigkuchen, Fruchtcremes, Schokoküsse, Gummibärchen, Eiscreme;
- verarbeitete Lebensmittel und Dips mit hohem Fructose-Anteil wie Ketchup, Barbecuesoßen, fertige Dressings, fructosehaltige Wurstwaren;
- Süßungsmittel wie Honig, Agavendicksaft, Birnendicksaft.

Phase 3

Im Verlauf der ersten beiden Phasen sollten die Symptome der Fructose-Intoleranz vollständig zurückgegangen sein, und Sie haben sicher ein gutes Gespür für Ihre individuelle Verträglichkeit bekommen. Nun beginnt die dritte Phase, die Sie langfristig, also lebenslang einhalten. Sie ernähren sich auch weiterhin fructosereduziert (im Vergleich mit »Normalköstlern«), aber hierbei knapp unterhalb Ihrer persönlichen Verträglichkeitsgrenze.

Zumindest in der ersten Zeit empfiehlt es sich, das Ernährungstagebuch weiterzuführen. Das gilt besonders, wenn Sie nun beginnen, in Maßen auch Lebensmittel in Ihren Speiseplan zu integrieren, die Sie in Phase 1 und 2 gemieden haben, also Äpfel, Birnen, Honig, Ketchup und so weiter. So erkennen Sie sofort, ob und in welchem Maße Sie das entsprechende Lebensmittel vertragen. Seien Sie vorsichtig und wählen Sie Ihre Lebensmittel mit Bedacht – seien Sie aber bei alldem nicht zu streng mit sich selbst: Jeder Mensch »sündigt« schon mal, ohne dass davon gleich die Welt untergeht.

>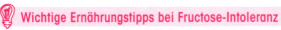
> **Wichtige Ernährungstipps bei Fructose-Intoleranz**
> - *Wie Sie wissen, verbessert Glucose die Verträglichkeit der Fructose:* Die Anwesenheit von Glucose erhöht in einem Lebensmittel die Resorption der Fructose aus dem Darm in die Blutbahn. Obst zum Beispiel enthält gleichzeitig Fructose und Glucose. Doch gibt es Früchte, die deutlich mehr Fructose als Glucose enthalten. Diese gelten als unverträglich bei Fructose-Intoleranz. Genauso gibt es jedoch auch solche, die in etwa gleich viel Fructose wie Glucose oder sogar weniger Fructose als Glucose enthalten. Dazu gehören zum Beispiel Aprikosen, Avocados, Litchis und Papayas. Diese sind bei einer gemäßigten Fructose-Intoleranz deutlich verträglicher. Um diesen Mechanismus auszunutzen, wird oft empfohlen, einfach über fructosereiche Lebensmittel Traubenzucker (reine Glucose) im Verhältnis 1 zu 1 zu streuen. Zwar hilft dieser Trick manchen Fructose-Intoleranten recht gut, doch sollte berücksichtigt werden, dass auch Traubenzucker ein isolierter Industriezucker ist, der die Bauchspeicheldrüse belasten und den Blutzuckerspiegel aus dem Gleichgewicht bringen kann. Einige Obstsorten gelten als gut verträglich, weil sie wenig Fruchtzucker enthalten oder gleichzeitig Glucose in einem günstigen Verhältnis vorliegt. Hierzu gehören unter anderem Bananen, Aprikosen und Beerenfrüchte.
> - *Wichtige Informationen liefert das Kleingedruckte auf Verpackungen bei Fertiggerichten:* Je weiter vorn ein Inhaltsstoff auf der Zutatenliste steht, umso mehr ist davon enthalten. Die Begriffe »Fructose«, »Inulin«, »Maisstärkesirup«, »Fruchtsüße«, »Glucose-Fructose-Sirup« und »Fructooligosaccharid« sollten Sie hellhörig werden lassen: Diese Lebensmittel enthalten Fruchtzucker. Meiden Sie die Produkte – und wählen Sie fructosearme Alternativen.

- *Früchte nicht auf leeren Magen essen:* Während beim gesunden Menschen die Gewohnheit, Früchte als Nachtisch zu essen, langfristig zu einer Störung der Darmflora führen kann und erfahrungsgemäß der Verzehr von Früchten auf leeren Magen sehr viel verträglicher ist, verhält es sich bei der Fructose-Intoleranz gerade umgekehrt. Falls überhaupt Früchte vertragen werden, so sind diese nach einer Mahlzeit sehr viel bekömmlicher. Allerdings könnte der Grund dafür im Glucose-Gehalt der Hauptmahlzeit liegen (auch Gemüse, Teigwaren oder Kartoffeln und so weiter enthalten Glucose). Essen Sie Obst nicht pur, sondern zu einer Mahlzeit (etwa als Dessert) oder mit Milchprodukten. Fett und Eiweiß bewirken, dass der Fruchtzucker langsamer aufgenommen wird. Das erleichtert dem Darm die Arbeit.
- *Zuckeraustauschstoffe wie Sorbit, Xylit und Mannit behindern die Aufnahme von Fruchtzucker aus dem Darm:* Essen Sie diese möglichst selten. Sie finden sich zum Beispiel in Kaugummis, zuckerfreien Bonbons und Diabetikerprodukten.
- *Welchen Zucker kann man bei Fructose-Intoleranz verwenden?* Da jeder Betroffene eine andere Toleranzgrenze hat, wird gewöhnlicher Haushaltszucker (Saccharose) in manchen Fällen und in gewissen Dosen vertragen, was aber jeder selbst ausprobieren muss. Verträglich sind ferner Traubenzucker und oft auch Milchzucker (sofern keine gleichzeitige Lactose-Intoleranz vorliegt). Gesünder wären Steviaprodukte aller Art. Auch Erythrit wird meist vertragen – ein Zuckeralkohol, der im Körper nicht verstoffwechselt wird. Als Sirup kann Reissirup eingesetzt werden, der meist keine Fructose enthält.

Die Rezepte

Im Folgenden werden nun die Rezepte für je eine Woche der verschiedenen Phasen empfohlen. Zur Erinnerung: Die Karenzphase (Phase 1) sollte zwei bis vier Wochen dauern, Phase 2 etwa fünf bis sechs Wochen, und Phase 3 ist dann unbegrenzt.

Im Anschluss daran finden Sie die Rezepte für selbst gemachte »Basics« wie etwa das äußerst schmackhafte Pesto, die in den Rezepten zum Einsatz kommen. Außerdem zeigen wir Ihnen, wie Sie Snacks und Sandwiches zum Mitnehmen zubereiten und auch Desserts und süßes Gebäck aus vollem Herzen genießen können. Dabei wünschen wir Ihnen viel Spaß und guten Appetit!

Rezepte für Phase 1 (Karenzphase)

Gerade zu Beginn der Karenzphase essen viele Menschen sehr puristisch und bewusst reizarm. Da kommen dann nur Reis mit ein paar Tropfen Öl, Salzkartoffeln mit ein wenig Butter, Rührei ohne alles und der gute alte Haferschleim auf den Teller. Das ist für einen begrenzten Zeitraum nicht verkehrt, und gerade wenn Sie zu den asketischen Naturen zählen, macht es Ihnen vielleicht nichts aus, sich in der ersten Woche von Phase 1 so zu ernähren und Ihrem Darm Ruhe zu gönnen. Wirklich notwendig ist eine solche Art zu essen allerdings nicht. Statt sich zu kasteien, können Sie bei den Rezepten in diesem Kapitel ungeniert zugreifen. Alle Gerichte sind reizarm und so angelegt, dass Sie pro Tag nicht mehr als die empfohlenen 2 Gramm Fructose zu sich nehmen.

Wenn Sie möchten, können Sie auch jetzt schon ein wenig über den Tellerrand schauen und bei den Rezepten in Phase 2 stöbern. Da diese so angelegt sind, dass Sie auch hier am Tag insgesamt nur eine sehr geringe Fructose-Menge zu sich nehmen, sind darunter einige

Rezepte, die Sie ebenso gut in der Karenzphase bereits bedenkenlos genießen können (manchmal mit kleinen Modifikationen). Sie erkennen diese Rezepte dort am Symbol (K) hinter dem Rezeptnamen.

Tag 1
Morgens

Porridge mit Mohn
2 Personen | 10 Minuten + 12 Std. Quellzeit

100 g blütenzarte Haferflocken
1 Prise Salz
1 EL Traubenzucker
1 EL Mohnsamen
100 ml Sahne
ca. 150 ml Vollmilch

1 Die Haferflocken in einer Schüssel mit 175 Milliliter warmem Wasser mischen. Mit Frischhaltefolie bedecken und über Nacht im Kühlschrank quellen lassen.

2 Den Brei in einen Topf umfüllen und bei schwacher bis mittlerer Hitze unter Rühren einmal aufkochen lassen. Salz, Traubenzucker und Mohn zugeben. Sahne zugießen und unterrühren. Nach und nach so viel Milch einrühren, bis ein cremiger Brei entsteht. Den Porridge auf 2 Teller geben und warm servieren.

Mittags

Semmelknödel mit Pilzen — 2 Personen | 35 Minuten

Für 8 kleine Knödel:

6 altbackene Weizenbrötchen (am besten bio)
350 ml Vollmilch
1 Ei
1/2 Bund fein gehackte Petersilie
Salz
Pfeffer
1 EL Mehl (bei Bedarf)

Für die Pilzsoße:

400 g frische Champignons (oder andere Pilze)
1 EL Rapsöl
100 ml Bio-Gemüsebrühe
100 ml Sahne
100 g Schmand
1 TL Muskat
Salz, Pfeffer

1 Die Brötchen in kleine Würfel schneiden und in eine Schüssel geben. Die Milch erwärmen, über die Brötchen gießen, mit einem Küchenhandtuch zudecken und circa 15 Minuten einweichen. Überschüssige Milch abgießen, die Brötchen leicht ausdrücken. Ei und Petersilie zu der Brötchenmasse geben, gut vermischen, salzen und pfeffern. Falls der Teig zu weich sein sollte, etwas Mehl zugeben.

2 In einem großen Topf reichlich Wasser aufkochen und salzen. Aus dem Semmelteig mit nassen Händen 8 kleine Knödel formen, diese ins Wasser gleiten lassen und bei kleiner Hitze 15 Minuten garen; das

Wasser sollte dabei nicht sprudeln. Mit dem Schaumlöffel herausheben und abtropfen lassen.

3 In der Zwischenzeit die Pilzsoße zubereiten: Die Champignons putzen und in kleine Scheiben schneiden. In einer Pfanne das Rapsöl erhitzen, darin die Pilze gut 5 Minuten schmoren. Gemüsebrühe, Sahne, Schmand und Muskat zugeben und unter Rühren in rund 5 Minuten etwas reduzieren. Mit Salz und Pfeffer abschmecken.

4 Je 2 Knödel auf einen Teller geben und mit der Champignonsoße servieren.

Wichtig: Das Knödelrezept ist so berechnet, dass 4 kleine Knödel für das Abendessen übrig bleiben.

Abends

Angeröstete Knödel — 2 Personen | 15 Minuten

4 kalte, kleine Semmelknödel vom Mittag
2 Eier
1 TL geriebene Muskatnuss
2 EL Butter
Salz, Pfeffer
1/2 Bund Schnittlauch, in Röllchen geschnitten

1 Die Knödel in Scheiben schneiden. Die Eier in einer Schüssel aufschlagen, Muskatnuss dazugeben und mit einer Gabel verschlagen. In einer Pfanne die Butter erhitzen, die Knödel zugeben und darin 3 Minuten unter Rühren braten. Die Eier über die Knödel geben und unter Rühren stocken lassen. Salzen und pfeffern.

2 Die angerösteten Knödel auf 2 Tellern verteilen, mit Schnittlauch bestreut servieren.

Tag 2
Morgens

Brot mit Nussbutter — 2 Personen | 7 Minuten

50 g zimmerwarme Butter
1/2 EL gehackte Mandeln
1/2 EL gehackte Walnusskerne
1/2 TL Zimt
1 Msp. gemahlene Gewürznelken
1 TL Traubenzucker
4 Scheiben Weißbrot (siehe »Selbstgemachte Basics«)

1 Butter in eine Schüssel geben, gehackte Mandeln und Nüsse, Zimt, Nelkenpulver und Traubenzucker dazugeben. Mit dem Handrührgerät zu einer homogenen Masse verrühren.

2 Das Weißbrot nach Belieben toasten, mit der Nussbutter bestrichen servieren.

Mittags

Putenschnitzel mit Avocadocreme und Reis — 2 Personen | 25 Minuten

2 Avocado
1 EL Rapsöl
1 TL Essigessenz
1/2 Bund fein gehackte frische Minze
Salz
120 g Rundkornreis (z. B. Basmati)
1 EL Olivenöl
1 TL Kurkuma
Salz, Pfeffer
2 Putenschnitzel (à 120 g)
1 EL Rapsöl

1 Die Avocados halbieren, den Kern entfernen, das Fruchtfleisch aus der Schale löffeln und in einer Schüssel mit einer Gabel zerdrücken. Rapsöl, Essigessenz und gehackte Minze dazugeben und mit dem Handrührgerät zu einer glatten Masse verrühren. Beiseitestellen.

2 In einem Topf 1/2 Liter Wasser zum Kochen bringen, etwas Salz zugeben, Reis einrieseln lassen und zugedeckt auf kleiner Hitze in gut 10 Minuten gar kochen. Den fertigen Reis abseihen, in eine Schüssel füllen, mit Olivenöl und Kurkuma vermischen, nach Belieben salzen und pfeffern.

3 In der Zwischenzeit das Fleisch zubereiten: Die Schnitzel waschen, trocken tupfen, auf beiden Seiten leicht salzen und pfeffern. Das Rapsöl in einer Pfanne erhitzen und die Schnitzel darin von beiden Seiten gut 3 Minuten bei mittlerer Hitze garen.

4 Die Schnitzel mit Reis und Avocadocreme servieren.

Abends

Nudelsalat mit Zucchini
2 Personen | 25 Minuten + 30 Minuten Kühlzeit

175 g Spiralnudeln
Salz
1 kleiner Zucchino (ca. 60 g)
1 EL Rapsöl
100 g Feta
1,5 EL Essigessenz
4 EL Rapsöl
1 gestrichener TL Traubenzucker
Pfeffer

1 Nudeln nach Packungsangabe mit etwas Salz bissfest garen, abkühlen lassen.

2 In der Zwischenzeit Zucchino waschen, putzen und grob raspeln. Rapsöl in einer Pfanne erhitzen, Zucchiniraspel darin circa 5 Minuten schmoren, vom Herd nehmen und abkühlen lassen. Feta fein zerkrümeln.

3 Für das Dressing Essig, Rapsöl, 175 Milliliter kaltes Wasser und Traubenzucker in einer Schüssel mit einem Schneebesen gut vermischen. Mit Salz und Pfeffer abschmecken (Vorsicht: Feta ist ebenfalls salzig – lieber weniger Salz verwenden und gegebenenfalls nachsalzen).

4 Nudeln in einer Schüssel mit den Zucchiniraspeln, Feta und Dressing vermischen, circa 10 Minuten durchziehen lassen und servieren.

Tag 3
Morgens

Brötchen mit Eiersalataufstrich — 2 Personen | 10 Minuten + 1 Std. Kühlzeit

2 Eier
50 g Frischkäse
1 EL Mayonnaise ohne Senf (siehe »Selbstgemachte Basics«)
1 TL Dijonsenf
1/2 TL Traubenzucker
Salz, Pfeffer
2 Weizenbrötchen
1/4 Bund gehackte Petersilie

1 Die Eier hart kochen und abkühlen lassen. Pellen und klein würfeln. In eine Schüssel geben, mit Frischkäse, Mayonnaise, Senf und Traubenzucker zu einer homogenen Masse verrühren. Mit Salz und Pfeffer abschmecken.

2 Die Brötchen halbieren und mit dem Aufstrich bestreichen. Mit Petersilie garniert servieren.

Mittags

Würzreis mit Pesto — 2 Personen | 15 Minuten

250 g Rundkornreis
750 ml Gemüsebrühe (siehe »Selbstgemachte Basics«)
1/2 TL gemahlene Gewürznelken
1/2 TL gemahlener Piment
1/2 TL Kreuzkümmel
1/2 TL Currypulver
1 EL Olivenöl
2 EL Pesto (siehe »Selbstgemachte Basics«)

1 Den Reis mit der Gemüsebrühe in einem Topf zum Kochen bringen und zugedeckt auf kleiner Hitze in gut 10 Minuten garen. Den fertigen Reis abseihen, in eine Schüssel füllen, mit Gewürznelken, Piment, Kreuzkümmel, Currypulver und Olivenöl vermischen.

2 Reis auf 2 Tellern anrichten und mit je 1 EL Pesto garniert servieren.

Abends

Pilzcremesuppe — 2 Personen | 20 Minuten

500 ml Gemüsebrühe (siehe »Selbstgemachte Basics«)
2 Lorbeerblätter
50 g frische Pfifferlinge
50 g frische Steinpilze
1 EL Rapsöl
50 g Schmand
50 ml Sahne
1/2 TL Essigessenz
Salz, Pfeffer

1 Die Gemüsebrühe mit den Lorbeerblättern in einem großen Topf zum Kochen bringen. Die Pilze putzen und in Scheiben schneiden.
2 Das Rapsöl in einer Pfanne erhitzen. Die Pilze hinzugeben und gut 5 Minuten anbraten, dabei mit einem Pfannenwender umrühren. Pilzmischung zur Gemüsebrühe geben und bei mittlerer Temperatur gut 10 Minuten köcheln lassen.
3 Die Lorbeerblätter entfernen, die Suppe mit dem Pürierstab fein pürieren. Schmand und Sahne zur Suppe geben, mit Essigessenz, Salz und Pfeffer abschmecken und servieren.

Tag 4
Morgens

Grießbrei
2 Personen | 7 Minuten

500 ml Vollmilch
60 g Grieß
2 EL Traubenzucker
1 TL gemahlener Zimt

1 Die Milch in einem Topf bei mittlerer Hitze aufkochen und den Grieß einrieseln lassen, dabei mit einem Schneebesen kräftig rühren. Bei kleiner Hitze kurz aufkochen lassen, bis der Brei eine cremige Konsistenz hat. Gerät er zu dick, noch etwas Milch angießen und unterrühren. Vom Herd nehmen und auf 2 Tellern verteilen.
2 Traubenzucker und Zimt vermischen und über den Grießbrei streuen. Warm servieren.

Mittags

Kartoffeln mit Kräuterquark — 2 Personen | 70–90 Minuten (je nach Kartoffelgröße)

1 Handvoll Kerbel
1 Handvoll Borretsch
1 Handvoll Sauerampfer
4 große, vorwiegend festkochende Kartoffeln
4 Alufolie-Stücke, ca. 30 x 30 cm
100 g Quark
100 g Dickmilch
2 TL Kürbiskernöl
1 Spritzer Essigessenz
Salz, Pfeffer

1 Kräuter waschen, gut trocken schleudern und sehr fein hacken.
2 Den Ofen auf 220 Grad Ober- und Unterhitze vorheizen. Kartoffeln gründlich waschen, dabei schrubben. Trocken tupfen und die Schale ringsum mit der Gabel einstechen. Jede Kartoffel einzeln in Alufolie wickeln und auf einen Gitterrost legen. Im Backofen auf mittlerer Schiene etwa 1 Stunde garen. Nach der angegebenen Zeit die Garprobe machen: Kartoffel durch die Alufolie mit einem Messer bis etwa zur Mitte einstechen. Ist kaum Widerstand zu spüren, sind die Kartoffeln gar.
3 In der Zwischenzeit den Kräuterquark vorbereiten: Den Quark mit der Dickmilch und dem Öl verrühren. Die Kräuter untermischen und mit einem Spritzer Essig, Salz und Pfeffer pikant abschmecken.
4 Die fertigen Kartoffeln auf 2 Teller legen, mit dem Messer kreuzweise einschneiden, die Kartoffel dabei etwas »öffnen«, also die Schale zur Seite klappen, und mit reichlich Kräuterquark garniert servieren.

Abends

Champignon-Crostini
2 Personen | 30 Minuten

150 g Champignons
1 EL Rapsöl
1 EL Sauerrahm
1/2 TL Essigessenz
1/2 TL Traubenzucker
1/2 TL Muskatnuss, gerieben
Salz, Pfeffer
1/2 Baguette
2 EL Butter

1 Die Champignons putzen und in feine Scheiben schneiden.

2 Das Rapsöl in einer Pfanne erhitzen. Die Pilze im heißen Öl unter gelegentlichem Rühren schmoren, bis sie zusammenfallen. Sauerrahm, Essigessenz, Traubenzucker und Muskatnuss zugeben und kurz weiterschmoren, mit Salz und Pfeffer abschmecken.

3 Das Baguette in circa 1,5 Zentimeter breite Scheiben schneiden (insgesamt 6 Scheiben). Die Butter in einer Pfanne erhitzen, darin nacheinander die Baguettescheiben von beiden Seiten goldbraun anbraten.

4 Die Baguettescheiben mit der Champignonmischung belegen und sofort servieren.

Tag 5
Morgens

Spiegeleier mit Speck
2 Personen | 10 Minuten

6 Scheiben Frühstücksspeck oder Bacon (auf die Zutatenliste achten!)
1 EL Rapsöl
4 Eier
Salz und Pfeffer
1/4 Bund Schnittlauch in Röllchen

1 Den Speck in einer heißen Pfanne ohne Öl bei mittlerer Hitze von beiden Seiten kross anbraten. Aus der Pfanne nehmen und beiseitestellen.

2 In der gleichen Pfanne das Rapsöl erhitzen, die Eier in die Pfanne schlagen und gut 4 Minuten bei kleiner Hitze braten, bis das Eiweiß komplett gestockt, das Eigelb aber noch cremig ist. Die Eier mit Salz und Pfeffer würzen, mit dem Speck auf einen Teller geben und mit Schnittlauch garniert servieren.

Mittags

Fettuccine mit Salbei-Spinat-Butter
2 Personen | 15 Minuten

250 g Fettuccine
Salz
150 g Butter
8 Salbeiblätter
150 g gewaschener junger Spinat
Pfeffer
2 EL frisch geriebener Parmesan
evtl. Salz

1 Die Fettuccine nach Packungsangabe in reichlich Salzwasser bissfest kochen.
2 Inzwischen die Butter bei mittlerer Hitze in einer Pfanne zerlassen, Salbeiblätter zugeben und in circa 4 Minuten knusprig braten. Spinat dazugeben und unter Rühren so lange dünsten, bis er in sich zusammenfällt.
3 Die Nudeln abseihen, die Butter vom Herd nehmen. Fettuccine mit der Spinat-Salbei-Butter vermengen, pfeffern, mit Parmesan bestreut servieren. Wenn nötig, nachsalzen.

Abends

Grießsuppe — 2 Personen | 7 Minuten

1 EL Butter
40 g Grieß
500 ml Gemüsebrühe (siehe »Selbstgemachte Basics«)
1 Ei
Salz, Pfeffer
1 EL gehackter Schnittlauch

1 Butter in einem großen Topf zerlassen, Grieß zugeben und unter ständigem Rühren hellbraun anrösten.
2 Gemüsebrühe angießen und aufkochen lassen.
3 Ei in die Suppe schlagen und mit einem Kochlöffel kräftig rühren, bis das Ei in kleinen Flocken stockt. Mit Salz und Pfeffer abschmecken und mit Schnittlauch garniert servieren.

Tag 6
Morgens

Amarantbrei — 2 Personen | 8 Minuten

250 ml Vollmilch
100 g gepuffter Amaranth
1 TL Zimtpulver
nach Belieben 2 TL Rosenwasser (ohne Alkohol)
1 EL Traubenzucker

1 Vollmilch in einem Topf bei mittlerer Hitzestufe erwärmen, kurz vor dem Siedepunkt unter Rühren Amaranth, Zimt und nach Belieben Rosenwasser und Traubenzucker hinzufügen.
2 Hitze reduzieren, gut 3 Minuten quellen lassen, dabei ab und zu umrühren.

Mittags

Mediterrane Dorade mit Pestokartoffeln — 2 Personen | 30 Minuten

2 küchenfertige Doraden
Salz, Pfeffer
4 Zweige gewaschener Rosmarin
1 EL Olivenöl
250 g junge, vorwiegend festkochende Kartoffeln
2 EL Pesto (siehe »Selbstgemachte Basics«)

1 Backofen auf 180 Grad Ober- und Unterhitze vorheizen, ein Backblech mit Backpapier belegen.
2 Die Doraden waschen, die Schuppen unter fließendem Wasser mit einem Messer auf beiden Seiten abkratzen. Trocken tupfen, auf beiden Seiten salzen und pfeffern. In die Bauchhöhlen der Fische je 2 Rosmarinzweige geben. Die Doraden nebeneinander auf das Back-

blech legen, mit je 1/2 EL Olivenöl beträufeln. Im Backofen auf mittlerer Schiene in circa 20 Minuten gar werden lassen.

3 In der Zwischenzeit die Kartoffeln waschen, ungeschält in einen Topf geben und mit Wasser bedecken. Zugedeckt bei geringer Hitze in 20 bis 25 Minuten garen. Kartoffeln abgießen.

4 Die fertigen Doraden aus dem Ofen nehmen, auf 2 Teller legen, die Kartoffeln mit Pesto garnieren und zu den Doraden reichen.

Abends

Couscoussalat
2 Personen | 15 Minuten + 20 Minuten Kühlzeit

125 ml Gemüsebrühe (siehe »Selbstgemachte Basics«)
150 g vorgegarter Couscous
1 Avocado
3 EL griechischer Joghurt (10 % Fett)
2 TL Essigessenz
4 EL Rapsöl
1/2 Bund gehackte frische Minze
1/2 TL getrockneter Thymian
1/2 TL getrockneter Majoran
1/2 TL Traubenzucker
Salz, Pfeffer

1 Gemüsebrühe in einem kleinen Topf erhitzen. Couscous in eine Schüssel geben, mit der Brühe bedecken und 5 Minuten quellen lassen. In eine große Schüssel füllen, auskühlen lassen.

2 Avocado halbieren, den Kern entfernen und schälen – entweder mit den Fingern oder mithilfe eines kleinen Messers. In kleine Würfel schneiden und zum abgekühlten Couscous geben.

3 In einer Schüssel Joghurt mit Essig, Rapsöl, Minze, Thymian, Majoran und Traubenzucker gut vermischen, zum Couscous geben und alles gut vermengen. Mit Salz und Pfeffer abschmecken.

Tag 7
Morgens

Weizenknäckebrot mit Kräuterbutter
2 Personen | 10 Minuten

50 g weiche Butter
1/4 Bund Basilikum, fein gehackt
1/4 Bund Minze, fein gehackt
1/4 Bund Oregano, Blättchen abgezupft
Salz, Pfeffer
2 Radieschen
6 Scheiben Knäckebrot

1 Butter in eine Rührschüssel geben, Basilikum, Minze und Oreganoblättchen zugeben und mit dem Handrührgerät in circa 5 Minuten cremig verrühren. Mit Salz und Pfeffer abschmecken.

2 Radieschen waschen, putzen und in dünne Scheiben schneiden oder hobeln. Die Knäckebrotscheiben dünn mit der Butter bestreichen und mit Radieschenscheiben belegt servieren.

Mittags

Kartoffel-Karotten-Puffer mit Dip
2 Personen | 15 Minuten

500 g vorwiegend festkochende Kartoffeln
1 große Karotte
1 Ei
Salz, Pfeffer
2 EL Rapsöl
3 EL Mayonnaise ohne Senf (siehe »Selbstgemachte Basics«)
1 TL Dijonsenf
1 TL getrockneter Majoran
1 TL getrockneter Thymian

1 Die rohen Kartoffeln schälen und auf der Haushaltsreibe grob reiben. Die Raspel mit den Händen gut ausdrücken. In eine Schüssel geben. Die Möhre waschen, schälen, ebenfalls grob raspeln und zu den Kartoffeln geben. Mit dem Ei mischen und mit Salz und Pfeffer würzen.

2 Rapsöl in einer Pfanne erhitzen, mit einem Esslöffel kleine Häufchen der Kartoffel-Karotten-Masse in das heiße Öl setzen, flach drücken und auf beiden Seiten goldgelb und knusprig braten. Herausnehmen und auf einen Teller geben. Fortfahren, bis die ganze Masse verbraucht ist.

3 In einer Schüssel Mayonnaise, Senf, Majoran und Thymian mischen und als Dip zu den Puffern servieren.

Abends

Lachs-Rührei — 2 Personen | 10 Minuten

4 Eier
50 g Schmand
100 g Räucherlachs (auf Zutatenliste achten!)
1 EL Rapsöl
Salz, Pfeffer
1/4 Bund grob gehacktes Basilikum

1 Die Eier in eine Schüssel aufschlagen, mit einem Schneebesen verquirlen. Schmand dazugeben und unterrühren. Den Räucherlachs in mundgerechte Stücke schneiden.

2 Das Rapsöl in einer Pfanne erhitzen, die Eimasse hineingeben und unter Rühren stocken lassen. Wenn die Eier zu stocken beginnen, den Räucherlachs dazugeben und unter Rühren fertig garen. Mit Basilikum bestreut servieren.

Rezepte für Phase 2

So, die erste Hürde ist genommen. In Phase 2 steht Schritt für Schritt wieder etwas mehr Fructose und auch wieder Sorbit auf dem Speiseplan. Auch werden – vorsichtig dosiert – wieder Lebensmittel eingeführt, die Sie in Phase 1 gemieden haben, weil sie etwas schwerer verdaulich sind, wie Knoblauch oder Zwiebeln.

In dieser Phase ist Ihr persönliches Empfinden gefragt – und etwas Selbstbeobachtung: Halten Sie in Ihrem Ernährungstagebuch (siehe Seite 181) fest, wann Sie was gegessen und wie Sie das jeweilige Gericht vertragen haben. Ihnen steht das Beste aus zwei Welten offen: Genießen Sie die Rezepte in diesem Kapitel – und greifen Sie auch bei liebgewonnenen Mahlzeiten aus der Karenzphase zu. Diese können Sie mit etwas Fantasie an Phase 2 anpassen und beispielsweise mit einer kleinen Portion nicht zu süßem Obst oder einer Gemüsebeilage vorsichtig tunen.

Außerdem finden Sie bei den Rezepten in Phase 3 wieder Gerichte, die Sie mit kleinen Variationen jetzt schon an Ihre Ernährung anpassen können. Sie erkennen diese Rezepte am Symbol (2) hinter den Rezeptnamen in Phase 3.

Auch wenn Sie zu denen gehören, die nach einer Phase des »freiwilligen« Fructose-Verzichts ihren Speiseplan wieder auf fructosereichere Kost umstellen möchten, finden in diesem Kapitel die dafür passenden Rezepte.

Hinweis: Das Symbol (K) steht für Rezepte, die Sie auch in Phase 1 (Karenzphase) genießen können.

Tag 1
Morgen

Erdbeerbrötchen — 2 Personen | 7 Minuten

4 große Erdbeeren (oder Himbeeren)
4 EL Frischkäse
2 TL Traubenzucker
2 Weizenbrötchen
2 TL gehackte Pistazien

1 Erdbeeren waschen und putzen, mit einer Gabel grob zerdrücken. Frischkäse in einer Schüssel cremig rühren, Traubenzucker und Erdbeeren untermischen.

2 Die Brötchen halbieren, je Ober- und Unterseite mit Erdbeer-Frischkäse bestreichen und mit je 1/2 TL Pistazien bestreut servieren.

Hinweis: Wenn Sie unter einer Sorbitunverträglichkeit leiden, ersetzen Sie die Erdbeeren durch Mandarinen.

Mittags

Geschnetzeltes mit Eierspätzle (K) — 2 Personen | 20 Minuten

275 g Kalbsschnitzel
1 kleine Zwiebel
2 EL Rapsöl
200 g Eierspätzle (oder frische Nudeln aus dem Kühlregal, auf die Zutatenliste achten!)
Salz
175 ml Rinderbrühe (auf die Zutatenliste achten)
100 ml Sahne
50 g Schmand
1 TL Senf
2 TL Worcestershiresoße
1/2 TL Traubenzucker
Salz, Pfeffer

1 Fleisch waschen, trocken tupfen und in 4 Zentimeter lange, fingerdicke Streifen schneiden und beiseitestellen.

2 Zwiebel abziehen und fein würfeln. 1 EL Rapsöl in einer Pfanne erhitzen, Zwiebeln darin circa 5 Minuten anbraten, bis sie etwas Farbe annehmen. Herausnehmen und beiseitestellen.

3 In der Zwischenzeit die Spätzle nach Packungsangabe in reichlich Salzwasser kochen. Abseihen und auf Tellern verteilen.

4 1 EL Rapsöl in der Zwiebelpfanne erhitzen, Fleisch darin unter Rühren circa 3 Minuten braun anbraten. Brühe, Sahne, Schmand, Senf und Worcestershiresoße zugeben, kurz aufkochen lassen, Zwiebeln hinzufügen und alles gut 5 Minuten köcheln, dabei die Flüssigkeit etwas reduzieren. Mit Salz und Pfeffer würzen und zu den Spätzle servieren.

Hinweis: Wenn Sie dieses Rezept in der Karenzphase zubereiten, lassen Sie die Zwiebel und die Worcestershiresoße weg.

Abends

Kartoffelwedges mit Basilikum-Mayo (K)   2 Personen | 40 Minuten

400 g vorwiegend festkochende Kartoffeln
3 EL Rapsöl
1/2 EL grob gemahlenes Salz
1/2 TL geräuchertes Paprikapulver
4 EL Mayonnaise (siehe »Selbstgemachte Basics«)
2 TL Pesto (siehe »Selbstgemachte Basics«)
evtl. Salz, Pfeffer

1 Den Backofen auf 200 Grad Ober- und Unterhitze vorheizen. Ein Backblech mit Backpapier auslegen.

2 Kartoffeln waschen, schälen, in 1 Zentimeter dicke Spalten schneiden und in eine Schüssel geben. Rapsöl mit grob gemahlenem Salz und Paprikapulver mischen, zu den Kartoffeln gießen und unterheben, sodass die Kartoffelspalten ringsum gut mit Öl überzogen sind.

3 Die Kartoffelspalten auf dem Blech ausbreiten, gegebenenfalls noch etwas von der verbliebenen Öl-Salz-Mischung darüberträufeln und im Ofen auf der mittleren Schiene circa 30 Minuten knusprig goldbraun backen. Dabei nach circa 15 Minuten mit dem Pfannenwender einmal wenden.

4 In der Zwischenzeit in einer Schüssel Mayonnaise mit dem selbstgemachten Pesto vermischen, eventuell mit Salz und Pfeffer nachwürzen. Zu den fertigen Wedges reichen.

Hinweis: Wenn Sie dieses Rezept in der Karenzphase zubereiten, lassen Sie das Paprikapulver weg.

Tag 2
Morgens

Guacamole — 2 Personen | 10 Minuten

1 reife, weiche Avocado
1 EL Zitronensaft
1 kleine Knoblauchzehe
1 EL Joghurt
Salz, Pfeffer
4 Scheiben Weißbrot (siehe »Selbstgemachte Basics«)

1 Avocado halbieren, Kern entfernen und das Fruchtfleisch mit einem Löffel aus der Schale lösen und in eine Schüssel geben, Zitronensaft darübergeben.

2 Knoblauchzehe abziehen und grob würfeln, mit dem Joghurt zur Avocado geben und alles mit dem Stabmixer fein pürieren. Mit Salz und Pfeffer abschmecken. Dazu Kastenweißbrot reichen.

Mittags

Salzburger Nockerl (K) — 2 Personen | 35 Minuten

2 weiße Pfirsiche
2 EL Reissirup
1 Vanilleschote
100 ml Vollmilch
25 g Butter
4 Eier
85 g Traubenzucker
1 EL Mehl
1 EL Speisestärke
1 TL Zimt
1 TL Traubenzucker

1 Pfirsiche waschen, halbieren, entkernen und mit Schale in kleine Stücke schneiden. Mit dem Reissirup in einen kleinen Topf geben und bei mittlerer Hitze 1 Minute dünsten. Mit 100 Milliliter Wasser ablöschen und 5 Minuten weiterschmoren. Beiseitestellen und etwas abkühlen lassen.

2 Den Backofen auf 250 Grad Ober- und Unterhitze vorheizen. Vanilleschote längs halbieren, mit dem Messerrücken das Mark herauskratzen. Die Milch in eine flache Auflaufform geben, Mark dazugeben – die Vanilleschote aufheben (siehe Tipp auf Seite 248). Die Butter klein schneiden und in die Milch geben. Im Ofen (Mitte) erhitzen.

3 Die Eier trennen. Die Eiweiße mit dem Traubenzucker steif schlagen. Mehl und Stärke mischen, über den Eischnee sieben. Eigelb mit einer Gabel verschlagen, ebenfalls auf den Schnee geben. Zügig mit einem Kochlöffel unter den Eischnee heben.

4 Die Auflaufform mit der Vanillemilch herausnehmen. Mit einem Teigschaber aus der Schnee-Mehl-Masse 4 große Nocken abstechen und in die heiße Vanillemilch in der Form setzen, sodass die Milch vollständig abgedeckt ist. Übrige Masse mit einem Esslöffel so auf die Masse geben, dass kleine Berge entstehen. Die Nockerl im Ofen in 10 Minuten außen goldgelb backen. Innen sollten sie cremig weich sein. Zimt und Traubenzucker mischen, über die Nockerl streuen. Mit dem geschmorten Pfirsich servieren.

Hinweis: Wenn Sie dieses Rezept in der Karenzphase zubereiten, lassen Sie die Pfirsiche weg. Wenn Sie unter einer Sorbitunverträglichkeit leiden, ersetzen Sie die Pfirsiche durch Mangos.

Abends

Glasnudelsuppe mit Schweinefilet
2 Personen | 25 Minuten

50 g Glasnudeln
50 g Champignons
1 kleine Karotte
1 Stück Ingwer (ca. 1 cm)
100 g Schweinefilet
600 ml Gemüsebrühe (siehe »Selbstgemachte Basics«)
1 TL Currypulver
1 EL Sojasoße
Salz, Pfeffer
1/2 Bund gehacktes Koriandergrün

1 Die Glasnudeln in eine Schüssel geben, mit 1/2 Liter kochendem Wasser übergießen und gut 5 Minuten ziehen lassen, abseihen und mit einer Schere zerkleinern (auf etwa 5 Zentimeter Länge), beiseitestellen. Die Pilze putzen und in dünne Scheiben schneiden. Die Karotte waschen, schälen und in feine Stifte hobeln. Ingwer schälen und fein hacken. Das Schweinefilet waschen, trocken tupfen und grob würfeln.

2 Gemüsebrühe in einen großen Topf geben und aufkochen lassen. Die Fleischwürfel in die kochende Brühe geben und zugedeckt gut 7 Minuten köcheln lassen.

3 Die Pilze, die Karottenstifte und den zerkleinerten Ingwer dazugeben, außerdem das Currypulver. Noch mal gut 7 Minuten zugedeckt kochen lassen, bis das Fleisch gar ist. Die Glasnudeln hinzufügen, mit Sojasoße würzen, mit Salz und Pfeffer abschmecken und die Suppe mit Koriander bestreut servieren.

Tag 3
Morgens

Hafer-Nuss-Müsli (K) — 2 Personen | 10 Minuten

2 EL grob gehackte Haselnüsse
2 EL grob gehackte Cashewkerne
8 EL kernige Haferflocken
1 TL Zimt
150 g griechischer Joghurt (10 % Fett)
2 EL Reissirup

1 Eine Pfanne ohne Fett erhitzen, darin Haselnüsse und Cashewkerne unter Rühren goldbraun rösten. Anschließend mit den Haferflocken und Zimt mischen und auf 2 Schälchen aufteilen.

2 Den Sahnejoghurt mit dem Reissirup verrühren, über die Hafer-Nuss-Mischung geben und servieren.

Mittags

Buntes Ofengemüse — 2 Personen | 45 Minuten

4 große Karotten
4 Pastinaken
2 Petersilienwurzeln
1 kleiner Zucchino
2 Schalotten
2 Knoblauchzehen
100 g vorwiegend festkochende Kartoffeln
4 EL Olivenöl
1 EL Balsamicoessig
1/2 EL Reissirup
4 Zweige Thymian
4 kleine Zweige Rosmarin

Salz, Pfeffer
4 EL griechischer Joghurt (10 % Fett)

1 Backofen auf 200 Grad vorheizen.
2 Karotten, Pastinaken und Petersilienwurzeln waschen, schälen und in mundgerechte Stücke schneiden. Zucchino waschen und in 1 Zentimeter dicke Scheiben schneiden. Schalotten und Knoblauch abziehen, Schalotten in schmale Spalten schneiden, Knoblauchzehen vierteln. Kartoffeln waschen, schälen und würfeln.
3 Gemüse und Kartoffeln in einer Schüssel mit Olivenöl, Balsamico, Reissirup, Thymianblättchen und kleingehackten Rosmarinnadeln mischen, mit Salz und Pfeffer würzen. Auf einem Backblech verteilen. Im Ofen auf mittlerer Schiene in circa 35 Minuten garen, dabei das Gemüse nach gut 15 Minuten mit einem Pfannenwender einmal wenden.
4 Mit griechischem Joghurt servieren.

Abends

Strammer Max »de Luxe« (K) — 2 Personen | 15 Minuten

1 reife Avocado
2 Scheiben Weizenmischbrot
1 EL Meersalzbutter
4 große Blätter Endiviensalat
4 Scheiben Kochschinken (auf Zutatenliste achten!)
2 TL Zitronensaft
1 EL Rapsöl
2 Eier
Salz, schwarzer Pfeffer

1 Die Avocado halbieren, den Kern entfernen, schälen und das Fruchtfleisch in dünne Spalten schneiden. Die Brotscheiben mit der Meersalzbutter bestreichen und mit jeweils 2 Salatblättern, 2 Scheiben Kochschinken und der Hälfte der Avocadospalten belegen. Etwas Zitronensaft auf die Avocadospalten träufeln.

2 Das Rapsöl in einer Pfanne erhitzen, die Eier in die Pfanne schlagen und zu Spiegeleiern braten.

3 Sobald die Eier gestockt sind, mit einem Pfannenwender auf die Brote legen. Leicht salzen und pfeffern und noch warm servieren.

Hinweis: Wenn Sie dieses Rezept in der Karenzphase zubereiten, verzichten Sie auf den Salat, den Zitronensaft und verwenden Sie Weißbrot.

Tag 4
Morgens

Süße Polenta (K) — 2 Personen | 10 Minuten

500 ml Vollmilch
2 Kardamomkapseln
1 Anisstern
125 g Polenta
1 EL Traubenzucker
4 gehackte Walnusskerne

1 Milch mit Kardamomkapseln und dem Anis in einem Topf bei mittlerer Temperatur zum Kochen bringen. Kurz vor dem Siedepunkt unter Rühren Polenta einrieseln lassen, Traubenzucker dazugeben.

2 Hitze reduzieren, unter Rühren circa 5 Minuten quellen lassen. Vor dem Servieren Anis und Kardamom entfernen und mit den gehackten Walnüssen bestreuen.

Mittags

Spaghetti mit Brätbällchen und Tomatensoße — 2 Personen | 60 Minuten

1 Knoblauchzehe
1 EL Olivenöl
1 TL Oregano, getrocknet
1/2 Bund fein geschnittenes Basilikum
400 g ganze Dosentomaten
Salz, Pfeffer
1 Spritzer Balsamicoessig
120 g Brät (Wurstbrät, Mett)
1 EL Semmelbrösel
1 Eigelb
1 EL Mascarpone
1 EL Rapsöl
200 g Spaghetti

1 Knoblauchzehe abziehen und fein würfeln. Olivenöl in einer Pfanne erhitzen, darin den Knoblauch und den Oregano anbraten, bis der Knoblauch leicht gebräunt ist. Basilikum und die Tomaten (im Ganzen!) dazugeben (etwas Basilikum für die Deko aufheben).
2 Auf kleiner Hitze 40 Minuten köcheln lassen, dabei ab und zu umrühren. Tomaten mit einem Löffel grob zerteilen, weitere 10 Minuten auf dem Herd bei ausgeschalteter Hitze ziehen lassen. Mit Salz, Pfeffer und Balsamicoessig abschmecken.
3 In der Zwischenzeit Brät, Semmelbrösel, Eigelb und Mascarpone in eine Schüssel geben und zu einem glatten Teig verkneten, mit Salz und Pfeffer würzen. Mit feuchten Händen daraus 8 kleine Bällchen drehen.
4 Rapsöl in einer Pfanne erhitzen, Mettbällchen darin rundherum circa 10 Minuten braten.

5 Nudeln nach Packungsanweisung in reichlich Salzwasser kochen. Abgießen und gut abtropfen lassen. Auf 2 Tellern verteilen, mit Brätbällchen und Tomatensoße anrichten und mit Basilikum bestreut servieren.

Abends

Bunter Wurstsalat
2 Personen | 15 Minuten

1/2 grüne Paprikaschote
1/2 Bund Radieschen
1/2 Bund Kresse
150 g Bio-Lyoner, in Scheiben (auf Zutatenliste achten!)
100 g Emmentaler, in Scheiben
1 EL Essigessenz
125 ml Wasser
2 EL Rapsöl
1 TL Dijonsenf
1/2 TL Traubenzucker
Salz, Pfeffer

1 Die Paprikaschote sowie die Radieschen waschen und putzen. Paprika fein würfeln, Radieschen putzen und in feine Scheiben schneiden. Kresse abspülen und grob hacken. Lyoner und Käse in dünne Streifen schneiden.

2 In einer Schüssel Essig, Wasser, Rapsöl, Senf und Traubenzucker mit einem Schneebesen gut vermischen, mit Salz und Pfeffer abschmecken. Alle Zutaten in eine Schüssel geben und mit dem Essigsud mischen, gut durchziehen lassen. Dazu passt Kastenweißbrot (siehe »Selbstgemachte Basics«).

Tag 5
Morgens

Karotten-Müsli — 2 Personen | 15 Minuten

2 große Karotten
1 EL Rapsöl
125 g Joghurt
3 EL Sahne
1 TL Rosenwasser (ohne Alkohol)
2 TL Reissirup
1 EL Pistazienkerne
2 EL Mandeln

1 Die Karotten waschen, schälen und fein raspeln. Das Rapsöl in einer Pfanne erhitzen, Karottenraspel einrühren und in 5 Minuten schmoren. Den Joghurt mit Sahne, Rosenwasser und Reissirup glatt rühren. Die Pistazienkerne und die Mandeln grob hacken.

2 Die geschmorten Karotten auf 2 Schälchen verteilen. Den gesüßten Joghurt daraufgeben und mit Pistazien und Mandeln bestreut servieren.

Mittags

Club-Sandwich — 2 Personen | 40 Minuten

100 g Hähnchenbrustfilet
Salz, Pfeffer
1 EL Rapsöl
2 große Blätter Kopfsalat
4 Radieschen
1 kleine Gurke (Sorte Einlegegurke, nicht eingelegt!)
4 Scheiben Bacon (auf Zutatenliste achten!)
6 Scheiben Sandwichtoast

2 EL Mayonnaise (siehe »Selbstgemachte Basics«)
4 Zahnstocher
Alufolie

1 Hähnchenbrustfilet waschen, trocken tupfen, auf beiden Seiten salzen und pfeffern.

2 Das Rapsöl in einer Pfanne erhitzen, das Filet darin auf jeder Seite scharf anbraten, bis es durch ist. Herausnehmen, in dünne Streifen schneiden.

3 Die Salatblätter waschen, trocken schütteln und in Streifen schneiden. Radieschen waschen, putzen und in dünne Scheiben schneiden. Gurke waschen, in dünne Scheiben schneiden, die Enden entsorgen.

4 Bacon in einer Pfanne ohne Fett kross anbraten.

5 Die Sandwichscheiben toasten, etwas abkühlen lassen und auf je einer Seite mit Mayonnaise bestreichen.

6 2 Sandwichscheiben mit je der Hälfte Hähnchenbrustfiletstreifen und den Gurkenscheiben belegen. Mit je einer weiteren Sandwichscheibe bedecken, darauf je die Hälfte der Salatblätter, des Bacons und der Radieschenscheiben legen. Die Sandwiches mit den beiden übrigen Sandwichscheiben bedecken, die bestrichene Seite ist nach unten gerichtet. Leicht andrücken.

7 Jedes Sandwich-Eck mit Zahnstocher fixieren, erst dann diagonal durchschneiden, vorsichtig einzeln in Alufolie verpacken (Zahnstocher gegebenenfalls durch Alufolie stoßen).

Abends

Mangoldsuppe (K)
2 Personen | 25 Minuten

200 g Mangold
250 ml Gemüsebrühe (siehe »Selbstgemachte Basics«)
250 ml Sahne
2 Gewürznelken
50 g Schmand
1 TL geriebene Muskatnuss
Salz, Pfeffer

1 Mangold waschen, putzen und mitsamt der hellen Stiele grob hacken.

2 Die Gemüsebrühe und die Sahne in einen großen Topf geben und zum Kochen bringen. Gewürznelken und Mangold dazugeben und alles ungefähr 15 Minuten auf mittlerer Hitze köcheln lassen.

3 Nelken entfernen, die Suppe mit dem Pürierstab fein pürieren, Schmand und Muskatnuss dazugeben. Mit Salz und Pfeffer abschmecken und servieren.

Hinweis: Genießen Sie dieses Gericht gern schon gegen Ende der Karenzphase.

Tag 6
Morgens

Thunfischcreme (K) — 2 Personen | 5 Minuten

1 Dose Thunfisch im eigenen Saft
1 EL Kapern
100 g Dickmilch
1/2 TL geräuchertes Paprikapulver
1 EL Zitronensaft
Salz, Pfeffer
4 Scheiben Weißbrot (siehe »Selbstgemachte Basics«)

1 Thunfisch, Kapern, Dickmilch und Paprikapulver in ein Rührgefäß geben und mit dem Pürierstab fein pürieren.
2 Mit Zitronensaft, Salz und Pfeffer abschmecken und mit Weißbrot zum Dippen servieren.

Hinweis: Wenn Sie dieses Rezept in der Karenzphase zubereiten, verzichten Sie auf Kapern, Zitronensaft und Paprikapulver.

Mittags

Brokkoli-Auflauf — 2 Personen | 75 Minuten

250 g Kartoffeln
1 großer Brokkoli
1/2 Blumenkohl
250 g Sahne
2 EL geriebener Emmentaler
1 TL geriebene Muskatnuss
Salz, Pfeffer
Alufolie

100 g Mehl
60 g Butter

1 Kartoffeln gründlich waschen und schrubben und in reichlich Wasser in circa 20 bis 25 Minuten gar kochen. Kalt abschrecken, pellen und kurz beiseitestellen.
2 Den Backofen auf 200 Grad Ober- und Unterhitze vorheizen.
3 Brokkoli und Blumenkohl waschen, trocken tupfen und in Röschen teilen. In einer Schüssel Sahne, Emmentaler und Muskatnuss mischen, salzen und pfeffern.
4 Brokkoli- und Blumenkohlröschen in einer Auflaufform verteilen, den Sahne-Käse-Mix darübergeben. Mit Alufolie abdecken und im Ofen auf mittlerer Schiene in 20 Minuten garen.
5 In der Zwischenzeit die gepellten Kartoffeln mit der Küchenreibe grob reiben. In eine Schüssel geben, mit dem Mehl vermischen, gut salzen und pfeffern.
6 In einer kleinen Pfanne auf mittlerer Hitze die Butter zerlassen und in 5 Minuten goldbraun werden lassen. Zur Kartoffelmasse gießen, gut unterrühren, bis die Kartoffeln die Butter aufgesogen haben. Es sollte nun eine krümelige Masse entstanden sein. Ist sie zu cremig, noch etwas Mehl zugeben und unterrühren. Die Alufolie von der Auflaufform entfernen, die Kartoffelmasse über Brokkoli und Blumenkohl geben und bei 30 Minuten im Ofen goldbraun backen.

Abends

Würzbrotsalat mit Minzjoghurt
2 Personen | 15 Minuten

4 fingerdicke Scheiben Weißbrot (siehe »Selbstgemachte Basics«)
5 EL Rapsöl
1 EL Garam Masala (ersatzweise 1/2 TL Zimt, 1/2 TL gemahlener Koriander, 1 TL Currypulver, 1/2 TL gemahlener Piment, 1/2 TL Kreuzkümmel)
10 Kirschtomaten
1/2 Salatgurke
1 EL Essigessenz
125 ml Wasser
2 EL Rapsöl
1/2 TL Traubenzucker
1/2 Bund frisches gehacktes Koriandergrün
Salz, Pfeffer
3 EL griechischer Joghurt (10 % Fett)
1/2 Bund frische grob gehackte Minze

1 Das Weißbrot in Würfel schneiden. Rapsöl in eine Pfanne geben, erhitzen und Garam Masala einrühren. Die Brotwürfel ins heiße Öl geben und darin unter Rühren von allen Seiten knusprig rösten. Pfanne vom Herd nehmen und beiseitestellen.

2 Tomaten und Gurke waschen und putzen, Tomaten vierteln, Gurke der Länge nach vierteln, mit einem Löffel das Kerngehäuse entfernen und fein würfeln. In eine Salatschüssel geben.

3 In einer kleinen Schüssel Essig, Wasser, Rapsöl, Traubenzucker und Koriandergrün mit einem Schneebesen gut vermischen, mit Salz und Pfeffer abschmecken. Über die Tomaten-Gurken-Mischung geben, gut unterheben und 10 Minuten durchziehen lassen.

4 Joghurt mit der Minze in eine Schüssel geben, vermengen. Tomaten-Gurken-Salat auf 2 Tellern anrichten, je die Hälfte der Würzbrotwürfel daraufgeben und mit Minzjoghurt garnieren.

Tag 7
Morgens

Arme Zimt-Ritter mit Apfel
2 Personen | 15 Minuten

1 kleiner Apfel
2 1/2 EL Rapsöl
1 EL Reissirup
2 TL Traubenzucker
2 TL Zimt
2 Eier
75 ml Vollmilch
1 Prise Salz
6 Scheiben altbackenes Baguette

1 Apfel waschen, vierteln, das Kerngehäuse entfernen (nicht schälen) und in kleine Stücke schneiden. In einer Pfanne 1/2 EL Rapsöl erwärmen, die Apfelstücke darin etwa 2 Minuten unter Rühren schmoren. 100 Milliliter Wasser angießen, außerdem Reissirup, Traubenzucker und 1 TL Zimt dazugeben. Circa 5 Minuten bei mittlerer Hitze weiterschmoren, dabei die Flüssigkeit auf etwa die Hälfte reduzieren. Vom Herd nehmen und beiseitestellen.

2 In einer Schüssel die Eier mit einer Gabel verschlagen, Milch, restlichen Zimt und Salz dazugeben und unterrühren.

3 In einer Pfanne das restliche Öl erhitzen, Baguettescheiben nacheinander von beiden Seiten durch die Eiermilch ziehen und dabei mit einer Gabel leicht in die Milch drücken. Bei mittlerer Hitze in der Pfanne von beiden Seiten goldbraun backen. Mit den geschmorten Äpfeln servieren.

Hinweis: Wenn Sie unter einer Sorbitunverträglichkeit leiden, ersetzen Sie den Apfel durch eine Handvoll Holunderbeeren.

Mittags

Selbst gemachte Fischstäbchen mit Gurken-Kartoffel-Salat
2 Personen | 40 Minuten

400 g vorwiegend festkochende Kartoffeln
1/2 Salatgurke
2 EL Weißweinessig
2 EL Rapsöl
1/8 l Gemüsebrühe (siehe »Selbstgemachte Basics«)
1/2 TL Traubenzucker
Salz, Pfeffer
250 g Seelachsfilet
1 Ei
2 EL Mehl
60 g Paniermehl
2 EL Rapsöl
2 Zitronenspalten

1 Für den Salat Kartoffeln gründlich waschen und in reichlich Wasser in circa 20 bis 25 Minuten garen. Kalt abschrecken, pellen, und in dünne Scheiben schneiden. Kartoffelscheiben in eine Salatschüssel geben. Gurke waschen, schälen und in dünne Scheiben hobeln. Zu den Kartoffelscheiben geben. Weißweinessig, Rapsöl, Gemüsebrühe und Traubenzucker dazugeben, gut durchmischen und mit Salz und Pfeffer würzen. Beiseitestellen (nicht kalt stellen!).

2 Für die Fischstäbchen das Fischfilet abspülen, mit Küchenpapier trocken tupfen und in 2 Zentimeter breite Streifen schneiden.

3 Ei in einer Tasse aufschlagen und mit einer Gabel gut verquirlen. Mehl, Ei und Paniermehl jeweils getrennt voneinander in einen tiefen Teller geben. Fischstreifen salzen und pfeffern. Zuerst in Mehl, dann in verquirltem Ei und zuletzt in Paniermehl wenden, auf einen Teller geben und fortfahren, bis alle Fischstücke mit Panade überzogen sind.

4 Rapsöl in einer Pfanne erhitzen. Fischstreifen portionsweise darin von jeder Seite etwa 2 bis 3 Minuten knusprig goldbraun braten. Auf Küchenpapier entfetten und im Ofen bei 50 Grad warm halten, bis alle Stäbchen gebraten sind. Zusammen mit dem Kartoffel-Gurken-Salat und den Zitronenspalten servieren.

Abends

Kartoffelsuppe — 2 Personen | 30 Minuten

2 große Karotten
1 Pastinake
1/2 Knollensellerie
350 g mehligkochende Kartoffeln
1 kleine Zwiebel
1 EL Rapsöl
600 ml Gemüsebrühe (siehe »Selbstgemachte Basics«)
1/2 TL geriebene Muskatnuss
1/2 TL gemahlenes Piment
50 ml Sahne
Salz, Pfeffer
1/2 Bund gehackte Petersilie

1 Karotten, Pastinake, Sellerie und Kartoffeln waschen, schälen, grob würfeln. Zwiebel schälen und fein würfeln.
2 Rapsöl in einem großen Topf erhitzen, Zwiebelwürfel darin glasig dünsten. Karotten-, Pastinaken- und Selleriewürfel dazugeben, gut 5 Minuten anrösten. Kartoffelwürfel dazugeben, kurz mitbraten. Mit der Gemüsebrühe ablöschen, Muskatnuss und Piment zugeben. Zum Kochen bringen und bei mittlerer Hitze circa 15 bis 20 Minuten köcheln lassen, bis die Kartoffeln gar sind. Die Suppe mit dem Pürierstab fein pürieren.
3 Zum Schluss die Sahne einrühren, mit Salz und nach Belieben Pfeffer würzen und mit Petersilie garniert servieren. Dazu passt Sauerteigbrot.

Phase 3

Geschafft! In Phase 3 kennen Sie Ihre ganz persönliche Fructose-Reizschwelle. Ihr Speiseplan unterliegt nun nur noch kleineren Einschränkungen. Auch Hülsenfrüchte, die aufgrund ihres hohen Eiweißgehalts ein Segen nicht nur für Vegetarier sind, stehen nun wieder regelmäßig auf dem Tisch, ebenso wie ballaststoffreiche Vollkornprodukte. Von den Rezepten in diesem Kapitel profitieren nicht nur Menschen mit Fructose-Intoleranz, sondern auch jeder, der sich fructosearm, genussreich und vollwertig ernähren möchte.

»Aber sind denn Hülsenfrüchte und Vollkornprodukte nicht furchtbar schwer verdaulich? Und beginnen dann nicht meine Verdauungsprobleme wieder von vorn? Ja, habe ich denn nicht schon genug durchgemacht?«, fragen Sie sich vielleicht, wenn Sie an einer Intoleranz leiden. Die Antwort auf alle Fragen lautet: »Jein.«

Egal, ob man unter einer Intoleranz leidet oder nicht: Der Darm hat einiges damit zu tun, wenn er Ballaststoffe verdauen muss. Und auch Menschen ohne Intoleranz haben oft mit Blähungen zu kämpfen, wenn sie beginnen, sich faserreicher zu ernähren. Denn die Verträglichkeit solcher Lebensmittel ist letztlich auch eine Frage des Darmtrainings. Wenn Sie sich über Wochen hinweg sehr ballaststoffarm ernährt haben, machen Ihnen wahrscheinlich gerade am Anfang Blähungen etwas stärker zu schaffen. Aber ist das wirklich ein Grund, auf die positiven Wirkungen einer ballaststoffreichen Ernährungsweise zu verzichten und nur mehr geschälten Reis und Weißmehlprodukte zu futtern?

Ein Beispiel zum Vergleich: Vielleicht haben Sie es selbst schon erlebt. Sie haben sich ein Bein oder den Arm gebrochen. Es wird gegipst oder ruhiggestellt. In ein paar Wochen ist alles wieder zusammengewachsen. Der Gips wird entfernt – und das Bein oder der Arm sind nur noch halb so kräftig wie das andere, da durch die fehlende Belastung der Muskel etwas geschrumpft ist. Ihn wiederaufzubauen ist erst mal hart. Das Bein wieder zu belasten ist anstrengend, ja schmerzhaft. Nun fragen Sie sich, ob Sie nicht schon genug durchgemacht haben. Ja sicher, aber was heißt das? Dass Sie weiterhin auf Krücken gehen? Dass Sie Ihren Arzt bitten, Ihnen das Bein abzunehmen? Sie sehen, spätestens hier wird die Geschichte absurd. Natürlich werden Sie alles daransetzen, um den verkümmerten Muskel wieder zu trainieren.

Und das Gleiche sollten Sie mit Ihrem Darm tun. Denken Sie immer daran: Sie leiden unter einer Fructose-Intoleranz. Das ist (wenn Sie nicht unter einer hereditären Form leiden) zunächst einmal keine lebensbedrohliche Krankheit – ja eigentlich ist es überhaupt keine Krankheit. Lassen Sie sich in Ihrer weiteren Ernährung also nicht von zu viel Angst leiten.

Das gilt übrigens auch für kleine Sünden: Sie konnten dem frisch gemixten Smoothie im Italienurlaub nicht widerstehen? Ein Kollege überrascht Sie mit einem fructosereichen Schokokuss als kleines Dankeschön für Ihre Hilfe? Wenn Sie solche Sünden nicht zur Gewohnheit werden lassen, dann drücken Sie sich selbst gegenüber ein Auge zu und genießen Sie. Das gilt auch für all diejenigen unter Ihnen, die sich aus anderen Gründen fructosearm ernähren möchten. Die gesundheitlich schädigenden Wirkungen, die ein Zuviel an Fructose hat, rühren nicht von einem einmaligen Genuss – Ihr Körper ist in der Lage, so einiges wegzustecken, solange es nicht zur Gewohnheit wird.

Hinweis: In diesem Kapitel finden Sie Rezepte, die Sie – leicht modifiziert – auch in Phase 2 Ihrer Ernährungsumstellung bereits genießen können. Sie erkennen diese Rezepte am Symbol (2) hinter dem Rezeptnamen.

Tag 1
Morgens

Schokobrötchen (2) — 2 Personen | 7 Minuten

75 g zimmerwarme Butter
25 g gemahlene Mandeln
40 g Kakaopulver
2 EL Reissirup
2 Vollkornbrötchen

1 Butter mit einem Messer zu Flocken teilen und in ein Rührgefäß geben, Mandeln und Kakaopulver zugeben und mit dem Handrührgerät glatt verrühren. Reissirup zugeben und so lange weiterrühren, bis sich alle Zutaten gut vermischt haben.

2 Brötchen halbieren und jede Hälfte mit der Schokocreme bestreichen.

Hinweis: Wenn Sie dieses Rezept in Phase 2 zubereiten, verwenden Sie Weizenbrötchen.

Mittags

Zander auf Tomaten-Couscous (2) — 2 Personen | 30 Minuten

Butter für die Form
150 g Couscous
150 ml Gemüsebrühe (siehe »Selbstgemachte Basics«)
2 Zanderfilets (à 150 g)
Salz, Pfeffer
10 Kirschtomaten
1 große Zwiebel
1 Knoblauchzehe

Saft von 1/2 Zitrone
3 EL Olivenöl

1 Backofen auf 200 Grad vorheizen. Eine Auflaufform mit Butter einfetten.
2 Couscous in eine Schüssel geben, Gemüsebrühe in einem Topf aufkochen und über das Couscous gießen. Circa 15 Minuten quellen lassen.
3 Fischfilets abspülen und trocken tupfen, von beiden Seiten salzen und pfeffern. Tomaten waschen und vierteln, Zwiebel schälen und in Spalten schneiden, Knoblauch schälen und fein würfeln.
4 Couscous mit Tomaten, Zwiebeln, Knoblauch und Zitronensaft mischen, mit Salz und Pfeffer würzen und in die Auflaufform geben. Filets darauflegen und das Olivenöl darüberträufeln. Im Ofen auf mittlerer Schiene etwa 15 Minuten backen.

Hinweis: Wenn Sie dieses Rezept in Phase 2 zubereiten, halbieren Sie die Zwiebelmenge.

Abends

Rote-Linsen-Suppe — 2 Personen | 40 Minuten

1 kleine Zwiebel
1 Knoblauchzehe
100 g rote Linsen
1 EL Rapsöl
1 TL Zimt
1 TL gemahlener Piment
2 TL Currypulver
500 ml Gemüsebrühe (siehe »Selbstgemachte Basics«)
100 ml ungesüßte Kokosmilch

1/2 EL Weißweinessig
Salz, ggf. Pfeffer

1 Die Zwiebel schälen und fein würfeln. Knoblauch schälen und fein hacken. Linsen verlesen, in ein Sieb geben und unter fließendem kaltem Wasser waschen.

2 Rapsöl in einem Topf erhitzen. Zwiebelwürfel und Knoblauch andünsten, bis die Zwiebeln glasig werden. Zimt, Piment und Currypulver zugeben und kurz mitdünsten. Brühe und Kokosmilch angießen und aufkochen lassen.

3 Linsen zugeben, ungefähr 20 Minuten zugedeckt bei mittlerer Hitze kochen, bis die Linsen zerfallen. Mit Weißweinessig, Salz und gegebenenfalls Pfeffer abschmecken und servieren.

Tag 2
Morgens

Obatzda mit Brezeln (2) 2 Personen | 15 Minuten

1 große Zwiebel
1 weicher, kleiner Camembert (80 g)
25 g zimmerwarme Butter
50 g Frischkäse
25 g Streichkäse (auf Zutatenliste achten!)
1 TL Paprikapulver
Salz, Pfeffer
1/2 Bund Radieschen
2 Brezeln

1 Die Zwiebel schälen und sehr fein würfeln.

2 Den Camembert in kleine Würfel schneiden, mit einer Gabel fein zerdrücken und in eine Schüssel geben. Butter, Frischkäse, Streichkäse und Zwiebelwürfel unterkneten und mit Paprikapulver, Salz und Pfeffer abschmecken.

3 Radieschen waschen und putzen, zusammen mit den Brezeln zum Obatzda reichen.

Hinweis: Wenn Sie dieses Rezept in Phase 2 zubereiten, halbieren Sie die Zwiebelmenge und die Menge des Paprikapulvers.

Mittags

Risotto mit Kürbis (2) — 2 Personen | 30 Minuten

300 g Hokkaidokürbis
1 kleine Zwiebel
2 EL Olivenöl
150 g Risottoreis
500 ml Gemüsebrühe (siehe »Selbstgemachte Basics«)
1 EL trockener Weißwein
20 g geriebener Parmesan
Salz, Pfeffer

1 Kürbis putzen, schälen und entkernen. Fruchtfleisch klein würfeln. Zwiebel schälen und fein würfeln.

2 Olivenöl in einem Topf erhitzen, Zwiebeln und Kürbis darin bei mittlerer Hitze 3 Minuten andünsten. Reis dazugeben, gut 2 Minuten unter Rühren mitdünsten und die Hälfte der Gemüsebrühe und den Wein angießen. Risotto unter Rühren gut 20 Minuten garen. Dabei nach und nach den restlichen Fond zugießen. Immer nur so viel Gemüsebrühe auffüllen, bis der Reis gerade bedeckt ist, und Brühe nachgießen, wenn der Reis die Flüssigkeit aufgesogen hat.

3 Nun den geriebenen Parmesan unter das Risotto rühren. Mit Salz und Pfeffer abschmecken und servieren.

Hinweis: Wenn Sie dieses Rezept in Phase 2 zubereiten, lassen Sie den Weißwein weg und halbieren Sie gegebenenfalls die Kürbismenge.

Abends

Thunfischsalat
2 Personen | 15 Minuten

2 EL grüne Oliven ohne Stein
120 g Bio-Kidneybohnen (aus der Dose, auf Zutatenliste achten!)
1 kleine Zwiebel
1 EL Mayonnaise (siehe »Selbstgemachte Basics«)
1 TL Dijonsenf
1 EL Rapsöl
2 TL Weißweinessig
1/2 TL Traubenzucker
1 Dose Thunfisch (in Lake)
Salz, Pfeffer

1 Oliven würfeln. Bohnen abspülen und in einem Sieb abtropfen lassen. Zwiebel schälen und grob hacken. In einer kleinen Schüssel Mayonnaise, Senf, Rapsöl, Weißweinessig und Traubenzucker gut verrühren.

2 Thunfisch in eine Schüssel geben, übrige Zutaten und die Mayonnaisemischung dazugeben und gut mischen. Mit Salz und Pfeffer abschmecken. Dazu passt Vollkorntoast.

Tag 3
Morgens

Birnen-Porridge (2) — 2 Personen | 15 Minuten

1 Birne
1 EL Butter
1 TL Traubenzucker
2 TL gemahlener Zimt
2 EL Reissirup
100 g blütenzarte Haferflocken
ca. 350 ml Vollmilch

1 Die Birne waschen, vierteln, entkernen und mit Schale in kleine Würfel scheiden. Butter in einem kleinen Topf zerlassen. Die Birnenwürfel, den Traubenzucker und 1 TL Zimt dazugeben und circa 5 Minuten bei mittlerer Hitze dünsten.

2 Reissirup und Haferflocken mit in den Topf geben und mit den Birnen vermengen. Die Hälfte der Milch angießen und unterrühren. Alles bei geringer Hitze gut 5 Minuten köcheln lassen. Dabei immer wieder umrühren, damit nichts am Boden ansetzt, nach und nach die restliche Milch angießen. Vom Herd nehmen und ein paar Minuten weiterquellen lassen.

3 Den Porridge auf 2 Schüsseln verteilen und mit dem restlichen Zimt bestreut servieren.

Hinweis: Wenn Sie dieses Rezept in Phase 2 zubereiten, halbieren Sie die Birnenmenge. Wenn Sie unter einer Sorbitunverträglichkeit leiden, ersetzen Sie die Birne durch Mandarinen.

Mittags

Sauerkraut mit Wammerl und Knödeln
2 Personen | 3 Stunden und 20 Minuten

Für das Sauerkraut:

500 g frisches Sauerkraut

1 Zwiebel

100 g geräucherter Schweinebauch (Wammerl)

1 EL Rapsöl

50 ml trockener Weißwein

1/2 EL Weißweinessig

1/4 l Gemüsebrühe (siehe »Selbstgemachte Basics«)

4 Lorbeerblätter

Salz, Pfeffer

1 EL Traubenzucker

Für 8 kleine Knödel:

6 altbackene Weizenbrötchen

350 ml Vollmilch

1 kleine Zwiebel

1 Ei

1/2 Bund fein gehackte Petersilie

Salz, Pfeffer

1 EL Mehl (bei Bedarf)

1 Das Sauerkraut in ein Sieb geben, mit Wasser abbrausen und gut abtropfen lassen. Die Zwiebel schälen, halbieren und fein würfeln. Das Wammerl in gut 5 Zentimeter große Stücke schneiden.

2 Das Rapsöl in einem großen Topf erhitzen. Darin die Zwiebelwürfel glasig dünsten. Das Kraut und die Wammerl-Stücke in den Topf geben und 1 Minute mitbraten. Mit Weißwein und Weißweinessig ablöschen, Gemüsebrühe angießen, Lorbeerblätter dazu und aufkochen.

3 Das Sauerkraut mit Salz, Pfeffer und Traubenzucker abschmecken. Zugedeckt bei kleiner Hitze in gut 3 Stunden weich schmoren, dabei ab und zu umrühren.

4 In der Zwischenzeit die Knödel zubereiten: Die Brötchen in kleine Würfel schneiden und in eine Schüssel geben. Die Milch erwärmen, über die Brötchen gießen, mit einem Küchenhandtuch zudecken und circa 15 Minuten einweichen. Eventuell überschüssige Milch abgießen, die Brötchen leicht ausdrücken. Die Zwiebel schälen und fein hacken. Zwiebelwürfel, Ei und Petersilie zu der Brötchenmasse geben, gut vermischen, salzen und pfeffern. Falls der Teig zu weich sein sollte, etwas Mehl zugeben.

5 In einem großen Topf reichlich Wasser aufkochen und salzen. Aus dem Semmelteig mit nassen Händen 8 kleine Knödel formen, diese ins Wasser gleiten lassen und bei kleiner Hitze 15 Minuten garen; das Wasser sollte dabei nicht sprudeln. Mit dem Schaumlöffel herausheben und abtropfen lassen.

Das fertige Sauerkraut noch mal abschmecken, Kraut und Wammerl auf 2 Tellern verteilen, mit je 2 kleinen Knödeln servieren.

Wichtig: Das Knödelrezept ist so berechnet, dass 4 kleine Knödel für das Abendessen übrig bleiben.

Abends

Essigknödel (2) — 2 Personen | 15 Minuten

4 kleine Knödel (vom Mittagessen)
1 große Zwiebel
1,5 EL Essigessenz
4 EL Rapsöl
1 gestrichener TL Traubenzucker
Salz, Pfeffer

1 Knödel in Scheiben schneiden (circa 4 Millimeter dick) und in eine Schüssel geben. Zwiebel schälen und in dünne Ringe schneiden, zu den Knödeln geben.

2 Für das Dressing Essig, Rapsöl, 175 Milliliter kaltes Wasser und Traubenzucker in einer Schüssel mit einem Schneebesen gut vermischen. Mit Salz und Pfeffer abschmecken, nach Belieben noch etwas Essig zugeben. Über die Knödelscheiben geben, alles gut vermischen und vor dem Servieren 10 Minuten ziehen lassen.

Hinweis: Wenn Sie dieses Rezept in Phase 2 zubereiten, verwenden Sie eine halbe Zwiebel.

Tag 4
Morgens

Brötchen mit süßem Avocado-Aprikosen-Aufstrich (2)
2 Personen | 10 Minuten

1 sehr reife Avocado
2 EL Traubenzucker
4 Aprikosen
2 Vollkornbrötchen

1 Avocado halbieren, den Kern entfernen und mit einem Löffel das Fruchtfleisch herauslösen. Fruchtfleisch mit dem Traubenzucker in ein Rührgefäß geben, mit dem Pürierstab fein pürieren. Aprikosen waschen, trocken tupfen, halbieren, den Kern entfernen und die Früchte fein würfeln. Aprikosenwürfelchen unter die Avocadocreme heben.

2 Brötchen halbieren und je Ober- und Unterseite mit dem Aufstrich bestrichen servieren.

Hinweis: Wenn Sie dieses Rezept in Phase 2 zubereiten, halbieren Sie die Aprikosenmenge und verwenden Sie Weizenbrötchen. Wenn Sie unter einer Sorbitunverträglichkeit leiden, ersetzen Sie die Aprikosen durch Mirabellen.

Mittags

Farfalle mit Lauch-Sahne-Soße — 2 Personen | 15 Minuten

250 g Farfalle
Salz
1/2 Stange Lauch
1 Knoblauchzehe
1 EL Rapsöl
100 ml Sahne
50 g Schmand
1 EL geriebener Parmesan
1 TL Zitronensaft
1/2 TL Cayennepfeffer
1/2 TL Traubenzucker
Pfeffer
1/2 Bund grob gehacktes Basilikum

1 Farfalle nach Packungsangabe mit etwas Salz kochen.

2 In der Zwischenzeit Lauch putzen, waschen und in feine Ringe schneiden. Knoblauch schälen und fein hacken. Rapsöl in einer Pfanne mit hohem Rand und Deckel erhitzen, Lauch und Knoblauch darin unter Rühren bei mittlerer Hitze 5 Minuten andünsten. Die Sahne angießen, Schmand dazugeben und 4 Minuten köcheln lassen, bis der Lauch weich ist. Gegebenenfalls etwas reduzieren. Geriebenen Parmesan einrühren, mit Zitronensaft, Cayennepfeffer, Traubenzucker, Salz und Pfeffer abschmecken.

3 Farfalle unter die Soße heben, auf 2 Tellern anrichten und mit Basilikum bestreut servieren.

Abends

Würzige Hühnersuppe — 2 Personen | 90 Minuten

- 1 Hähnchenkeule, 250 g
- 500 ml Bio-Hühnerbrühe (auf Zutatenliste achten!)
- 100 ml ungesüßte Kokosmilch
- 1 kleine Zwiebel
- 1 Knoblauchzehe
- 1 Stange Lauch
- 2 große Karotten
- 1/2 Knollensellerie
- 1 EL Rapsöl
- 2 TL Currypulver
- 1 TL geräuchertes Paprikapulver
- 1 TL gemahlener Ingwer
- 1/2 TL Kreuzkümmel
- 1/2 TL Cayennepfeffer
- 1/2 EL Weißweinessig
- Salz, Pfeffer

1 Hähnchenkeule gründlich waschen. Hühnerbrühe, Kokosmilch und die Hähnchenkeule in einen Topf geben und bei mittlerer Hitze zugedeckt 1 Stunde kochen.

2 In der Zwischenzeit die Zwiebel und die Knoblauchzehe häuten und beides fein würfeln. Lauch waschen und putzen, in feine Ringe schneiden. Karotten waschen, schälen und grob raspeln. Sellerie waschen schälen und grob würfeln,

3 Die Hähnchenkeule aus der Suppe nehmen, häuten, das Fleisch vom Knochen lösen und klein schneiden. Fleisch und Suppe beiseitestellen.

4 Das Rapsöl in einer Pfanne erhitzen, Zwiebel, Knoblauch und Lauch darin dünsten, bis die Zwiebel glasig wird. Restliches Gemüse, Curry-, Paprika-, Ingwerpulver, Kreuzkümmel und Cayennepfeffer zugeben und unter ständigem Rühren circa 3 Minuten weiterdünsten.

5 Fleisch und Gemüse in die Suppe geben, zugedeckt circa 10 Minuten kochen, sodass das Gemüse noch etwas bissfest ist. Mit Weißweinessig, Salz und Pfeffer abschmecken und servieren.

Tag 5
Morgens

Müsli Bircher-Art (2)
2 Personen | 10 Minuten + 1 Nacht Einweichzeit

- 2 EL Walnusskerne
- 1 EL Haselnusskerne
- 3 getrocknete Aprikosen
- 2 TL Reissirup
- 6 EL blütenzarte Haferflocken
- 1 großer Apfel
- 150 ml Milch
- 150 ml Sahne

1 Wal- und Haselnüsse grob hacken. Aprikosen fein würfeln. Beide Sorten Nüsse, Aprikosenwürfel, Reissirup und Haferflocken in eine Schüssel geben, vermischen, knapp mit kaltem Wasser bedecken und über Nacht in den Kühlschrank stellen.

2 Am nächsten Morgen den Apfel waschen, halbieren, vierteln, das Kerngehäuse entfernen und mitsamt Schale grob raspeln.

3 Geraspelten Apfel unter das eingeweichte Müsli mengen, Milch und Sahne dazugießen, unterrühren, auf 2 Schälchen verteilen und servieren.

Hinweis: Wenn Sie dieses Rezept in Phase 2 zubereiten, verwenden Sie einen kleinen Apfel und lassen Sie die getrockneten Aprikosen weg. Wenn Sie unter einer Sorbitunverträglichkeit leiden, ersetzen Sie den Apfel durch eine Orange und lassen Sie die getrockneten Aprikosen weg.

Mittags

Cheeseburger
2 Personen | 20 Minuten

2 Kopfsalatblätter
1 Tomate
1 kleine Zwiebel
1 EL Tomatenmark
2 TL Weißweinessig
1 TL Traubenzucker
1/2 TL geräuchertes Paprikapulver
Salz, Pfeffer
250 g Hackfleisch
1 EL Rapsöl
2 Scheiben Emmentaler-Käse
2 Weizenbrötchen
2 TL Dijonsenf
2 TL Mayonnaise (siehe »Selbstgemachte Basics«)

1 Die Salatblätter waschen, trocken schleudern und beiseitestellen. Tomate waschen, Stielansatz entfernen und in Scheiben schneiden. Zwiebel schälen und in dünne Ringe schneiden.

2 Tomatenmark in eine Schüssel geben, mit Weißweinessig, Traubenzucker und Paprikapulver verrühren und mit Salz und Pfeffer würzig abschmecken.

3 Das Hackfleisch mit Salz und Pfeffer würzen und daraus mit den Händen 2 Hacksteaks formen (etwas größer als die Weizenbrötchen). Rapsöl in einer Pfanne erhitzen und darin die Hacksteaks etwa 4 Minuten von jeder Seite braten. Gegen Ende der Bratzeit auf die bereits gebratene Seite je 1 Scheibe Emmentaler legen und etwas schmelzen lassen.

4 In der Zwischenzeit die Brötchen halbieren, jeweils die untere Hälfte mit 1 TL Dijonsenf bestreichen, die obere Hälfte mit 1 TL Mayonnaise. Auf die untere Brötchenhälfte kommt nun je ein Salatblatt und je die Hälfte der Tomatenscheiben. Darauf das gebratene Käse-Hacksteak geben, dieses mit der Hälfte des gewürzten Tomatenmarks bestreichen, darauf je die Hälfte der Zwiebelringe verteilen und mit der Brötchenoberseite bedecken. Brötchen leicht andrücken und sofort servieren.

Abends

Kastenweißbrot mit warmen Currylinsen — 2 Personen | 25 Minuten

1 kleine Zwiebel

1 Knoblauchzehe

1 Stück Ingwer (ca. 1 cm)

100 g Sahne

2 TL Currypulver

50 g gelbe Linsen

1/2 Bund gehackte frische Minze

1 EL Zitronensaft

1/2 TL Traubenzucker

1 EL Rapsöl

Salz, Pfeffer

4 Scheiben Weißbrot (siehe »Selbstgemachte Basics«)

2 TL Mayonnaise (siehe »Selbstgemachte Basics«)

4 große Blätter Kopfsalat

1 Zwiebel, Knoblauch und Ingwer schälen und fein würfeln, mit der Sahne und dem Currypulver in einen kleinen Topf geben, zugedeckt aufkochen lassen. Linsen waschen, abtropfen lassen und zur Sahnemischung geben, offen bei kleiner Hitze 15 Minuten kochen lassen, gelegentlich umrühren, Flüssigkeit reduzieren. Gegen Ende der Kochzeit gehackte Minze zugeben und kurz mitschmoren. Am Ende Zitronensaft und Traubenzucker unterrühren.

2 Linsen vom Herd nehmen, Rapsöl zugeben und mit einem Pürierstab grob pürieren, mit Salz und Pfeffer abschmecken und etwas abkühlen lassen.

3 4 Scheiben Brot mit je 1/2 TL Mayonnaise bestreichen, mit einem Blatt Kopfsalat belegen, darauf die warmen Currylinsen geben.

Tag 6
Morgens

Buttermilch-Pancakes mit Himbeeren (2)
2 Personen | 20 Minuten + 30 Minuten Ruhezeit

35 g Butter
125 g Mehl
1 TL Backpulver
1 Ei
2 EL Traubenzucker
150 ml Buttermilch
2 EL Rapsöl
15 Himbeeren
100 ml Reissirup
1 TL Zimt

1 Butter in einem kleinen Topf zerlassen, etwas abkühlen lassen. Mehl mit Backpulver mischen und in eine Rührschüssel sieben. In die

Mitte der Mehlmischung mit der Hand eine kleine Mulde drücken. Ei aufschlagen und in die Mitte der Mulde geben, ebenso die zerlassene Butter, Traubenzucker und Buttermilch. Mit dem Handrührgerät zu einem glatten Teig verrühren. Mit einem Küchentuch bedecken und circa 30 Minuten ruhen lassen.

2 Backofen auf 50 Grad Ober- und Unterhitze vorheizen. In einer Pfanne die Hälfte des Rapsöls erhitzen, mit einer Schöpfkelle je nach Pfannengröße 2 oder 3 kleine Portionen Teig in die Pfanne geben (etwa so groß wie ein Glasuntersetzer) und von beiden Seiten gut 2 bis 3 Minuten goldbraun ausbacken. Die fertigen Pancakes auf einen ofenfesten Teller geben und im Backofen warm halten. Mit dem Ausbacken fortfahren, bis der ganze Teig verbraucht ist, dabei das restliche Rapsöl nach und nach aufbrauchen.

3 In der Zwischenzeit die Himbeeren waschen, trocken schütteln und halbieren. Die fertigen Pancakes auf 2 Tellern stapelweise anrichten, mit den Himbeeren garnieren, mit Reissirup beträufelt und mit Zimt bestreut servieren.

Hinweis: Wenn Sie dieses Rezept in Phase 2 zubereiten, verwenden Sie nur etwa 10 Himbeeren. Wenn Sie unter einer Sorbitunverträglichkeit leiden, ersetzen Sie die Himbeeren durch etwa 1 Handvoll Holunderbeeren.

Mittags

Parmigiana — 2 Personen | 75 Minuten

2 mittelgroße Auberginen
Salz
1 kleine Zwiebel
1 Knoblauchzehe
4 EL Olivenöl

1 Dose geschälte Tomaten in Stücken (400 g)
1 Handvoll grüne Oliven
2 TL getrockneter Oregano
2 TL Weißweinessig
1 EL Reissirup
Pfeffer
150 g grob geriebener Parmesan

1 Die Auberginen waschen, trocken tupfen und in circa 0,5 Zentimeter dicke Scheiben schneiden. Auberginenscheiben in ein Sieb über den Ausguss geben, mit 2 TL Salz bestreuen und circa 30 Minuten Wasser ziehen lassen. Mit kaltem Wasser das Salz abspülen, die Scheiben trocken tupfen.

2 Während die Aubergine Wasser zieht, die Zwiebel und die Knoblauchzehe schälen und fein würfeln. 1 EL Olivenöl in einer Pfanne erhitzen, darin die Zwiebeln glasig anschwitzen, Knoblauch dazugeben, kurz mitdünsten und mit den stückigen Tomaten ablöschen. Gut 15 Minuten einkochen lassen, die Oliven fein würfeln und zusammen mit dem Oregano in die Tomatensoße geben, mit Weißweinessig, Reissirup, Salz und Pfeffer abschmecken.

3 1 EL Olivenöl in einer Pfanne erhitzen, die Auberginenscheiben darin portionsweise von beiden Seiten je circa 1 Minute dünsten. Herausnehmen und auf Küchenkrepp entfetten.

4 Den Backofen auf 200 Grad Ober- und Unterhitze vorheizen. Eine Auflaufform mit 2 TL Olivenöl einfetten.

5 Die Auflaufform mit einem Drittel der Auberginenscheiben belegen, darauf ein Drittel der Tomatensoße und ein Drittel des geriebenen Parmesans verteilen. Vorgang zweimal wiederholen, bis alle Zutaten aufgebraucht sind.

6 Die Auflaufform in den Ofen geben und auf mittlerer Schiene in gut 30 Minuten goldgelb gratinieren. Parmigiana auf 2 Tellern verteilen und servieren.

Abends

Caesar's Salad (2)
2 Personen | 50 Minuten

1/2 Kopf Eisbergsalat
1 Knoblauchzehe
1 Prise Salz
1 Eigelb
1 TL Dijonsenf
1/2 TL Worcestershiresoße
1/2 TL Sojasoße
1/2 TL Traubenzucker
2 TL Zitronensaft
6 EL Rapsöl
Salz, Pfeffer
3 Scheiben Stangenweißbrot
50 g Frühstücksspeck (auf Zutatenliste achten!)
1 EL Rapsöl
150 g Hühnerbrustfilet
2 TL Gyrosgewürz
1 Avocado
30 g Parmesan

1 Eisbergsalat in fingerdicke Streifen schneiden, waschen und trocken schleudern. In eine große Schüssel geben.

2 Knoblauchzehe schälen und durch eine Knoblauchpresse in eine Schüssel pressen. Salz, Eigelb, Senf, Worcestershiresoße, Sojasoße, Traubenzucker und Zitronensaft dazugeben, mit einem Schneebesen verrühren, 4 EL Rapsöl und 1 EL kaltes Wasser dazugeben, mit dem Schneebesen gut verquirlen, mit Salz und Pfeffer abschmecken.

3 Brot in kleine Würfel schneiden, Frühstücksspeck in kleine Streifen. 1 EL Rapsöl in einer Pfanne erhitzen, darin gleichzeitig unter Rühren

Brotwürfel und Speckstreifen braten, bis Brot und Speck knusprig sind. Vom Herd nehmen und beiseitestellen.

4 Hühnerbrustfilet waschen, trocken tupfen und in dünne, mundgerechte Streifen schneiden. In eine Schüssel geben, 1/2 TL Pfeffer, 1/2 TL Salz, Gyrosgewürz und 1 EL Rapsöl dazugeben und 10 Minuten darin marinieren.

5 Eine Pfanne erhitzen, darin die Hühnerbruststreifen mitsamt Marinade anbraten, bis das Filet gar ist – ab und an wenden.

6 Währenddessen die Avocado halbieren, den Kern entfernen, schälen und in kleine Würfel schneiden. Den Parmesan in dünne Späne hobeln.

7 Nun die Avocado und das Dressing zum Salat geben, gut durchmischen. Auf 2 großen Tellern anrichten, darauf die Hühnerbruststreifen, die Brotwürfel, die Speckstreifen und die Parmesanspäne verteilen und servieren.

Tag 7
Morgens

Laugenstangen mit Tsatsiki (2) — 2 Personen | 15 Minuten

1/2 Salatgurke
200 g griechischer Sahnejoghurt (10 % Fett)
2 Knoblauchzehen
3 TL Weißweinessig
Salz, Pfeffer
2 Laugenstangen

1 Die Gurke waschen, trocken tupfen und grob reiben. Mit dem Joghurt in eine Schüssel geben, den Knoblauch abziehen und durch eine Presse zum Gurkenjoghurt pressen. Weißweinessig dazugeben, alles verrühren und mit Salz und Pfeffer abschmecken.

2 Die Laugenstangen halbieren und mit Tsatsiki bestrichen servieren.

Hinweis: Wenn Sie dieses Rezept in Phase 2 zubereiten, halbieren Sie die Knoblauchmenge.

Mittags

Kichererbseneintopf — 2 Personen | 25 Minuten

1 große Zwiebel
1 Knoblauchzehe
2 Karotten
1 EL Rapsöl
1 Dose Tomaten in Stücken (400 g)
1 EL Garam Masala (ersatzweise 1/2 TL Zimt, 1/2 TL gemahlener Koriander, 1 TL Currypulver, 1/2 TL gemahlener Piment, 1/2 TL Kreuzkümmel)
1 Dose Kichererbsen (400 g)
2 TL Weißweinessig
1 TL Traubenzucker
Salz, Pfeffer
2 EL Sahnejoghurt
2 Scheiben Ciabatta

1 Zwiebel und Knoblauch schälen, beide fein würfeln. Karotten waschen, schälen und in dünne Scheiben schneiden.
2 Das Rapsöl in einer Pfanne erhitzen, die Zwiebeln darin in 5 Minuten dünsten, bis sie leicht braun werden. Knoblauch und Karottenscheiben zugeben, unter Rühren kurz mitdünsten. Tomaten zugeben und gut 10 Minuten köcheln lassen. Garam Masala einrühren.
3 Die Kichererbsen in ein Sieb abgießen, waschen und abtropfen lassen. Zur Tomatensoße geben, noch mal gut 5 Minuten köcheln lassen.

Mit Weißweinessig, Traubenzucker, Salz und Pfeffer abschmecken. Auf 2 tiefe Teller verteilen, je 1 EL Joghurt daraufgeben und mit Ciabatta servieren.

Abends

Zwiebelsuppe — 2 Personen | 35 Minuten

2 große Zwiebeln
1 TL Wacholderbeeren
2 Lorbeerblätter
1 befüllbarer Teebeutel aus Zellstoff
10 cm Küchengarn
1 EL Rapsöl
500 ml Gemüsebrühe (siehe »Selbstgemachte Basics«)
1/2 EL Weißweinessig
Salz, Pfeffer
2 Scheiben Vollkorntoast
4 EL geriebener Emmentaler

1 Backofen auf 100 Grad vorheizen.

2 Zwiebeln schälen und in dünne Ringe schneiden. Wacholderbeeren mit einem Messer leicht andrücken, zusammen mit den Lorbeerblättern in den Teebeutel füllen, Teebeutel mit Küchengarn zubinden, sodass ein Gewürzsäckchen entsteht.

3 Rapsöl in einen Topf geben, Zwiebeln darin glasig andünsten. Gemüsebrühe angießen, Weißweinessig und das Gewürzsäckchen dazugeben. Zugedeckt circa 15 Minuten bei mittlerer Hitze kochen. Das Gewürzsäckchen entfernen, mit Salz und Pfeffer abschmecken.

4 In der Zwischenzeit die Toastscheiben mit Emmentaler bestreuen, im Backofen gratinieren, bis der Käse zerläuft.

5 Die Suppe in 2 tiefe Teller füllen, je 1 Scheibe Käsetoast daraufsetzen und genießen.

Desserts und süßes Gebäck

Karenzphase (Phase 1)

Quarkmousse
2 Personen oder für 4 Wenigesser | 15 Minuten + 1 Stunde Kühlzeit

100 g Magerquark
1 Vanilleschote
2 EL Reissirup
1 sehr frisches Eiweiß
100 g Sahne

1 Quark in eine Rührschüssel füllen, Vanilleschote längs halbieren und das Mark herauskratzen, zum Quark geben. Ausgekratzte Vanilleschote nicht wegwerfen (siehe Tipp). Reissirup dazugeben und mit einem Schneebesen gut verrühren.

2 Eiweiß in eine Rührschüssel geben und mit den Quirlaufsätzen des Handrührgeräts steif schlagen. Mit dem Schneebesen beherzt unter die Quarkmasse ziehen.

3 Die Quirlaufsätze des Handrührgeräts gründlich spülen und abtrocknen (sonst wird die Sahne nicht steif). Sahne in eine saubere Rührschüssel füllen, mit dem Handrührgerät steif schlagen und mit dem Schneebesen vorsichtig unter die Quark-Eischnee-Masse heben. Auf 2 Schüsselchen aufteilen und für mindestens 1 Stunde kalt stellen.

Tipp: Aus der ausgekratzten Vanilleschote lässt sich leckere Vanillemilch kochen. Dafür die Schote mit 250 Milliliter Vollmilch in einen kleinen Topf geben, auf kleiner Hitze unter gelegentlichem Rühren behutsam aufkochen lassen, Hitze nochmals reduzieren und 5 Minuten köcheln lassen, dabei beständig umrühren, damit sich keine Haut bildet und die Milch nicht überkocht. Nach Geschmack mit Reissirup süßen. Ab der Karenzphase geeignet.

Schokosee mit Schneeschiffchen

2 Personen | 20 Minuten

1 Vanilleschote
300 ml Vollmilch
1 sehr frisches Eiweiß
3 TL Traubenzucker
2 EL Kakaopulver natur
2 EL Reissirup
1 TL Kakaopulver zum Bestäuben

1 Vanilleschote der Länge nach aufschlitzen und das Mark herauskratzen. Milch in einen Topf geben, zusammen mit dem Vanillemark und der Schote und bei kleiner Hitze behutsam erwärmen

2 In der Zwischenzeit das Eiweiß in eine saubere, trockene Rührschüssel geben und steif schlagen, dabei nach und nach 3 TL Traubenzucker einrieseln lassen. Wenn der Eischnee fest ist, mit 2 Teelöffeln aus dem Schnee kleine Nocken formen und in die heiße, nicht kochende Milch gleiten lassen.

3 Hitze reduzieren und die Schneenocken in der heißen Milch zugedeckt für circa 4 Minuten ziehen lassen, vorsichtig umdrehen und von der anderen Seite ebenfalls 4 Minuten ziehen lassen.

4 Schneeschiffchen mit einem Schaumlöffel vorsichtig aus der Milch heben und auf einen Teller legen. Beiseitestellen.

5 Vanilleschote aus der Milch nehmen, die Hitze erhöhen, mit einem Schneebesen kräftig rühren und dabei nach und nach das Kakaopulver einrieseln lassen. Den Reissirup zugeben. Unter Rühren einmal aufkochen, vom Herd nehmen. Schokomilch in 2 tiefe Teller füllen. Schneeschiffchen hineinsetzen, mit Kakaopulver bestäuben und warm genießen.

Tipp: Aus den übrig gebliebenen Eigelben in diesem Rezept und dem Rezept für Quarkmousse (siehe oben) lässt sich leckere Mayonnaise herstellen (siehe »Selbstgemachte Basics«).

Käsekuchen

12 Kuchenstücke | 100 Minuten + 1 Stunde Kühlzeit

Für den Boden:

250 g Mehl

0,25 g Steviosid-Extrakt

125 g kalte Butter

2 Eigelb

1 Prise Salz

Butter für die Form

Für den Belag:

5 Eier (Eigelb und Eiweiß getrennt)

1 Vanilleschote

750 g Magerquark

250 g Schmand

0,75 g Steviosid-Extrakt

150 ml Rapsöl

1 EL Speisestärke

3 EL Vollmilch

1 Für den Boden Mehl, Steviosid-Extrakt, kalte Butter, Eigelb und Salz in eine Schüssel geben und mit den Händen rasch zu einem geschmeidigen Teig verkneten. In Frischhaltefolie wickeln und 1 Stunde im Kühlschrank kühlen.

2 Ofen auf 180 Grad Ober- und Unterhitze vorheizen. Eine Springform mit Butter einfetten. Teig mit Nudelholz rund ausrollen und in die gefettete Form geben. Teig 10 Minuten backen, aus dem Ofen nehmen und etwas auskühlen lassen. Ofentemperatur auf 150 Grad Ober- und Unterhitze reduzieren.

3 Eiweiß in einer sauberen, trockenen Schüssel steif schlagen, beiseitestellen.

4 Vanilleschote der Länge nach aufschlitzen, das Mark auskratzen und in eine Schüssel geben, ausgekratzte Vanilleschote nicht wegwerfen (siehe Tipp auf Seite 248). Eigelb, Magerquark, Schmand, Steviosid-Extrakt und Rapsöl zum Mark geben und mit dem Schneebesen zu einer glatten Masse verrühren. Speisestärke mit der Milch in einer kleinen Schüssel kräftig verrühren, bis sich alle Klümpchen auflösen, und zur Quarkmasse geben, gut unterrühren. Anschließend den Eischnee unterheben.

5 Die Füllung auf den vorgebackenen Boden geben und glatt streichen. Im Ofen circa 70 Minuten backen, bis der Kuchen goldgelb ist. Auskühlen lassen. Hält sich im Kühlschrank mehrere Tage.

Tipp: Zum Backen eignet sich Stevia in Pulverform als sogenannter Steviosid-Extrakt. Das Pulver ist gut 300-mal süßer als Zucker, also vorsichtig dosieren!

Phase 2

Mascarpone-Schichtdessert mit Zwetschgen
2 Personen | 20 Minuten + 90 Minuten Kühlzeit

4 kleine, vollreife Zwetschgen
1 TL Zimt
1 TL Traubenzucker
4 selbstgemachte Hafer-Nuss-Kekse (siehe unten)
1 EL Butter
125 g Mascarpone
2 EL Reissirup

1 Zwetschgen waschen, halbieren, entsteinen und jede Hälfte noch mal vierteln. Mit 50 Milliliter Wasser, dem Zimt und dem Traubenzucker in einen kleinen Topf geben und bei mittlerer Hitze circa 5 Minuten schmoren, dabei Flüssigkeit reduzieren. Vom Herd nehmen und vollständig auskühlen lassen.

2 In der Zwischenzeit Hafer-Nuss-Kekse in einen Druckverschlussbeutel geben, Beutel verschließen und mit dem Nudelholz oder einem Kartoffelstampfer fein zerkrümeln. Butter in eine Pfanne geben und bei kleiner Hitze zerlassen. Kekskrümel in die Butter geben und gut vermengen, gegebenenfalls noch etwas Butter zugeben. Butter-Keks-Mischung auf zwei Gläser (0,25 Liter Füllmenge) aufteilen, mit einem Teelöffel leicht andrücken, vollständig auskühlen lassen.

3 Mascarpone und Reissirup in eine Schüssel geben und mit einem Schneebesen gut verrühren. Auf die ausgekühlte Keksschicht geben, darauf die erkalteten Zwetschgen verteilen. 1 Stunde kühl stellen und genießen.

Hinweis: Wenn Sie unter einer Sorbitunverträglichkeit leiden, ersetzen Sie die Zwetschgen durch Mandarinen.

Hafer-Nuss-Kekse
ca. 18 Stück | 30 Minuten + 1 Stunde Kühlzeit

150 g Butter

150 g kernige Haferflocken

1 TL Traubenzucker

100 g Mehl (und Mehl zum Arbeiten)

0,6 g Steviosid-Extrakt

50 g gemahlene Walnüsse

50 g gemahlene Haselnüsse

1,5 TL Spekulatiusgewürz

1 TL Backpulver

1 Ei

1 Den Backofen auf 200 Grad Ober- und Unterhitze vorheizen. Ein Backblech mit Backpapier auslegen.

2 Die Butter in einen Topf geben und bei geringer Hitze zerlassen. Haferflocken und Traubenzucker zur geschmolzenen Butter geben und gut vermischen. Vom Herd nehmen und kurz ziehen lassen

3 In der Zwischenzeit Mehl, Steviosid-Extrakt, Nüsse, Spekulatiusgewürz und Backpulver in einer Schüssel mischen. Das Ei aufschlagen und ebenso wie die Haferflockenmasse zur Mehl-Nuss-Mischung geben. Alles rasch mit den Händen zu einem geschmeidigen Teig verkneten, in Frischhaltefolie wickeln und 1 Stunde im Kühlschrank ruhen lassen.

4 Aus dem Teig mit den Händen Bällchen formen, die etwas kleiner als eine Walnuss sind, und mit ausreichend Abstand auf das Blech setzen. Die flache Seite eines Kartoffelstampfers aus Holz mit etwas Mehl einreiben und die Bällchen damit flach drücken (auf circa 2 Millimeter Dicke).

5 Im Ofen auf der mittleren Schiene in rund 12 Minuten goldbraun backen. Die fertigen Plätzchen aus dem Ofen nehmen, kurz auf dem Backblech auskühlen lassen, dann vorsichtig mit einem Pfannenwender auf ein Kuchengitter legen und vollständig auskühlen lassen. In einer luftdicht verschließbaren Dose aufbewahren.

Waffeln mit Erdbeersahne — 2 Personen | 20 Minuten

100 g Schmand

50 ml Vollmilch

2 Eigelb (Größe M)

0,2 g Steviosid-Extrakt

1 Prise Salz

125 g Weizenmehl

1 TL Zimt

1 TL Backpulver

Rapsöl fürs Waffeleisen

2 große Erdbeeren (oder 3 kleine)

100 g Sahne

2 TL Traubenzucker

1 Schmand, Milch, Eigelb, Steviosid-Extrakt und Salz in eine Schüssel geben und mit dem Handrührgerät gut verrühren. Mehl mit dem Zimt und dem Backpulver vermischen, darübersieben und ebenfalls gut unterrühren.

2 Das Waffeleisen vorheizen, die Backflächen mit dem Rapsöl dünn einölen. Gut 2 EL Teig mittig auf die untere Backfläche geben, das Waffeleisen schließen. Die Waffel knusprig hellbraun backen – das dauert je nach Modell etwa 2 Minuten. Die Waffel herausnehmen, auf einen Teller legen und mit dem restlichen Teig ebenso verfahren.

3 Erdbeeren waschen, Stielansätze entfernen und fein würfeln. Beiseitestellen. Sahne mit dem Traubenzucker in eine saubere Schüssel geben und mit dem Handrührgerät steif schlagen. Die Erdbeeren mit dem Schneebesen unterheben. Zu den Waffeln servieren.

Hinweis: Wenn Sie unter einer Sorbitunverträglichkeit leiden, ersetzen Sie die Erdbeeren durch Sanddornbeeren.

Phase 3

Dunkle Schokomousse mit warmen Himbeeren

2 Personen | 20 Minuten + 3 Stunden Kühlzeit

100 g Zartbitterschokolade (85 % Kakaogehalt)
2 ganz frische Eier, getrennt
2 EL Reissirup
100 g Sahne
14 Himbeeren
2 TL Traubenzucker

1 Schokolade grob raspeln und in eine Metallschüssel geben, über einem heißen Wasserbad langsam schmelzen lassen.

2 Die Schokolade etwas abkühlen lassen.

3 In der Zwischenzeit Eigelb mit dem Reissirup in einer Rührschüssel schaumig schlagen, Eiweiß in einer sauberen, trockenen Rührschüssel steif schlagen. In einer weiteren Rührschüssel die Sahne steif schlagen.

4 Das Eigelbgemisch langsam in die noch lauwarme Schokolade fließen lassen, dabei mit einem Schneebesen kräftig rühren. Nacheinander Eischnee und geschlagene Sahne mit einem Schneebesen unter die Schokomasse heben. Die Mousse in eine Schüssel füllen und mindestens 3 Stunden im Kühlschrank kühlen.

5 Gegen Ende der Kühlzeit die Himbeeren waschen, trocken tupfen und halbieren. Mit dem Traubenzucker und 100 Milliliter Wasser in einen Topf geben und bei mittlerer Hitze circa 5 Minuten köcheln lassen, dabei Flüssigkeit reduzieren, ab und zu umrühren, vom Herd nehmen und beiseitestellen.

6 Währenddessen mit einem Esslöffel Nocken aus der Schokomousse stechen und auf 2 Tellern anrichten. Die noch warmen Himbeeren halbmondförmig um die Mousse herum anrichten und servieren.

Hinweis: Wenn Sie unter einer Sorbitunverträglichkeit leiden, ersetzen Sie die Himbeeren durch Mango.

Aprikosen-Schoko-Trüffel
ca. 45 Stück | 35 Minuten + 3 Stunden Kühlzeit

100 g Zartbitterschokolade (85 % Kakaogehalt)

75 g Sahne

40 g Butter

2 EL Reissirup

2 TL Traubenzucker

2 TL Zimtpulver

3 fein gehackte getrocknete Aprikosen

2 EL Kakaopulver

1 Schokolade grob raspeln. Zusammen mit Sahne, Butter und Reissirup in einen kleinen Topf geben und bei niedriger Hitze unter Rühren schmelzen lassen, bis eine cremige Masse entstanden ist. 1 TL Traubenzucker, 1 TL Zimt und getrocknete Aprikosen hinzugeben und gut unterrühren. In eine Schüssel umfüllen und 3 Stunden im Kühlschrank kalt stellen.

2 In einem tiefen Teller Kakaopulver, 1 TL Zimt und 1 TL Traubenzucker mischen. Aus der erkalteten Schokomasse mit einem Teelöffel Nocken abstechen, diese mit den Händen zügig zu Kügelchen formen und in der Kakao-Zimt-Mischung wälzen. Die fertigen Kugeln in einer gut schließenden Frischhaltedose aufbewahren.

Hinweis: Wenn Sie unter einer Sorbitunverträglichkeit leiden, ersetzen Sie die gehackten Aprikosen durch gehackte Nüsse.

Apfel-Nuss-Muffins
9 Muffins | 60 Minuten

1 Apfel waschen, halbieren, entkernen und mit Schale in feine Stücke schneiden oder raspeln. Beiseitestellen.

2 Den Backofen auf 180 Grad Ober- und Unterhitze vorheizen. Das Muffinblech mit Butter einfetten, beiseitestellen.

3 Butter in einen Topf geben und bei mittlerer Hitze zerlassen. In der Zwischenzeit Mehl und Backpulver mischen und in eine Rührschüssel sieben. Salz, Traubenzucker und gehackte Pekannüsse dazugeben und mischen, in die Mitte der Mehl-Nuss-Mischung eine Mulde drücken.

4 In einer weiteren Schüssel flüssige Butter, Reissirup, Ei, Sahne, Milch, Muskat und Zimt verrühren und langsam zur Mehlmischung geben, dabei mit einem Handrührgerät auf niedriger Stufe rühren. Es sollte ein geschmeidiger Teig entstehen; ist er zu fest, noch etwas Milch zugießen und einrühren. Zum Schluss die Apfelstücke beziehungsweise -raspel einrühren.

5 Den Teig mit einem Löffel in die eingefetteten Mulden des Muffinblechs füllen; dabei sollten die Mulden zu höchstens 3/4 gefüllt sein. Auf der mittleren Schiene in circa 30 Minuten goldgelb backen. Aus dem Ofen nehmen, Muffins im Blech vollständig auskühlen lassen und vorsichtig aus den Mulden lösen. Die Muffins halten sich im Kühlschrank mehrere Tage.

Hinweis: Wenn Sie unter einer Sorbitunverträglichkeit leiden, ersetzen Sie den Apfel durch 4 Mirabellen.

Snacks und Sandwiches zum Mitnehmen

Karenzphase (Phase 1)

Salat-Wrap — 2 Personen | 20 Minuten

1 kleiner Zucchino (ca. 60 g)
8 Blätter Endiviensalat
150 g Feta
1 EL Rapsöl
1/4 TL Traubenzucker
Salz, Pfeffer
2 große Tortillafladen, ca. 25 cm Durchmesser
2 Alufolienstücke, je ca. 40 x 40 cm
4 TL Mayonnaise ohne Senf (siehe »Selbstgemachte Basics«)

1 Zucchino waschen, putzen und grob raspeln. Endiviensalat waschen, trocken schütteln und in feine Streifen schneiden. Feta zerkrümeln.
2 Rapsöl in einer Pfanne erhitzen, Zucchiniraspel darin circa 3 Minuten unter Rühren andünsten, mit Traubenzucker, Salz und Pfeffer abschmecken, beiseitestellen und abkühlen lassen.

3 Die beiden Tortillafladen mittig auf die Alufolienstücke legen, mit je 2 TL Mayonnaise bestreichen, mit den Salatstreifen belegen. In die Mitte der Fladen die gedünsteten Zucchiniraspel und die Fetakrümel geben, dabei am unteren Ende des Fladens einen Rand von circa 3 Zentimetern stehen lassen.

4 Den unteren Rand des Fladens nach oben schlagen, von der linken Seite beginnend fest aufrollen, die so entstandene Wrap-Rolle an den linken Rand des Alufolienstücks legen (mit circa 5 Zentimeter Abstand zum Rand links und unten), dabei gut festhalten. Das untere Ende der Alufolie nach oben schlagen, dann die Alufolie von den Seiten her, von links beginnend, fest um den Wrap wickeln, das obere Ende der Folie durch Drehen verschließen.

Außerdem eignen sich gut zum Mitnehmen:

- *Weizenbrötchen,* die obere Hälfte mit je 1 TL selbst gemachtem Pesto ohne Knoblauch, die untere Hälfte mit Butter bestrichen und mit mildem Käse (zum Beispiel Butterkäse) und je 2 Gurkenscheiben belegt.
- *Baguettehälfte* mit je 1 TL selbst gemachter Mayonnaise (ohne Senf!) bestrichen, mit je 2 Scheiben dünn geschnittenem Kochschinken (beim Schinken auf die Zutatenliste achten!) und 1 in Scheiben geschnittenem Ei belegt.
- *Nudelsalat mit Zucchini* aus der Frischhaltedose (siehe Seite 192).

Phase 2

Auberginen-Sandwich
2 Personen | 30 Minuten

1/2 kleine Gurke (Sorte Einlegegurke, nicht eingelegt!)
100 g griechischer Joghurt (10 % Fett)
1/2 TL Traubenzucker
1 TL Essigessenz
1 TL Dijonsenf
Salz, Pfeffer
1 Knoblauchzehe
1 kleine Aubergine
2 EL Rapsöl
1/4 TL Traubenzucker
2 Pittafladen zum Befüllen
4 Alufolienstücke, je ca. 20 x 20 cm

1 Gurke waschen und grob raspeln. Joghurt in eine Schüssel geben, Gurkenraspel, Traubenzucker, Essigessenz und Senf dazugeben, mit Salz und Pfeffer abschmecken und beiseitestellen.

2 Knoblauch schälen und fein würfeln. Auberginen waschen, putzen, in dünne Scheiben schneiden, diese nochmals vierteln.

3 Das Rapsöl in einer Pfanne erhitzen, portionsweise die Auberginenscheiben auf beiden Seiten kräftig anbraten, insgesamt circa 6 Minuten. Mit Traubenzucker, Salz und Pfeffer würzig abschmecken.

4 Pittafladen toasten und halbieren. Die Pittafladenhälften mit je 1/4 Joghurt-Mischung bestreichen und mit je 1/4 des Auberginengemüses befüllen.

5 Die gefüllten Fladen einzeln in Alufolie wickeln. Schmecken warm und kalt.

Außerdem eignen sich gut zum Mitnehmen:

- 2 Scheiben *selbstgebackenes Kastenweißbrot*, davon je 1 Scheibe mit etwas Butter, die andere mit 1/2 TL Dijonsenf bestrichen, mit je 2 Scheiben Bergkäse und 3 in Scheiben geschnittenen Radieschen belegt.
- *Große Tortillafladen* mit je 1 EL Hüttenkäse bestrichen, mit je 4 großen Kopfsalatblättern, 2 in Streifen geschnittenen dickeren Scheiben Kochschinken (beim Schinken auf die Zutatenliste achten!) und 1/2 grünen gewürfelten Paprika belegt.
- *Bunter Wurstsalat* aus der Frischhaltedose (siehe Seite 215).

Phase 3

Tomaten-Salami-Brötchen — 2 Personen | 10 Minuten

4 getrocknete, in Öl eingelegte Tomaten in Bio-Qualität (ca. 40 g; auf Zutatenliste achten!)
2 Mehrkorn- oder selbstgebackene Brötchen
1/2 sehr weiche (streichzarte) Avocado
50 g Ziegenfrischkäse
4 Scheiben Salami
8 gewaschene Basilikumblätter
2 Alufolienstücke, je ca. 20 x 20 cm

1 Tomaten gut abtropfen lassen und in feine Streifen schneiden.
2 Die Brötchen halbieren. Jeweils die unteren Brötchenhälften mit Avocado bestreichen, die oberen mit Ziegenfrischkäse. Die unteren Brötchenhälften mit je 2 Scheiben Salami belegen, darauf die Tomatenstreifen verteilen und darauf je 4 Basilikumblätter geben. Mit der oberen Brötchenhälfte bedecken. Die Brötchen einzeln in Alufolie verpacken.

Außerdem eignen sich gut zum Mitnehmen:

- *Große Tortillafladen* mit je 2 TL naturbelassenem Frischkäse bestrichen, mit je 50 Gramm Feldsalat, 50 Gramm gewürfeltem Gorgonzola, 4 gehackten Walnusskernen und 1/4 in Scheiben geschnittener Birne belegt.
- *Baguettehälfte* mit je 1 TL selbst gemachter Mayonnaise und 1/2 TL Dijonsenf bestrichen, mit je 1/2 Dose Thunfisch (in Lake), 1/2 kleinen, in Ringe geschnittenen Zwiebel und 5 grünen, gewürfelten Oliven belegt.
- *Thunfischsalat* aus der Frischhaltedose (siehe Seite 231).

Selbstgemachte Basics

Mayonnaise — ca. 200 g | 15 Minuten

1 frisches zimmerwarmes Eigelb
1 TL zimmerwarmer scharfer Senf (ohne Zucker, z. B. echter Dijonsenf)
1 Prise Salz
1 TL zimmerwarme Essigessenz
1 Prise Traubenzucker (nach Belieben)
100–150 ml zimmerwarmes Rapsöl

1 Das Eigelb mit Senf, Salz, Essig und, wer möchte, Traubenzucker in eine Rührschüssel geben und circa 3 Minuten mit dem Handrührgerät schaumig schlagen, dann für 5 Minuten ruhen lassen.

2 Das Öl zunächst nur tropfenweise, dann in dünnem Strahl zugießen, währenddessen mit dem Handrührgerät auf höchster Stufe beständig unterrühren. Dabei immer darauf achten, dass sich das Öl gut mit der Eigelbmasse verbindet. So lange rühren, bis eine cremige Mayonnaise entstanden ist. Vorsicht: Öl vor allem am Anfang behutsam zugießen, nicht zu viel auf einmal, sonst gerinnt die Mayonnaise.

Passiert das, über dem Dampf eines heißen Wasserbads weiterrühren, bis die Masse wieder cremig wird.

3 Mayonnaise in einem sauberen Gefäß im Kühlschrank lagern und innerhalb von höchstens 2 Tagen aufbrauchen.

Hinweis: Wenn Sie die Mayonnaise in der Karenzphase zubereiten, lassen Sie vorsichtshalber den Senf weg (Sorbit!).

Pesto ohne Knoblauch
ca. 150 ml | 15 Minuten

1 Handvoll frische Basilikumblätter
1 EL Pinienkerne
40 g Parmesan
100 ml Olivenöl extra vergine

1 Basilikum waschen und gut trocknen lassen. In ein hohes Rührgefäß oder in einen Mixer geben. Eine Pfanne ohne Fett erhitzen, darin die Pinienkerne unter Rühren rösten, bis sie zu duften und ganz leicht zu bräunen beginnen. Auf einem Teller abkühlen lassen, dann zu den Basilikumblättern geben. Den Parmesan grob reiben, ebenfalls zum Basilikum geben. Öl zugeben und die Mischung mit dem Pürierstab oder im Mixer je nach Geschmack fein oder grob pürieren.

2 Pesto sofort verbrauchen oder in ein sauberes verschließbares Gefäß füllen, mit Olivenöl bedecken und im Kühlschrank lagern.

Tipp: In Phase 3 oder wenn man Knoblauch verträgt, zusätzlich eine gehäutete Knoblauchzehe mitpürieren.

Reizarme Gemüsebrühe
ca. 1,5 Liter | 90 Minuten

1 Bund Bio-Suppengrün (4 Karotten, 1 kleiner Knollensellerie, 2 Petersilienwurzeln)
250 g Champignons
5 Lorbeerblätter
4 Zweige Rosmarin
1/2 Bund Oregano
1 EL Rapsöl
1 TL Pimentkörner
Salz, Pfeffer

1 Suppengrün waschen, schälen und in grobe Stücke schneiden. Pilze putzen und in kleine Stücke schneiden, Kräuter waschen und trocken schütteln.

2 Das Rapsöl in einer Pfanne erhitzen, Gemüse und Champignons darin circa 5 Minuten dünsten.

3 Gemüse und Champignons zusammen mit den Lorbeerblättern, Rosmarin, Oregano und Piment in einen großen Topf geben und 2 Liter kaltes Wasser angießen. Aufkochen lassen und zugedeckt bei geringer Hitze 1 Stunde köcheln lassen. Gut 5 bis 10 Minuten vor Ende der Kochzeit Deckel entfernen und die Suppe etwas reduzieren.

4 Die Gemüsebrühe durch ein feines Sieb in einen zweiten Topf gießen und nach Geschmack salzen und pfeffern. Die Brühe sofort verwenden oder abkühlen lassen und portionsweise einfrieren.

Tipp: In Phase 3 oder wenn man Zwiebeln, Lauch und Knoblauch verträgt, zusätzlich 1 halbierte, ungeschälte Zwiebel, 1 Stange Lauch, in kleine Stücke geschnitten, und 2 geschälte, mit dem Messer angedrückte Knoblauchzehen zur Brühe geben, dafür die Champignons nach Belieben weglassen.

Weißbrot

1 Laib Kastenweißbrot oder 8 Brötchen | 30–40 Minuten

500 g Weizenmehl Typ 550 (außerdem Mehl zum Arbeiten)
1 TL Salz
30 g frische Hefe
2 TL Olivenöl, zimmerwarm
Butter für die Form
1 EL zimmerwarme Milch

1 Mehl und Salz in eine große Schüssel geben. Hefe zerbröckeln, in eine Tasse geben, mit 4 EL lauwarmem Wasser glatt rühren.

2 Angerührte Hefe plus 250 Milliliter lauwarmes Wasser und das Olivenöl zum Mehl geben und zunächst mit den Knethaken des Handrührgeräts, dann mit den Händen circa 10 Minuten lang gut durchkneten. Die Schüssel mit einem Geschirrtuch abdecken und an einem warmen Ort mindestens 1 Stunde gehen lassen, bis sich das Volumen des Teigs in etwa verdoppelt hat.

3 Die Arbeitsfläche bemehlen, Teig darauf kurz durchkneten. Für Kastenweißbrot eine Kastenform mit Butter ausfetten und den Teig hineingeben. Für die Brötchen ein Backblech mit Backpapier auslegen, 8 Brötchen formen und daraufsetzen. Form mit dem Geschirrhandtuch abdecken und noch mal 1/2 Stunde an einem warmen Ort gehen lassen. Die Brötchen können gleich weiterverarbeitet werden.

4 In der Zwischenzeit den Backofen auf 200 Grad Ober- und Unterhitze vorheizen.

5 Das Geschirrtuch entfernen und beim Kastenbrot Oberfläche des Teigs mit einem Messer schräg einschneiden. Für die Brötchen Teigoberfläche kreuzförmig einschneiden. Bei Brot und Brötchen die Teigoberfläche für eine schöne Kruste mit der Milch einpinseln. Kastenbrot auf der mittleren Schiene im Backofen etwa 45 Minuten backen, Brötchen auf gleicher Temperaturstufe, ebenfalls auf mittlerer Schiene, circa 25 Minuten backen.

6 Brot aus dem Ofen nehmen, aus der Form lösen und abkühlen lassen. Brötchen vor dem Verzehr ebenfalls weitgehend abkühlen lassen, da sie warm zwar lecker, aber schwerer verdaulich sind.

Tipp: Das Kastenweißbrot und die Brötchen lassen sich ganz leicht variieren. Dafür die Teigoberfläche vor dem Backen mit einem verquirlten Ei einpinseln und beispielsweise mit Haferflocken, Mohnsamen oder Mandelsplittern bestreuen. Das Brot hält sich in einem gut schließenden Brotkasten circa 3 Tage, die Brötchen circa 2 Tage.

Anhang

Rezeptverzeichnis

Hinweis: Das Symbol **(K)** steht für Rezepte aus Phase 2, die Sie – leicht modifiziert – auch schon in der Karenzphase (Phase 1) anwenden können. Das Symbol **(2)** steht für Rezepte aus Phase 3, die Sie – ebenfalls leicht modifiziert – bereits in Phase 2 genießen können.

Morgens

Amaranthbrei *(Phase 1)*	200
Arme Zimt-Ritter mit Apfel *(Phase 2)*	222
Birnen-Porridge **(2)** *(Phase 3)*	232
Brot mit Nussbutter *(Phase 1)*	191
Brötchen mit Eiersalataufstrich *(Phase 1)*	193
Brötchen mit süßem Avocado-Aprikosen-Aufstrich **(2)** *(Phase 3)*	235
Buttermilch-Pancakes mit Himbeeren **(2)** *(Phase 3)*	241
Erdbeerbrötchen *(Phase 2)*	205
Grießbrei *(Phase 1)*	195
Guacamole *(Phase 2)*	208
Hafer-Nuss-Müsli **(K)** *(Phase 2)*	211
Karotten-Müsli *(Phase 2)*	216
Laugenstangen mit Tsatsiki **(2)** *(Phase 3)*	245

Müsli Bircher-Art **(2)** *(Phase 3)*	238
Porridge mit Mohn *(Phase 1)*	188
Obatzda mit Brezeln **(2)** *(Phase 3)*	229
Schokobrötchen **(2)** *(Phase 3)*	227
Spiegeleier mit Speck *(Phase 1)*	198
Süße Polenta **(K)** *(Phase 2)*	213
Thunfischcreme **(K)** *(Phase 2)*	219
Weizenknäckebrot mit Kräuterbutter *(Phase 1)*	202

Mittags

Brokkoli-Auflauf *(Phase 2)*	219
Buntes Ofengemüse *(Phase 2)*	211
Cheeseburger *(Phase 3)*	239
Club-Sandwich *(Phase 2)*	216
Farfalle mit Lauch-Sahne-Soße *(Phase 3)*	236
Fettuccine mit Salbei-Spinat-Butter *(Phase 1)*	198
Geschnetzeltes mit Eierspätzle **(K)** *(Phase 2)*	206
Kartoffel-Karotten-Puffer mit Dip *(Phase 1)*	202
Kartoffeln mit Kräuterquark *(Phase 1)*	196
Kichererbseneintopf *(Phase 3)*	246
Mediterrane Dorade mit Pestokartoffeln *(Phase 1)*	200
Parmigiana *(Phase 3)*	242
Putenschnitzel mit Avocadocreme und Reis *(Phase 1)*	191
Risotto mit Kürbis **(2)** *(Phase 3)*	230
Salzburger Nockerl **(K)** *(Phase 2)*	208
Sauerkraut mit Wammerl und Knödeln *(Phase 3)*	233
Selbstgemachte Fischstäbchen mit Gurken-Kartoffel-Salat *(Phase 2)*	223
Semmelknödel mit Pilzen *(Phase 1)*	189
Spaghetti mit Brätbällchen und Tomatensoße *(Phase 2)*	214
Würzreis mit Pesto *(Phase 1)*	194
Zander auf Tomaten-Couscous **(2)** *(Phase 3)*	227

Abends

Angeröstete Knödel *(Phase 1)*	190
Bunter Wurstsalat *(Phase 2)*	215
Caesar's Salad **(2)** *(Phase 3)*	244
Champignon-Crostini *(Phase 1)*	197
Couscoussalat *(Phase 1)*	201
Essigknödel **(2)** *(Phase 3)*	234
Glasnudelsuppe mit Schweinefilet *(Phase 2)*	210
Grießsuppe *(Phase 1)*	199
Kartoffelsuppe *(Phase 2)*	224
Kartoffelwedges mit Basilikum-Mayo **(K)** *(Phase 2)*	207
Kastenweißbrot mit warmen Currylinsen *(Phase 3)*	240
Lachs-Rührei *(Phase 1)*	203
Mangoldsuppe **(K)** *(Phase 2)*	218
Nudelsalat mit Zucchini *(Phase 1)*	192
Pilzcremesuppe *(Phase 1)*	194
Rote-Linsen-Suppe *(Phase 3)*	228
Strammer Max »de Luxe« **(K)** *(Phase 2)*	212
Thunfischsalat *(Phase 3)*	231
Würzbrotsalat mit Minzjoghurt *(Phase 2)*	221
Würzige Hühnersuppe *(Phase 3)*	237
Zwiebelsuppe *(Phase 3)*	247

Desserts und süßes Gebäck

Apfel-Nuss-Muffins *(Phase 3)*	256
Aprikosen-Schoko-Trüffel *(Phase 3)*	255
Dunkle Schokomousse mit warmen Himbeeren *(Phase 3)*	254
Hafer-Nuss-Kekse *(Phase 2)*	252
Käsekuchen *(Phase 1)*	250
Mascarpone-Schichtdessert mit Zwetschgen *(Phase 2)*	251
Quarkmousse *(Phase 1)*	248

| Schokosee mit Schneeschiffchen *(Phase 1)* | 249 |
| Waffeln mit Erdbeersahne *(Phase 2)* | 253 |

Snacks und Sandwiches zum Mitnehmen
Auberginen-Sandwich *(Phase 2)*	259
Salat-Wrap *(Phase 1)*	257
Tomaten-Salami-Brötchen *(Phase 3)*	260

Selbstgemachte Basics
Mayonnaise	261
Pesto ohne Knoblauch	262
Reizarme Gemüsebrühe	263
Weißbrot	264

Fructose-Tabellen

Wie die Tabellen zu lesen sind

Fructose- und Glucose-Gehalt: Die Angaben zu Fructose- und Glucose-Gehalt in den Tabellen beziehen sich immer auf Durchschnittswerte – sowohl was Frischprodukte wie Obst und Gemüse als auch was verarbeitete Lebensmittel anbelangt. Zwischen den einzelnen Sorten kann es noch mal erhebliche Unterschiede geben. So enthalten beispielsweise Äpfel mit der Zusatzbezeichnung »extra sweet« mehr Fructose als der Bio-Apfel vom Wochenmarkt. Der Ketchup der Supermarkt-Eigenmarke weist nicht die gleiche Zusammensetzung auf wie das Markenprodukt – und so weiter. Allerdings ermöglicht es die Tabelle trotzdem, sich einen guten Überblick darüber zu verschaffen, welche Lebensmittel grundsätzlich mehr, welche weniger Fructose enthalten.

Um nicht in versteckte Fructose-Fallen zu tappen, kann grundsätzlich die Empfehlung ausgesprochen werden, bei Obst und Gemüse auf Bio-Qualität beziehungsweise auf alte Sorten zurückzugreifen – diese sind nicht so überzüchtet und enthalten meist weit weniger Zucker. Bei Fertigprodukten lohnt ein Blick auf die Zutatenliste: Je weiter vorn Zutaten wie beispielsweise »Zucker«, »Saccharose« oder »Fructose-Glucose-Sirup« auftauchen, desto höher ist der Zuckergehalt. Hier lohnt sich auch der Vergleich von Produkten verschiedener Anbieter.

Eine Besonderheit gibt es bei Lebensmitteln, die neben Glucose und Fructose auch noch Saccharose enthalten. Diese wird zwar von vielen Menschen mit Fructose-Intoleranz bis zu einem gewissen Grad vertragen, aber der Umstand sollte nicht über die Tatsache hinwegtäuschen, dass Lebensmittel wie beispielsweise Colagetränke oder Tomatenketchup neben den frei vorkommenden Monosacchariden sehr viel Haushaltszucker enthalten (und damit sehr viel Fructose insgesamt), was ihren Gesundheitswert erheblich schmälert. Würde man beispielsweise bei Cola nur einen Blick auf die frei vorkommende Fructose werfen (wie das in vielen Fructose-Tabellen dargestellt wird), könnte man den Eindruck gewinnen, es würde sich dabei um ein durchaus gesundes, fructosearmes Getränk handeln. Der Gesamt-Fructose- und Gesamt-Glucose-Gehalt ist bei Lebensmitteln, bei denen dies von Relevanz ist, also hinter dem Wert der jeweils frei vorkommenden Fructose beziehungsweise Glucose in Klammern dargestellt und berechnet sich aus der Menge der frei vorkommenden Fructose beziehungsweise Glucose plus der Menge der Fructose respektive Glucose aus Saccharose.

Verhältnis von Fructose zu Glucose: Günstig für die Fructose-Aufnahme ist hier ein Verhältnis von Glucose zu Fructose größer/gleich 1; es sollte also genauso viel oder mehr freie Glucose enthalten sein als Fructose. Weniger günstig ist ein Verhältnis von Glucose zu Fructose kleiner als 1, sehr ungünstig ist ein Verhältnis von Glucose zu Fructose kleiner als 0,5.

Das angegebene Verhältnis bezieht sich immer auf die Menge der frei vorkommenden Menge an Fructose zu Glucose (nicht auf die Gesamtmenge).

Sorbitgehalt: Das Symbol (S) hinter den Lebensmittelnamen bedeutet, dass das Lebensmittel Sorbit enthält oder enthalten kann. Beispielsweise können fertige Mayonnaisen oder Senfsorten Sorbit als Feuchthaltemittel enthalten – das ist aber längst nicht bei allen Sorten der Fall. Hier lohnt im Zweifel die direkte Nachfrage beim Hersteller.

Viele, aber längst nicht alle Menschen, die an einer Fructose-Intoleranz leiden, vertragen zugleich auch kein Sorbit. Manche der unten aufgelisteten sorbithaltigen Lebensmittel sind trotzdem gut verträglich, denn wie bei Fructose gilt hier: Kleine Mengen werden meist vertragen. Wenig Sorbit enthalten beispielsweise Himbeeren und Erdbeeren.

Um auf Nummer sicher zu gehen, sollte man in der Karenzphase der Ernährungsumstellung Sorbit meiden. Eine Ausnahme sind Nüsse (abgesehen von Erdnüssen) – diese dürfen auch in der Karenzphase verzehrt werden, da sie im Regelfall auch von Menschen mit diagnostizierter Sorbitunverträglichkeit gut vertragen werden; zudem gibt es auch hier bei den meisten Menschen eine individuell unterschiedliche Schwelle, wie viel Sorbit sie beschwerdefrei zu sich nehmen können und ab welcher Menge es zu Beschwerden kommt.

Ab Phase 2 Ihrer Ernährungsumstellung sollten Sie schrittweise wieder damit beginnen, kleine Mengen sorbithaltiger Lebensmittel zu konsumieren – zum einen, um herauszufinden, ob Sie möglicherweise auch an einer Sorbitunverträglichkeit leiden (sofern eine solche noch nicht diagnostiziert wurde), und zum anderen, um Ihre persönliche Verträglichkeitsschwelle zu ermitteln.

Fructosefreie Lebensmittel

Zu den fructosefreien Lebensmitteln zählen unverarbeitete Fleisch- und Fischwaren sowie unverarbeitete Meeresfrüchte. Bei verarbeiteten Waren (wie beispielsweise Wurst oder Fischzubereitungen) kann Fructose zugesetzt sein. Ebenso gilt für Eier und naturbelassene Milchprodukte, dass diese fructosefrei und daher auch für Menschen mit Fructose-Intoleranz unbedenklich genießbar sind. Bei den Milchprodukten, die verarbeitet sind, ist Vorsicht geboten: In gesüßten Joghurts, Milchmischgetränken und so weiter ist oftmals Fructose enthalten.

Lebensmittel mit niedrigem und moderatem Fructose-Gehalt

Obst

Lebensmittel	Fructose (in g je 100 g)	Glucose (in g je 100 g)	Verhältnis Fructose zu Glucose
Acerola	1,46	1,20	1 : 0,8
Ananas	2,44	2,13	1 : 0,9
Aprikose (S)	0,87	1,73	1 : 2
Avocado	0,02	0,06	1 : 3
Brombeere (S)	1,35	1,28	1 : 0,9
Clementine	1,69	1,53	1 : 0,9
Erdbeere (S)	2,23	2,16	1 : 0,9
Grapefruit	2,09	2,38	1 : 1,1
Himbeeren (S)	2,05	1,78	1 : 0,9
Johannisbeere, rot (S)	2,49	2,01	1 : 0,8
Limette	0,80	0,80	1 : 1
Mandarine	1,30	1,70	1 : 1,3
Mango	2,60	0,85	1 : 0,3
Nektarine (S)	1,79	1,79	1 : 1
Orange	2,57	2,28	1 : 0,9
Pampelmuse	2,09	2,38	1 : 1,1
Passionsfrucht	2,81	3,64	1 : 1,3
Pfirsich (S)	1,23	1,03	1 : 0,8

Lebensmittel	Fructose (in g je 100 g)	Glucose (in g je 100 g)	Verhältnis Fructose zu Glucose
Pflaume (S)	2,01	3,36	1 : 1,7
Sanddorn-Beere	2,22	2,53	1 : 1,1
Zitrone	1,35	1,40	1 : 1
Zitronensaft	1,03	1,00	1 : 1
Zwetschge (S)	2,00	4,30	1 : 2,2

Gemüse

Lebensmittel	Fructose (in g je 100 g)	Glucose (in g je 100 g)	Verhältnis Fructose zu Glucose
Aubergine (S)	1,02	1,03	1 : 1
Blattspinat	0,12	0,13	1 : 1,1
Blumenkohl	0,89	0,95	1 : 1,1
Brokkoli (S)	0,90	1,0	1 : 1,1
Chicorée	0,71	1,28	1 : 1,8
Chinakohl	0,52	0,67	1 : 1,3
Eisbergsalat	0,63	0,63	1 : 1
Endiviensalat	0,60	0,48	1 : 0,8
Feldsalat	0,22	0,39	1 : 1,8
Fenchel	1,06	1,25	1 : 1,2
Grünkohl	0,92	0,61	1 : 0,7
Gurke	0,86	0,89	1 : 1
Karotte	1,13	1,40	1 : 1,2
Knollensellerie	0,09	0,05	1 : 0,6
Kohlrabi	1,23	1,38	1 : 1,2
Kopfsalat	0,52	0,40	1 : 0,8
Kürbis	1,56	1,33	1 : 0,9
Mangold	0,27	0,21	1 : 0,8
Paprika, gelb (S)	2,17	2,65	1 : 1,2
Paprika, grün (S)	1,19	1,46	1 : 1,2
Paprika, rot (S)	3,74	2,34	1 : 0,6
Pastinake	0,25	0,24	1 : 1
Petersilienwurzel	0,66	0,56	1 : 0,8
Porree	1,24	1,00	1 : 0,8
Radicchio	0,60	0,60	1 : 1
Radieschen	0,71	1,29	1 : 1,8

Lebensmittel	Fructose (in g je 100 g)	Glucose (in g je 100 g)	Verhältnis Fructose zu Glucose
Rettich	0,62	1,21	1 : 2
Rhabarber (S)	0,38	4,06	1 : 10,7
Rosenkohl (S)	0,79	0,86	1 : 1,1
Rote Bete	0,25	0,27	1 : 1,1
Rotkohl (Blaukraut)	1,27	1,67	1 : 1,3
Rucola	0,52	1,05	1 : 2
Sauerampfer	0,26	0,22	1 : 0,8
Sauerkraut	0,21	0,42	1 : 2
Schalotte	0,73	1,16	1 : 1,6
Schwarzwurzel	0,07	0,02	1 : 0,3
Spargel	0,99	0,80	1 : 0,8
Spitzkohl	0,96	0,96	1 : 1
Steckrübe	0,55	0,30	1 : 0,5
Tomate (S)	1,35	1,08	1 : 0,8
Weißkohl	1,76	2,03	1 : 1,5
Wirsing	1,11	1,09	1 : 1
Zucchini	1,13	1,01	1 : 0,9
Zwiebel	1,35	1,65	1 : 1,2

Hülsenfrüchte

Lebensmittel	Fructose (in g je 100 g)	Glucose (in g je 100 g)	Verhältnis Fructose zu Glucose
Dicke Bohne	2,19	1,69	1 : 0,8
Erbse	0,06	0,08	1 : 1,3
Kichererbse	0,08	0,08	1 : 1
Kidneybohne	0,01	0,01	1 : 1
Limabohne	0,50	0,07	1 : 0,1
Linse	0,06	1,05	1 : 17,5
Mungobohne	(Spuren)	0,64	–
Sojabohne (Edamame)	1,40	1,82	1 : 1,3
Stangenbohne (S)	0,56	0,43	1 : 0,8
Strauchbohne (S)	1,31	0,61	1 : 0,5
Wachsbohne	0,99	0,77	1 : 0,8

Pilze

Lebensmittel	Fructose (in g je 100 g)	Glucose (in g je 100 g)	Verhältnis Fructose zu Glucose
Champignon	0,21	0,20	1 : 1
Morchel	0,03	0,06	1 : 2
Pfifferling	0,07	0,09	1 : 1,3
Shiitake	0,62	1,48	1 : 2,4
Steinpilz	0,26	0,27	1 : 1
Trüffel	0,37	0,89	1 : 2,4

Getreide, Reis, Kartoffeln

Lebensmittel	Fructose (in g je 100 g)	Glucose (in g je 100 g)	Verhältnis Fructose zu Glucose
Amaranth	(Spuren)	(Spuren)	–
Dinkelmehl	0,04	0,05	1 : 1,3
Gerste	0,10	0,10	1 : 1
Graupen	0,14	0,14	1 : 1
Kartoffel	0,17	0,24	1 : 1,4
Mais	0,09	0,10	1 : 1,1
Nudeln (Hartweizen)	0,03	0,03	1 : 1
Nudeln (Vollkorn)	0,02	0,20	1 : 10
Quinoa	(in Spuren)	(in Spuren)	–
Reis	0,08	0,08	1 : 1
Roggenmehl	0,71	1,07	1 : 1,5
Spätzle	0,01	0,05	1 : 5
Vollkornmehl	0,09	1,60	1 : 17,8
Weizengrieß	0,11	0,15	1 : 1,4
Weizenkleie	0,05	0,09	1 : 1,8
Weizenmehl	0,03	0,03	1 : 1

Backwaren

Lebensmittel	Fructose (in g je 100 g)	Glucose (in g je 100 g)	Verhältnis Fructose zu Glucose
Baguette	0,05	0,05	1 : 1
Blätterteig	0,03 (0,48)	0,03 (0,48)	1 : 1
Buchweizenbrot	0,05	0,05	1 : 1

Lebensmittel	Fructose (in g je 100 g)	Glucose (in g je 100 g)	Verhältnis Fructose zu Glucose
Fladenbrot	0,03	0,03	1 : 1
Gerstenvollkornbrot	0,07	0,08	1 : 1,1
Graubrot (Roggen)	0,42	0,61	1 : 1,5
Hafervollkornbrot	0,05	0,07	1 : 1,4
Laugengebäck	0,03	0,05	1 : 1,7
Maisbrot	0,05	0,05	1 : 1
Mehrkornbrötchen	0,33	0,49	1 : 1,5
Mehrkornvollkornbrot	0,06	0,07	1 : 1,2
Reisbrot	0,05	0,05	1 : 1
Roggenbrötchen	0,45	0,61	1 : 1,4
Salzstangen	0,08	0,08	1 : 1
Vollkornbrötchen	0,04	0,59	1 : 14,8
Weizenbrötchen	0,21	0,16	1 : 0,8
Weizenknäckebrot	0,08	0,08	1 : 1
Weizenmischbrot	0,21	0,29	1 : 1,4
Zwieback	0,10 (0,30)	0,10 (0,30)	1 : 1

Milchprodukte

Lebensmittel	Fructose (in g je 100 g)	Glucose (in g je 100 g)	Verhältnis Fructose zu Glucose
Diätjoghurt mit Frucht	0,84 (1,99)	0,51 (1,66)	1 : 0,6
Joghurt-Dressing	0,43 (0,53)	0,45 (0,55)	1 : 1
Milchzubereitung mit Frucht	0,84 (1,99)	0,47 (1,62)	1 : 0,6

Sonstige Fertigprodukte und -gerichte, Fast Food

Lebensmittel	Fructose (in g je 100 g)	Glucose (in g je 100 g)	Verhältnis Fructose zu Glucose
Brathähnchen	0,02	0,03	1 : 1,5
Bratwurst	0,11	0,12	1 : 1,1
Butterpfannengemüse	0,39 (0,58)	0,42 (0,61)	1 : 1,1
Camembert, paniert	0,0 (0,15)	0,29 (0,44)	0 : 1
Currywurst	1,30 (1,37)	1,13 (1,20)	1 : 0,9

Lebensmittel	Fructose (in g je 100 g)	Glucose (in g je 100 g)	Verhältnis Fructose zu Glucose
Döner-Kebab	0,31 (0,60)	0,39 (0,68)	1 : 1,3
Dosentomate (S)	1,25	1,20	1 : 1
Essiggurke (S)	1,04 (1,24)	1,07 (1,27)	1 : 0,9
Fertigpizza (Margherita)	0,28 (0,38)	0,23 (0,33)	1 : 0,8
Fischstäbchen	0,0 (0,25)	0,06 (0,31)	1 : 1
Fleischwurst	0,0	0,0	–
Frikadelle	0,24 (0,34)	0,52 (0,62)	1 : 2,2
Gemüsebrühe	0,22 (0,39)	0,22 (0,39)	1 : 1
Grießbrei	0,01 (0,78)	0,03 (0,80)	1 : 3
Hamburger	0,56 (0,70)	0,49 (0,63)	1 : 0,9
Hotdog	0,60 (0,76)	0,57 (0,73)	1 : 1
Kartoffelchips	0,45 (1,06)	0,68 (1,29)	1 : 1,5
Kartoffelknödel	0,10 (0,22)	0,26 (0,38)	1 : 2,6
Leberkäse	0,12 (0,13)	0,13 (0,14)	1 : 1,1
Leberwurst	0,22 (0,28)	0,23 (0,29)	1 : 1
Lyoner	0,09 (0,11)	0,11 (0,13)	1 : 1,2
Mayonnaise (Salatmayonnaise)	0,27 (0,29)	0,34 (0,36)	1 : 1,3
Milchreis	0,01 (0,71)	0,02 (0,72)	1 : 2
Pommes frites	0,18 (0,36)	0,27 (0,45)	1 : 1,5
Reibekuchen	0,21 (0,41)	0,38 (0,58)	1 : 1,8
Salami	0,0	0,0	–
Salami-Baguette	0,25 (0,26)	0,21 (0,22)	1 : 0,8
Schinken	0,0	0,0	–
Seidentofu	(0,18)	(0,18)	(1 : 1)
Semmelknödel	0,09 (0,15)	0,40 (0,46)	1 : 4,4
Senf, scharf (S)	0,28 (1,24)	0,44 (1,40)	1 : 1,6
Senf, süß (S)	0,43 (1,92)	0,68 (2,17)	1 : 1,6
Sojahack (-schnetzel)	(1,51)	(1,51)	(1 : 1)
Sojawürstchen	0,84 (1,09)	3,04 (3,29)	1 : 3,6
Teewurst	0,66 (0,71)	0,80 (0,85)	1 : 1,2

Lebensmittel	Fructose (in g je 100 g)	Glucose (in g je 100 g)	Verhältnis Fructose zu Glucose
Tofu natur	0,0	0,0	–
Tomatenmark (S)	2,79 (2,9)	2,37 (2,48)	1 : 0,8
Vegetarischer Bratling	0,23 (1,17)	0,34 (1,28)	1 : 1,5
Weißwürste	0,83 (0,93)	0,98 (1,08)	1 : 1,2
Wiener Würstchen	0,11 (0,12)	0,13 (0,14)	1 : 1,2

Getränke

Lebensmittel	Fructose (in g je 100 g)	Glucose (in g je 100 g)	Verhältnis Fructose zu Glucose
Apfelwein (S)	1,32	1,32	1 : 1
Bier, Hell (S)	0,01	0,01	1 : 1
Bier, Pils (S)	0,01	0,02	1 : 2
Bier, Weizen (S)	0,01	0,02	1 : 2
Champagner (S)	2,59	2,55	1 : 1
Cola light	0,06 (0,14)	0,08 (0,16)	1 : 1,3
Eistee, Zitrone	0,02 (1,01)	0,02 (1,01)	1 : 1
Holunderbeer-Fruchtsaft (S)	2,64 (2,67)	2,67 (2,70)	1 : 1
Kaffee (schwarz)	0,05	0,05	1 : 1
Limonade, light	0,22 (0,23)	0,22 (0,23)	1 : 1
Malzbier	0,25 (0,29)	0,35 (0,39)	1 : 1,4
Milchkaffee mit 1 TL Zucker	0,05 (1,1)	0,05 (1,1)	1 : 1
Rotwein, trocken (S)	0,25	0,31	1 : 1,2
Sauerkrautsaft	0,17 (0,23)	0,33 (0,39)	1 : 1,9
Sekt (S)	1,44	1,42	1 : 1
Sherry	0,70	0,70	1 : 1
Tee, Früchte	0,09 (0,1)	0,09 (0,1)	1 : 1
Tee, grün	0,0	0,0	–
Tee (Kräutertee)	0,09 (0,1)	0,09 (0,1)	1 : 1
Tee, Roiboos	0,0	0,0	–
Tee, schwarz	0,0	0,0	–
Tomatensaft (S)	1,65	1,21	1 : 0,7
Wasser	0,0	0,0	–

Lebensmittel	Fructose (in g je 100 g)	Glucose (in g je 100 g)	Verhältnis Fructose zu Glucose
Weinbrand (S)	0,79	0,59	1 : 0,7
Weißwein, trocken (S)	0,05	0,05	1 : 1

Süßungsmittel

Lebensmittel	Fructose (in g je 100 g)	Glucose (in g je 100 g)	Verhältnis Fructose zu Glucose
Flüssigsüßstoff	0,0	0,0	–
Reissirup	0,20 (0,30)	26,60 (26,70)	1 : 1,33
Stevia	0,0	0,0	–
Süßstofftabletten	0,0	0,0	–

Fructosereiche Lebensmittel

Obst

Lebensmittel	Fructose (in g je 100 g)	Glucose (in g je 100 g)	Verhältnis Fructose zu Glucose
Apfel (S)	5,73	2,02	1 : 0,4
Apfel, getrocknet (S)	33,34	9,04	1 : 0,3
Aprikose, getrocknet (S)	5,10	10,25	1 : 2
Banane	3,40	3,54	1 : 1
Banane, getrocknet	11,11	11,57	1 : 1
Birne (S)	6,72	1,66	1 : 0,2
Dattel, getrocknet (S)	31,87	34,18	1 : 1,1
Feige	5,51	6,99	1 : 1,3
Feige, getrocknet	24,84	31,53	1 : 1,3
Granatapfel	7,90	7,20	1 : 0,9
Guave	3,43	2,08	1 : 0,6
Johannisbeere, schwarz (S)	3,19	2,40	1 : 0,8
Hagebutte	7,30	7,30	1 : 1
Heidelbeere (S)	3,34	2,46	1 : 0,7
Holunderbeere	3,55	3,58	1 : 1

Lebensmittel	Fructose (in g je 100 g)	Glucose (in g je 100 g)	Verhältnis Fructose zu Glucose
Kaki	8,00	7,00	1 : 0,9
Kiwi	4,59	4,31	1 : 0,9
Kiwi, getrocknet	18,10	19,34	1 : 1,1
Litchi	3,20	5,00	1 : 1,6
Mango, getrocknet	13,10	3,07	1 : 0,2
Mirabelle	4,30	5,10	1 : 1,2
Papaya	3,50	3,60	1 : 1
Papaya, getrocknet	4,87	14,95	1 : 3,1
Pflaume, getrocknet (S)	11,83	18,69	1 : 1,6
Preiselbeere	2,92	3,03	1 : 1
Quitte	4,29	2,67	1 : 0,6
Rosine (S)	32,76	32,30	1 : 1
Sauerkirsche (S)	4,28	5,18	1 : 1,2
Stachelbeere	3,33	3,01	1 : 0,9
Süßkirsche (S)	6,32	7,13	1 : 1,1
Wassermelone	3,91	2,02	1 : 0,5
Weintraube (S)	7,08	7,09	1 : 1

Backwaren

Lebensmittel	Fructose (in g je 100 g)	Glucose (in g je 100 g)	Verhältnis Fructose zu Glucose
Apfelkuchen (S)	3,61 (9,39)	1,16 (6,94)	1 : 0,3
Apfelstrudel (S)	6,25 (9,48)	2,82 (6,05)	1 : 0,5
Biskuitteig	0,16 (11,07)	0,21 (11,12)	1 : 1,3
Butterkeks	11,76 (21,76)	10,30 (20,30)	1 : 0,9
Käsekuchen	0,03 (5,80)	0,26 (6,03)	1 : 8,7
Lebkuchen	0,72 (17,23)	0,83 (17,34)	1 : 1,2
Löffelbiskuit	0,01 (17,71)	0,26 (17,97)	1 : 26,0
Marmorkuchen	0,03 (11,85)	0,34 (12,16)	1 : 11,3
Mürbeteig	0,04 (6,73)	0,19 (6,88)	1 : 4,75

Milchprodukte

Lebensmittel	Fructose (in g je 100 g)	Glucose (in g je 100 g)	Verhältnis Fructose zu Glucose
Buttermilch mit Frucht	1,70 (4,02)	0,95 (3,27)	1 : 0,6
Dickmilch mit Frucht	0,44 (5,53)	0,16 (6,25)	1 : 0,4
Joghurt, entrahmt, mit Frucht	0,41 (5,11)	0,17 (4,87)	1 : 0,4
Joghurt 10 % Fett, mit Frucht	0,43 (5,44)	0,18 (5,19)	1 : 0,4
Joghurt mit Müsli	0,37 (5,53)	0,31 (5,47)	1 : 0,8

Süßigkeiten und Desserts

Lebensmittel	Fructose (in g je 100 g)	Glucose (in g je 100 g)	Verhältnis Fructose zu Glucose
Apfelmus (S)	7,50 (11,25)	4,20 (7,95)	1 : 0,6
Bananenquark	1,31 (5,19)	1,37 (5,25)	1 : 1
Crème brûlée	(44,5)	(44,5)	(1 : 1)
Crème caramel	(35,0)	(35,0)	(1 : 1)
Fruchtcreme-Zubereitung	17,25 (26,72)	3,71 (13,81)	1 : 0,2
Fruchteiscreme	2,25 (14,35)	0,80 (12,9)	1 : 0,4
Mousse au Chocolat	(10,81)	(10,81)	(1 : 1)
Müsli-Riegel	3,79 (15,1)	3,52 (14,83)	1 : 0,9
Nuss-Nougat-Aufstrich	(27,85)	(27,85)	(1 : 1)
Pannacotta	(40,0)	(40,0)	(1 : 1)
Pflaumenmus (S)	16,2 (21,45)	17,7 (22,95)	1 : 1,1
Schokolade, Vollmilch	(22,3)	(22,3)	(1 : 1)
Schokolade, weiß	(27,45)	(27,45)	(1 : 1)
Schokolade, zartbitter	(23,17)	(23,17)	(1 : 1)
Schokoladeneiscreme	(8,12)	(8,12)	(1 : 1)
Schokopudding	0,02 (3,02)	0,05 (3,05)	1 : 2,5
Schokoriegel mit Keks und Karamell	(24,1)	(24,1)	(1 : 1)
Schokoriegel mit Kokosnuss-Füllung	(24,5)	(24,5)	(1 : 1)
Schokoriegel mit Milchreme	(33,3)	(33,3)	(1 : 1)

Lebensmittel	Fructose (in g je 100 g)	Glucose (in g je 100 g)	Verhältnis Fructose zu Glucose
Schokoriegel mit Nüssen und Karamell	(23,85)	(23,85)	(1 : 1)
Vanilleeiscreme	0,13 (7,31)	0,17 (7,35)	1 : 1,3
Vanillepudding	(5,07)	(5,07)	(1 : 1)

Sonstige Fertigprodukte und -gerichte, Fast Food

Lebensmittel	Fructose (in g je 100 g)	Glucose (in g je 100 g)	Verhältnis Fructose zu Glucose
Aprikosenkonfitüre (S)	13,50 (22,65)	17,40 (26,55)	1 : 1,3
Barbecuesoße	7,86 (9,42)	6,92 (8,48)	1 : 0,9
Brombeerkonfitüre (S)	20,10 (27,15)	22,0 (29,05)	1 : 1,1
Cocktailsoße	1,44 (5,27)	1,24 (5,07)	1 : 0,9
Erdbeerkonfitüre (S)	18,70 (25,45)	21,90 (28,65)	1 : 1,2
Früchtemüsli	4,59 (6,61)	3,62 (5,64)	1 : 0,8
Hagebuttenmarmelade	8,90 (23,5)	12,2 (26,8)	1 : 1,4
Heidelbeerkonfitüre (S)	19,90 (26,65)	22,40 (29,15)	1 : 1,1
Johannisbeerkonfitüre (rot) (S)	15,90 (28,55)	17,80 (30,45)	1 : 1,1
Kaiserschmarrn	2,14 (3,05)	2,41 (3,32)	1 : 1,1
Kirschkonfitüre (S)	21,70 (24,45)	27,80 (30,55)	1 : 1,2
Sojasauce	0,15 (3,05)	0,17 (3,07)	1 : 1,1
Tomatenketchup (S)	12,06 (12,54)	10,25 (10,73)	1 : 0,8

Getränke

Lebensmittel	Fructose (in g je 100 g)	Glucose (in g je 100 g)	Verhältnis Fructose zu Glucose
Ananas-Fruchtsaft	2,50 (4,84)	2,60 (4,85)	1 : 1
Apfel Fruchtsaft (S)	6,10 (7,25)	2,40 (3,25)	1 : 0,4
Aprikosen-Fruchtsaft	0,79 (3,81)	1,59 (4,6)	1 : 2
Birne-Fruchtsaft (S)	6,36 (7,22)	1,58 (2,44)	1 : 0,2
Cola	2,08 (5,04)	2,85 (5,81)	1 : 1,4
Fruchtlikör	16,3	16,3	1 : 1
Heidelbeer-Fruchtsaft (S)	3,15 (3,97)	2,32 (3,14)	1 : 0,7

Lebensmittel	Fructose (in g je 100 g)	Glucose (in g je 100 g)	Verhältnis Fructose zu Glucose
Kakao, heißer	(8,26)	(8,26)	(1 : 1)
Limonade	4,80 (4,82)	4,80 (4,82)	1 : 1
Orangen-Fruchtsaft	2,47 (4,19)	2,61 (4,33)	1 : 1,1
Pfirsich-Fruchtsaft	1,15 (4,51)	0,96 (3,36)	1 : 0,8
Portwein (S)	6,60	5,40	1 : 0,8
Sauerkirsch-Fruchtsaft (S)	5,30	6,50	1 : 1,2
Traubensaft (S)	6,73 (7,62)	6,75 (7,64)	1 : 1
Weißwein, lieblich (S)	3,97	1,92	1 : 0,5

Süßungsmittel

Lebensmittel	Fructose (in g je 100 g)	Glucose (in g je 100 g)	Verhältnis Fructose zu Glucose
Agavendicksaft	45,5	23,1	1 : 0,5
Ahornsirup	6,98 (42,18)	2,47 (37,67)	1 : 0,4
Birnendicksaft (S)	1,5 (31,0)	1,5 (31,0)	1 : 1
Honig	38,8 (39,96)	33,9 (35,06)	1 : 0,9

Register

Adipositas 51, 59, 108, 110
Alzheimer-Diabetes Typ 3 31
Arteriosklerose 110

Ballaststoffe 14, 27-29, 54, 55, 57, 135, 136, 140, 143, 147, 152, 163-166
– Zucker und 55
Basenbildner 145
Basenfasten 144, 145
Bewegung 21, 109, 114, 119, 123, 129, 142, 145
Bifidobakterien 36
Bindegewebe, verzuckertes 47
Bindegewebsentzündung (NASH) 116, 117
Bitterstoffe 54
Blutfette 37, 48, 106, 147, 156
– Zucker und 59
Blut-Glucose-Gehalt 52
Blut-Glucose-Spiegel 48, 49
Bluthochdruck 51, 113, 114
Blutzucker 121-123
Body-Mass-Index 107
Burn-out 51, 95

Candida albicans 74
Cholesterin 32, 42, 60, 106, 120, 147, 151, 160, 161, 163, 171
Colitis ulcerosa 76, 94, 96

Darmflora 56, 73, 74, 97, 136, 137
– Sanierung der 134, 135, 146
Darmflora, gestörte siehe Dysbiose
Dauerappetit 49
Dauerstress 74
Depression 51, 75, 127-129
Diabetes mellitus 31, 52, 118-124
– Anzeichen für 118, 119
– Typ 1 120, 121
– Typ 2 110, 121-123
– Typ 3 126
– Zucker und 123, 124
Diäten 108
Dicksäfte 60, 167
Disaccharide 26
Dopamin 23, 25
Dysbiose 89, 135
– Folsäuremangel und 90
– Immunsystem und 90
– Zinkmangel und 90

Erkrankungen, neurodegenerative 125-127
Ernährung, fructosereiche 47
Ernährungstagebuch 181-183
Ernährungsumstellung 175-180

Fertiggerichte 59, 68, 149, 166, 174
Fettleber 111

– Typ 2 115-117
Fettleibigkeit siehe Adipositas
Fettsäuren 140
– gesättigte 150
– ungesättigte 150
Fruchtsaft 61, 167, 173
Fruchtsmoothie 61, 173
Fruchtzucker siehe Fructose
Fruchtzuckerunverträglichkeit siehe Fructose-Intoleranz
Fructosämie 69
Fructose 9, 10, 12-14, 18, 42, 43, 53-57
– Adipositas und 105
– Depression und 127
– Fettspeicherung und 104-106
– Glucose und 25, 50, 173
– Insulinresistenz und 52, 67, 104
– Insulinsensitivität und 120
– Krebs und 37
– Leberverfettung und 67
– Leptin und 105
– metabolisches Syndrom und 104
– Resorptionskapazität für 35, 37, 38
– Sorbit und 24, 34, 36, 37
– Triglyzeride und 37, 47, 126
– Tryptophan und 127
– Verdauungsprobleme und 32-39
– Vorkommen in 24, 57-59, 61-63
– Zellstoffwechsel und 39
– Zivilisationskrankheiten und 12
Fructose-Intoleranz 35, 38, 57, 67-89
– Beschwerden bei 74, 75

– Diagnose 75-80
– Ernährungstipps bei 185, 186
– Formen der 71-75
– hereditäre 41, 68, 84-88
– intestinale 68, 134, 174
– Maßnahmen bei 80-82, 133-146
– Medikamente gegen 83, 84
– Säuglinge und 86, 87
– Ursachen der 72-75
Fructose-Malabsorption (FM) siehe Fructose-Intoleranz, intestinale
Fructosurie 69

Gerstengras 140, 141
Gicht 51, 97-100
– Ernährung und 98-100
Gluconeogenese 41, 45, 125, 128, 148
Glucose 14, 22, 30, 39-42
– Fructose und 25, 50, 173
Glucose-Fructose-Verhältnis 36
Gluten-Intoleranz 77, 78
Glykogen 30, 41

Harnsäure 98-100, 109, 112, 134, 142
Hexokinase-Reaktion 45
HFCS (High-Fructose Corn Syrup) 13, 64-67
Histamin-Intoleranz 77
Honig 16-18, 24, 26, 57, 60, 81, 88, 129, 167, 168
Hypertonie siehe Bluthochdruck
Hypoglykämie siehe Unterzuckerung

Index, glykämischer 152, 153
Insulin 30, 48, 49, 55, 100
Insulinempfindlichkeit, Gewichtsabnahme und 108

Insulinresistenz 44, 49-53, 100, 110-112, 114, 115
– Alzheimer-Erkrankung und 126
– Demenz und 125
– Depression und 125
– Leberfett und 111
– Übergewicht und 118
Inulin 27, 60, 62, 137, 138, 142, 177

Kohlenhydrate 14, 39, 40, 97, 100, 124, 129, 131
Körperfett 10, 108, 110
Kortison 128

Lactobazillen 36
Lactose 21, 26, 68
Lactose-Intoleranz 69
Leaky-Gut-Syndrom 49, 93-97
Lebensmittel 162-172
– Eier 163
– Fisch 162
– Fleisch- und Wurstwaren 162
– Gemüse 164, 173, 175
– Getränke 165, 166
– Getreide und Getreideprodukte 163, 164
– Hülsenfrüchte 163
– Kräuter 164, 165
– Milch und Milchprodukte 162
– Nüsse und Samen 163
– Obst 165, 173-175
– Pilze 164
– unverträgliche 70
Lebensmittelallergie 70
Lebensmittelindustrie 66, 67
Leptin 48, 51, 53, 105
Leptinresistenz 50-53

Mahlzeiten 174
Maillard-Reaktion 42
Melatonin 49, 75

Mikronährstoffe 156-158
Milchzucker siehe Lactose
Milchzuckerunverträglichkeit siehe Laktose-Intoleranz
Mineralerde 140, 141
Mineralstoffe 158-160
Mischkost 146-162
Mittelmeerkost 146
Monosaccharide 54
Morbus Crohn 76, 94, 96, 143

Nährstoffe 146-162
– Eiweiß 147-149
– Fette 149-151
– Kohlenhydrate 152, 153
– Vitamine 153-158
Nahrungsmittelallergie 72
Nierensteine 97-100

Oligosaccharide 27, 54
Omega-3-Fettsäuren 140, 147, 150, 151
Omega-6-Fettsäuren 140, 150

Pflanzenstoffe – sekundäre 160, 161
Polysaccharide 27, 28, 54
Präbiotika 136-138
Probiotika 138, 139
Purine 98
Radikale, freie 43, 110, 128
Reizdarmsyndrom 34, 67, 70, 75, 76, 91

Saccharin 25, 170
Saccharose 14, 19, 26
Säure-Basen-Kur 141, 142
Säurebildner 145
Serotonin 25, 49, 75
Sorbit 24, 34, 36, 37, 68

Sorbit-Intoleranz 77
Spurenelemente 158-160
Stevia 166, 171, 172, 179, 186, 251
Stress 128, 143
– oxidativer 31, 43, 49, 110
Stuhltransplantation 141
Süßes, Heißhunger auf 75
Süßstoffe 166-170, 179
Syndrom, metabolisches 44, 53, 94, 108-115

Triglyzeride 30, 37, 47, 51, 111
Trockenfrüchte 168, 173
Tryptophan 49, 75, 80, 127
Tumorerkrankungen 51

Übergewicht 21, 102, 114
　– Ernährungstrends und 102
　– Insulinresistenz und 118
　– Krebsrisiko und 101, 102
　– Resistenzen und 51, 52
Übersäuerung 143, 144
Überzuckerung, chronische 103
Unterzuckerung 41, 124

Verdauung 28, 32, 67, 74, 141, 165, 173

Vielfachzucker siehe Polysaccharide

Wasserstoff-(H2-)Atemtest 78-80, 85

Zahnerkrankungen 129-132
Zöliakie siehe Gluten-Intoleranz
Zucker 11, 17, 103, 104
　– Ballaststoffe und 55
　– Blutfette und 59
　– Depression und 128
　– Diabetes mellitus und 123, 124
　– guter 170-172
　– Krebs und 100, 101
　– leere Kalorien und 19
　– Stoffwechsel und 28-32
　– Sucht und 24
　– Tagesdosis an 40
　– Zellstoffwechsel und 47
Zuckeraustauschstoffe 166-170, 177, 178
Zuckerlobby 17, 20
Zuckersensibilität 23
Zuckersteuer 18, 19
Zuckerverbrauch 20
Zweifachzucker siehe Disaccharide